复发性多软骨炎

主　编　王振刚

编　者（按姓名汉语拼音排序）

曹绪胜　首都医科大学附属北京同仁医院眼科

陈　楠　首都医科大学附属北京同仁医院风湿免疫科

高　圆　首都医科大学附属北京同仁医院风湿免疫科

赖春涛　首都医科大学附属北京同仁医院神经内科

李亭玉　首都医科大学附属北京同仁医院风湿免疫科

刘丽红　首都医科大学附属北京同仁医院风湿免疫科

罗　莎　首都医科大学附属北京同仁医院核医学科

马丽晶　首都医科大学附属北京同仁医院耳鼻咽喉头颈外科

潘丽丽　首都医科大学附属北京安贞医院风湿免疫科

孙　亮　首都医科大学附属北京同仁医院神经内科

王　娟　首都医科大学附属北京天坛医院呼吸内科

王向东　首都医科大学附属北京同仁医院耳鼻咽喉头颈外科

王艳妮　首都医科大学附属北京同仁医院风湿免疫科

姚　宁　首都医科大学附属北京同仁医院眼科

人民卫生出版社

·北京·

图书在版编目（CIP）数据

复发性多软骨炎 / 王振刚主编 . —北京：人民卫
生出版社，2023.4
ISBN 978-7-117-34196-7

Ⅰ. ①复… Ⅱ. ①王… Ⅲ. ①骨软骨炎－防治 Ⅳ.
①R681.3

中国版本图书馆 CIP 数据核字（2022）第 243858 号

人卫智网	www.ipmph.com	医学教育、学术、考试、健康，购书智慧智能综合服务平台
人卫官网	www.pmph.com	人卫官方资讯发布平台

复发性多软骨炎
Fufaxing Duoruanguyan

主 　编：王振刚
出版发行：人民卫生出版社（中继线 010-59780011）
地 　址：北京市朝阳区潘家园南里 19 号
邮 　编：100021
E - mail: pmph @ pmph.com
购书热线：010-59787592 010-59787584 010-65264830
印 　刷：北京华联印刷有限公司
经 　销：新华书店
开 　本：787×1092 1/16 印张：16 插页：2
字 　数：359 千字
版 　次：2023 年 4 月第 1 版
印 　次：2023 年 4 月第 1 次印刷
标准书号：ISBN 978-7-117-34196-7
定 　价：98.00 元

打击盗版举报电话：010-59787491 E-mail: WQ @ pmph.com
质量问题联系电话：010-59787234 E-mail: zhiliang @ pmph.com
数字融合服务电话：4001118166 E-mail: zengzhi @ pmph.com

主编简介

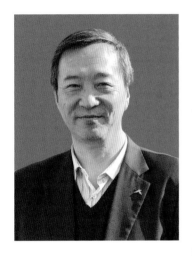

王振刚

主任医师,知名专家,北京大学副教授。

从事风湿免疫疾病专业临床一线工作近 40 年,兼顾科研与教学,积累了丰富的医学专业知识和临床工作经验。曾赴荷兰阿姆斯特丹大学中心实验室、日本旭中央医院留学深造。1990 年组建北京医院风湿免疫科,担任副主任。2006 年组建首都医科大学附属北京同仁医院风湿免疫科,担任科主任。

专业特长:各种常见风湿病的诊治,如系统性红斑狼疮、类风湿关节炎、白塞病、系统性血管炎、脊柱关节炎、痛风、干燥综合征等。

近年来,在常见风湿病诊治及研究的基础上,将风湿病专业特长与首都医科大学附属北京同仁医院眼科、耳鼻咽喉科的专业特色相结合,率先在国内开创了"风湿眼病、风湿耳鼻咽喉疾病"的特色医疗,使得此类少见、易误诊疾病(如肉芽肿性多血管炎、复发性多软骨炎、白塞病、脊柱关节炎、IgG4 相关病等)患者达到了"免走弯路、避免残疾、减少复发、病情稳定"的良好医疗效果和社会效应,赢得了患者和同行的认可,为风湿病事业发展开拓了一片新天地。

在科学使用抗风湿药物的同时,也关注患者骨质疏松、心理健康、疾病教育及慢病管理。

主持和参与多项临床试验与研究,发表科研文章 100 余篇,参与著书 8 部。于 2012 年主编并出版了第一部学术专著《风湿病累及眼耳鼻咽喉特殊病例精选》。

社会兼职:北京中西医结合学会风湿病专业委员会副主任委员、中国医师协会风湿免疫科医师分会委员、北京医师协会风湿免疫科医师分会委员、北京医学会风湿病学分会委员、世界疼痛医师协会中国分会委员、中国系统性红斑狼疮研究协作组成员、首都医科大学风湿病学系委员、《中国医刊》杂志编委、中国医疗保健国际交流促进会风湿免疫病学分会委员、中华风湿病医师联盟成员、中国研究型医院学会风湿免疫专业委员会理事、京津冀风湿病共同体学术指导专家、白求恩公益基金会风湿免疫专家委员会委员、北京东城区医疗事故鉴定委员会委员。

序

应邀为王振刚教授的新作《复发性多软骨炎》写序,很是荣幸!因为我知道他在风湿病累及眼耳鼻喉患者的诊治方面有多年的积累和研究。几年前曾细读过他编写的《风湿病累及眼耳鼻咽喉特殊病例精选》一书,印象很深!注意到他从病例的选择到文字的描述一丝不苟,也体现出他的学术造诣和作风严谨。

《复发性多软骨炎》一书系统介绍了该病的发病机制、临床特征、诊治方法和研究进展;从基础到临床,从国内到国际,从鲜被认知的症状、体征到特殊病例的处理,作者对复发性多软骨炎进行了较全面和深入的阐释。

复发性多软骨炎是一种罕见的自身免疫病,临床上严重的延误诊治情况使得患者预后差、残疾严重。尽管近年来的情况有所改观,但所涉及的各科临床医生对它的了解仍然很不充分。本书在对近 10 年来 600 余例亲手诊治患者的第一手临床资料总结、分析和凝练的基础上,介绍了该病前沿性的研究进展及诊治现状,并提出了作者的观点和心得体会,字里行间处处可见作者对该病的认识在临床实践中逐渐升华过程。这对于一位承担大量临床工作的资深风湿病医师来讲难能可贵!可见作者的学术功底和著述之用心!

该书的大部分章节由主编亲自完成,重要的数据和观点均有参考文献,再结合大量的临床实践,是一本名副其实的"从实践到理论"结晶的写照。

我相信本书的出版必将会促使国内对复发性多软骨炎这一罕见病的认识和诊治水平进一步提高。

愿作者笔耕不辍,为我国风湿免疫学科的发展增光添彩。

2022 年 10 月
于北京

前　言

　　我的第一本学术专著——《风湿病累及眼耳鼻咽喉特殊病例精选》于2012年出版,它的每一个字都是我的心血。可是多年后回看这本书,它所叙述的内容还只是一个入门级的科普读物。

　　我曾经接诊过一位患者,反复双耳廓红、肿、痛,难忍。由于诊断不明,在当地经过各种方法治疗均无效,还曾将耳廓切开,仍无效,当地医院建议切除整个耳廓。几经辗转,最后来到我院风湿免疫科。经过必要的检查、化验,结合患者同时伴有的四肢关节肿痛、发热等症状,确诊为复发性多软骨炎。经激素及免疫抑制治疗后,耳廓肿胀明显缓解,关节肿痛及发热亦消退。但出院后,患者并未遵医嘱服药。2年后,出现活动后气短,经检查发现气管受累伴狭窄而放入气管支架,并重新开始激素联合免疫抑制剂的规范治疗。置入气管支架2年后复查,病情稳定,拔出气管支架后2年再次复查,病情依然稳定。无疑,这是一个治疗成功的病例,控制住了疾病的发展,保住了耳朵外形,还防止了听力障碍的发生。

　　而我接诊的另一例患者,因为反复耳廓红肿,辗转于多家医院,之后出现听力下降、眼红及胸痛。由于药物治疗无效,终将左耳廓切除,右耳配置了助听器。问题是:左耳廓切除后,患者仍然有右耳廓红肿痛,其他症状仍有发作,病情并未缓解或控制。为进一步求医来到我院。此时,患者患病仅1年余,但已错过最佳"保耳"治疗的时机。面对患者残存的耳朵及其他五官畸形,我们为患者进行了病情评估、制订了个体化的治疗方案。目前正在观察治疗的远期效果。

　　这两例患者深深地触动了我:明确诊断时患者均已不同程度地出现五官功能残疾情况,使得除疾病外,患者及其家庭还需要面对经济问题、心理问题等。接诊医生也面临着对本病诊断和治疗的困惑。

　　目前,复发性多软骨炎病因不明,学术界认为它可能与免疫机制相关,而且可以与很多疾病伴发。该病符合风湿病的特点(病因不明、多系统受累、病情迁延难愈),多以富含软骨的五官器官首先受累。因此,患者常首先就诊于与疾病首发症状相关的其他科室,如眼、耳鼻喉科。本病十分罕见。依据美国1997年的统计,其发病率约为3.5/100万人群,我国尚缺乏相关资料。鉴于以上原因,本病延误诊断十分常见。但依据临床实践所见,预测实际发病率较估算的要高。

依托首都医科大学附属北京同仁医院的专科特色,我科成立后短短的十余年里,已经确诊复发性多软骨炎患者超过 640 例。对疾病认识逐渐深入,积累了一定的治疗经验。在眼科及耳鼻咽喉科专家的鼎力相助和密切合作之下,我们已经摸索到一套针对此类疾病的筛查方法及路径,同时也探索到了一套诊断、评估、治疗、观察及管理的办法。

为了与大家分享经验,更是为了得到帮助,我们编写了《复发性多软骨炎》一书,抛砖引玉,希望能够激起同行研究此病的热忱,使患者获益。

2022 年 9 月

目　录

第一章
历史与现状

第一节　历史及命名由来

关于复发性多软骨炎的专业文献可查到的最早记载是 1923 年澳大利亚内科医生 Rudolf Jaksch von Wartenhorst 首次描述了一位 32 岁男性患者：发热、不对称性多关节炎、外鼻及外耳疼痛红肿伴畸形；鼻软骨活检显示软骨基质消失及黏膜部位增生（hyperplastic mucous membrane）。该医生起初将其表述为软骨的退行性改变，命名为 "polychondropathia"；结合患者的病史，该医生将该病的病因归咎于过度饮酒。

之后，亦有不少类似的病例报道，曾先后被称为弥漫性软骨周围炎（diffuse perichondritis）、软骨软化（chondromalacia）、多软骨病（polychondropathy）、慢性萎缩性多软骨炎（chronic atrophic polychondritis）、弥漫性软骨炎、软骨发育不良（dyschondroplasia）、全软骨炎（panchondritis）、系统性软骨软化（systemic chondromalacia）及诸多描述性名称。

然而，这些疾病的名称只是描述了本病软骨受累的事实，不能恰当地描述本病的全貌，因此，未能涉及本病全身多器官受累的实质。

1960 年，美国加利福尼亚大学的学者皮尔逊（Pearson）及其同事报告了 2 例全身数处软骨部位（耳廓红肿伴有鞍鼻畸形）伴有明显炎症，并且逐渐破坏和纤维化的患者。基于疾病周期发作的特点而将此综合征命名为复发性多软骨炎（relapsing polychondritis，RP）。之后，复发性多软骨炎一词被广泛接受，并沿用至今。

新名称的提出及确定反映了人们对 RP 的认识：一个广泛的全身炎症性疾病。"relapsing" 中的 relaps，英文原意为复发、再发、旧病复发；-ing，提示了本病持续性、反复发作临床特征的内涵。

第二节　研究现状

一、疾病的一般特征

在当前关于复发性多软骨炎特征的描述中一般均包含四个关键词：①罕见病（Orpha码：728）；②病因不明，但发病机制可能与自身免疫功能紊乱有关；③受累器官为软骨及富含黏多糖的组织（a high glycosaminoglycan content），如软骨（鼻、喉气管、关节）、心脏、主动脉、巩膜、角膜及耳部、肾脏、关节、神经系统、皮肤；④多系统受累。

二、流行病学资料

1. **发病率**　实际上，目前没有 RP 发病率的研究。文献报道的西方国家 RP 患病率为每年（0.71~4.5）/百万人，依次为：英国 0.71/百万人、匈牙利 2/百万人、美国（3.5~4.5）/百万人；与其他的病例队列研究不同，2016 年匈牙利学者利用 2002 年 1 月 1 日到 2013 年 12 月 31 日期间国家健康及药品消费数据信息库信息，在整体人群的层面上，依据国际疾病分类信息（ICD-10，代码 M94.1），从每 124/百万人的中欧患者队列中，共收集到 256/11.5 百万注册居民曾至少一次住院或门诊 RP 患者；在此期间，RP 患者与其他疾病伴发的情况为 56%。但该研究未能列出 RP 所依据的诊断标准。

我国尚没有相关的大数据资料。但依据文献个案报道、本作者研究发现的隐匿性器官受累现象以及临床存在的误诊现象推测：临床上本病可能并不少见。

2. **发病年龄**　任何年龄均可发病，发病高峰在 40~50 岁。国外报道的最小 RP 患者仅为 30 个月。国内报道的最小 RP 患者的起病年龄为 3 岁、最大 86 岁。儿童 RP 的首例资料见于 1968 年，但队列研究不多。笔者团队研究显示：儿童 RP 的气道受累较多。由于存在诸多困难的鉴别点，如听力下降、心瓣膜病变等，目前尚未见老年人发病的相关资料。

3. **性别分布**　一般认为男女发病率无差异；尚未见不同性别之间的差异资料。笔者团队研究结果显示：儿童 RP 女性为多，老年患者男性较多，而成年人的男女比例相等。

4. **区域分布**　依据英文文献检索资料，已有该病报道的国家多见于欧美（美国、英国、法国、德国、匈牙利、巴西）、亚洲（中国、日本、新加坡）；尚未见非洲国家或地区的疾病资料。资料显示的白种人较多或许与欧美学者的研究报道多有关。各民族、各种族均可发病，但目前的资料尚不能代表其真实的地区或种族的发病率差异，因为不同国家及地区对该病的重视程度不一。

另外，除一篇兄妹患病的报道外，未见该病的家族集聚现象。

文献记载的 RP 流行病学资料参见表 1-1。

表 1-1　文献报道的 RP 的流行病学资料

	王振刚	McAdam	Michet	Zeuner	Trentham	DF Lin	张海艇	Shimizu	Dion	Pallo
国家	中国	美国	美国	德国	美国	中国	中国	日本	法国	巴西
发表年	2018	1976	1984	1997	1998	2016	2015	2016	2016	2017
患者数	216	159	112	62	66	158	131	239	142	30
确诊年龄	44	44	51	46	46	45.3	44（起病）	53	43	41
男女比例	107/109	76/83	55/57	26/63	49/17	63/95	72/59	112/127	86/56	21/9
年龄范围	8~86	<10~>80	13~84	17~86	16~68	15~86	9~76	3~97	ND	ND
诊断标准	Michet	McAdam	Michet	未知	McAdam	Michet	McAdam	未知	Michet	McAdam

三、临床特点

临床表现多样性是该病的临床特点之一,与受累器官较多及各受累器官临床表现差异较大有关。

目前 PubMed 的文献中关于本病的报道有 1 000 余篇,多为来自各专科中心的描述性、回顾性队列临床研究或个案报道。超过 100 例的队列研究很少。近年,来自我国北京和广州的两项大型回顾性临床研究发表(表 1-2),与欧美资料比较的差异可能与研究年代、入选标准及对标准掌握的程度相关。

本病的临床特点如下:

1. **伴发疾病多** RP 常伴发多种疾病。国外资料提示 25%~30% 的患者伴发其他自身免疫病或其他全身炎症性疾病;笔者团队的研究资料为 19.9%。其差异可能与所包含的疾病种类不同有关。

2. **误诊率高** 该病的误诊现象广泛存在,平均延误诊断时间约为 3 年,误诊的原因是多方面的:

(1)风湿病遍及所有临床科室:患者的就诊科室趋势与首发症状的特性相关。2005 年国内学者描述了 34 例 RP 患者的就诊过程:基于不同的首发症状,患者的首诊科室分别为呼吸内科、风湿科、感染科、普通内科、耳鼻咽喉头颈外科(ENT)、眼科、外科等;首次诊断为 RP 的仅有 8 例,其他诊断包括气道狭窄、气管炎、耳软骨炎、软骨膜炎、结膜炎、巩膜炎、化脓性骨膜炎、风湿、类风湿、湿疹、痛风、结核、肺部感染、支气管哮喘、咽喉炎、声带麻痹、声门下肿物、肉芽肿性炎症、肉芽肿性多血管炎、系统性红斑狼疮(systemic lupus erythematosus,SLE)、淀粉样变、上感、强直性脊柱炎、甲状腺功能低下、丹毒。

(2)不同科室首诊医生的风湿病知识不同:在首诊的第一时间,接诊医生对 RP 的识别十分重要。五官科医生最常见到的风湿病为肉芽肿性多血管炎(granulomatosis with polyangiitis,GPA)、结节病、干燥症、白塞病(Behcet disease,BD)、系统性红斑狼疮、复发性多软骨炎(RP)、EGPA 及 Cogan 综合征(Cogan syndrome,CS)。2015 年印度学者针对 ENT 医生的一项问卷调查显示:慢性鼻窦炎、反复口腔溃疡为最常见的患者,另外还有突发性聋;

ENT 医生对韦格纳肉芽肿病（Wegner granuloma tosis，WG）的警惕性及自信心最高、且不同地区的调查结果相似；但在进一步诊治方面信心不足。82%ENT 医生认为：风湿病的训练欠缺；其中 93% 的医生认为：有必要将风湿病的训练纳入 ENT 医生的毕业后教育。

（3）风湿病症状的多样性、非特异性、隐匿性是误诊率高的根本原因。

另外还与对疾病知识的缺乏、主动检查意识薄弱及所采取的检测手段及其敏感性有关。

表 1-2　RP 研究结果汇总（%）

	王振刚	McAdam	Michet	Zeuner	Trentham	DF-Lin	张海艇	Shimizu	Dion	Pallo
国家	中国	美国	美国	德国	美国	中国	中国	日本	法国	巴西
耳廓软骨炎	28.7	89	85	93	95	68	54.2	78	89	100
听力损失	4.6	46	30	19	42	25	29.8	27	27	30
气道软骨炎	24.1	56	48	30	67	69	81.7	50	43	57
鼻软骨炎	7.9	Nr	29	56	20	54	56.5	39	63	10
关节炎 /EHM	12.5	81	52	53	85	56	77.9	39	69	60
眼炎	22.2	65	51	50	57	44	35.1	46	56	37
心血管	Nr	23.9	6	22	8	10	Nr	7	22	3
皮肤 /EHM	12.5	16.5	28	24	38	46	10.7	14	29	Nr
肾脏	Nr	Nr	Nr	Nr	Nr	3	1.5	Nr	Nr	Nr
神经系统	Nr	Nr	Nr	Nr	Nr	12	9.2	Nr	Nr	Nr
血液系统	Nr	Nr	Nr	Nr	Nr	13	41.2	Nr	Nr	Nr
伴发病	19.9	30	Nr	Nr	Nr	5	16	Nr	Nr	Nr
CRP/ESR	Nr	91	82	Nr	Nr	95.3	86.3	Nr	Nr	Nr
ANAs/RF	Nr	17.1~17.5	Nr	Nr	Nr	69.6	6.7	Nr	Nr	Nr
ANCA	Nr	Nr	Nr	Nr	Nr	Nr	3.6	Nr	Nr	Nr

注：Nr. 未做报道。

3. **诊断标准难以制定**　既往的 RP 诊断多为经验性的、且需要病理资料支持。尽管 1986 年的诊断标准叙述得较全面，但缺乏具体的和统一的标准化操作指南或要求。基于临床上存在大量单一部位软骨受累（如气道、外耳）RP 的报道，提示了 RP 的诊断标准需要更新，并且需要规范软骨受累的检测手段及标准。2018 年将眼睛受累作为诊断主要条件之一的建议尚未得到验证。

4. **病情评估困难**　目前仅有于 2012 年发表的 RP 疾病活动指数（relapsing polychondritis disease activity index，RPDAI）一种病情评价工具，且有诸多不完善之处，临床应用较少。在 RPDAI 的基础上，笔者引入了"病程时间"因素，试图将"器官损伤指数（relapsing polychondritis organ damage index，RPODI）"用于 RP 的病情评价，供同行评价和验证。

5. **治疗方面无规范**　RP 的药物治疗多参照其他风湿病的治疗，为经验性治疗，文献资料很少。由于疾病罕见、病例数少,目前缺乏前瞻、对照研究,因此,缺乏专家共识或指南。除糖皮质激素是无异议的药物选择外,免疫抑制剂及生物制剂的应用尚需进一步研究和规范。

6. **预后差**　表现在两个方面:

(1)生存率低:目前多以生存率来表示 RP 的预后。早年 McAdam 的研究(符合 McAdam 标准者多非早期)显示:死亡平均发生在起病后 4.2 年。1986 年的队列研究显示:RP 的 5 年、10 年生存率分别为 74% 和 55%;如果伴有系统性血管炎,RP 的 5 年生存率下降到 45%(与血管炎本身的生存率相似)。排在死亡原因第一位的是 RP 的气道严重受累及与之相关的呼吸道感染。

近年来,由于治疗的改进及手术干预,患者的预后逐渐改善。1998 年报道的 17 年的生存率高达 90%。2002 年的研究显示:8 年生存率为 94%。然而,以整体人群为基础的 2016 年匈牙利研究显示:RP 的 10 年生存率为 75.0%~88.3%。这个数字与限定年龄的匈牙利普通人群生存率相似(RP 的高发年龄为 40~60 岁)。2018 年资料显示 5、10 年生存率分别为 100%、90.9%。

(2)致残率高:RP 的致残率高,如耳廓畸形致外耳道狭窄、内耳受累致聋、眼睛受累致盲、鼻梁受累致鞍鼻畸形、喉气道受累致声嘶(哑)及气管切开以及劳动力丧失等。2018 年已有用于评价 RP 器官损伤(relapsing polychondritis damage mesure,RPDAM)发表,但尚未见 RP 致残致畸相关研究的文献资料。

7. **研究投入少**　基于上述事实,RP 患者多辗转就医,误诊及延误治疗常见。因此,患者器官残疾多,危害严重。在这个领域需要研究的课题很多,尚需政府及医学界对该病的研究加大投入。

人类对 RP 的研究及认识发展事件见表 1-3。

表 1-3　复发性多软骨炎的研究与发展史

RP 研究发展事件	年代
首例报道	1923 年
第一次尸体解剖	1936 年
命名被广泛接受	1960 年
诊断标准演变	1976 年、1979 年、1986 年、1989 年、2018 年
第一次提出鉴别诊断	1979 年
第一个动物模型	1998 年
病情评价工具演变	2012 年、2018 年
第一次生物制剂治疗	2015 年
第一个器官损害评价工具	2018 年

（王振刚）

第二章
软骨及软骨组织

软骨是一种固态的结缔组织,具有独特的物理特性和分子组成,含有大量的Ⅱ型、Ⅸ型、X型及Ⅺ型胶原,使得其组织结构及生理特性比较特殊而具有"软骨特异性"。软骨的胶原网架结构具有抗张能力,聚合素使其具有抗压能力。软骨的周围一般被覆以纤维结缔组织的软骨膜,它在软骨被骨取代时转化为骨膜。

软骨的主要功能是(器官)结构的支持与支撑、(关节)力的负重与缓冲和减少关节摩擦力。在儿童及青少年期,软骨(干骺端)还具有使身体生长的重要作用。

一、软骨组织的结构

软骨组织主要由低密度的软骨细胞和细胞外基质(extracellular matrix,ECM)组成(图 2-1)。ECM 含有不同类型的胶原蛋白(以Ⅱ型胶原为主、占干重的 70%)、黏多糖及水(约占湿重的 80%)。

软骨的共同特性为:可以产生和分泌软骨外基质成分的软骨细胞少;软骨 ECM 含有独特的、被包绕在水化胶原纤维中的蛋白多糖为其生物力学功能的发挥提供支撑;反过来,通过合成额外的非胶原蛋白(蛋白聚糖和糖蛋白)又有助于软骨细胞介导的基质合成及组装。

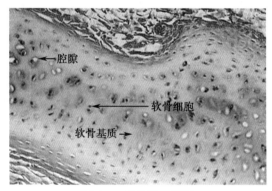

图 2-1　正常软骨组织

除关节软骨表面外,软骨外面包裹有一层较致密结缔组织,即"软骨膜"。软骨膜分为内层和外层:外层纤维较致密、血管少、细胞疏散,主要起保护作用;内层纤维较少,血管和细胞较多。其中一些较小的梭形细胞,称骨原细胞或前成软骨细胞,这些细胞可增殖分化为成软骨细胞或软骨细胞,在软骨的生长和修复中起重要作用。

1. **软骨细胞**　软骨细胞的数量较少,位于软骨基质的小腔——软骨陷窝内。新鲜软骨中的软骨细胞充满在软骨陷窝内,软骨陷窝周围的软骨基质含硫酸软骨素较多,染色时呈强嗜碱性,称软骨囊。经固定的切片标本中,软骨细胞的胞质皱缩,细胞变形,软骨陷窝壁与细胞间出现空隙。软骨细胞的形态、大小不一。靠近软骨表面的软骨细胞是从软骨膜内的骨原细胞增殖分化而来,细胞较小而幼稚,呈扁平椭圆形,大多数单个存在,渐至软骨深部,软骨细胞逐渐增多,呈圆形或椭圆形,并在软骨陷窝内继续分裂增殖,形成 2~8 个细胞为一群的同源细胞群。软骨细胞核呈圆形或椭圆形,细胞质微嗜碱性。电镜下,软骨细胞质内含有较丰富的粗面内质网和发达的高尔基复合体,线粒体较少,还可见散在的脂滴。

2. **细胞间质** 由软骨基质和纤维组织组成。软骨的细胞外基质由不同比例的胶原和弹性纤维组成,交织在由透明质酸、软骨素和角蛋白硫酸盐及基质蛋白 -1(matrilin-1)组成的基质内,与许多其他分子一起共同维持着软骨内环境的稳态。

(1)软骨基质:软骨基质呈凝胶状,具有韧性,内含由成软骨细胞或软骨细胞分泌的软骨黏蛋白,为蛋白多糖大分子物质。蛋白多糖由蛋白质和糖胺多糖组成,糖胺多糖中的透明质酸构成蛋白多糖的主干。干链上连接以蛋白质和其他糖胺多糖(硫酸软骨素和硫酸角质素)构成的亚单位。软骨基质中的硫酸软骨素含量较多,故呈嗜碱性,且具有异染性,软骨囊的基质内含硫酸软骨素尤多。随着软骨细胞的不断增殖,软骨基质内的纤维也逐渐增多。基质蛋白 -1 是一种分子量为 148kDa 的软骨特异性蛋白,分布于细胞外基质内。它由 3 个相同的二硫键连接的亚单位经羧基端线圈结构域组装成三聚体。基质蛋白 -1 在气管、鼻、耳廓及剑突软骨高表达,但在正常成人关节软骨内不表达。

(2)纤维组织:软骨组织内含有胶原纤维及弹性纤维。在哺乳动物体内至少发现了 19 种不同的胶原纤维。软骨富含大量 II 型、IX 型、X 型及 XI 型胶原,其中 II 型胶原在关节软骨内含量最高,占胶原总量的 80%~85%。II 型、VI 型和 XII 型胶原也见于非软骨组织。II 型、IX 型和 XI 型胶原是构成基质的主要纤维;XI 型胶原调节纤维大小;IX 型胶原有助于纤维与多聚糖大分子的相互作用。

在显微镜下,软骨中胶原的分布及方向规律形成不同的解剖学区域:在接近软骨表面的浅表区域(10%~20%)的胶原纤维排列与关节面平行;在中间区域(40%~60%)的排列为拱廊形;在深层区域(30%~40%)呈垂直形。

关节软骨内含有大量胶原,包括 II 型、VI 型、IX 型、X 型及 XI 型。除 X 型以外的其他 4 种胶原也见于玻璃体、角膜、髓核、半月板等"软骨样"组织。IX 型及 XI 型胶原是软骨特异性分子,但含量较 II 型低。依软骨类型及年龄不同,占软骨内总胶原含量的 3%~10% 不等。X 型胶原亦为软骨特异性蛋白,富集于含有肥大性软骨细胞的区域及骨折愈合处,正常成人软骨中仅含少量 X 型胶原。软骨内也含有其他种类的胶原纤维,但不具有软骨特异性。VI 型胶原在软骨内含量极微。

二、软骨的分布及分类

在成人,软骨的解剖学分布主要在关节、气管和鼻中隔、耳廓、椎间盘、肋软骨等处(图 2-2)。根据软骨间质内蛋白聚糖及胶原纤维种类和含量的不同,将软骨分为透明软骨、纤维软骨和弹性软骨三种类型。

1. **透明软骨** 体内最常见,分布较广,结构也较典型,主要分布在关节、肋软骨和呼吸道等处。胚胎软骨和较大的软骨内偶尔可见大血管穿行,但不分支形成毛细血管。新鲜的透明软骨呈透明状,水含量占软骨湿重的 60%~85%;胶原分子种类多、以Ⅱ型胶原为主的多聚体结构及依靠Ⅸ型胶原共价键相互连接而形成内部细网状纤维整体结构。光镜下观察,同源细胞群较明显,基质中无胶原纤维,但电镜下观察,可见许多细小的胶原纤维,无横纹,纤维相互交织成网。此网状结构占软骨干重的 70%,留有水化空间高达 100nm,为软骨组织提供拉力和扭转力。

2. **纤维软骨** 纤维软骨分布在椎间盘、关节盂、半月板、耻骨联合及关节软骨的肌腱附着处,与致密结缔组织相连处无明显连接线。纤维软骨的结构特点是纤维间质内含大量呈平行或交错排列的胶原纤维束。具有可提供强拉力的高密度Ⅰ型胶原。此类软骨基质中的细胞周边含有Ⅵ型胶原、少量Ⅱ型胶原及蛋白聚糖。软骨细胞较小而少,常成行分布于纤维束之间的软骨陷窝内。

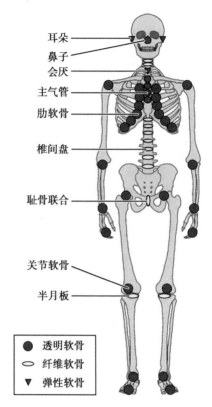

图 2-2 软骨分布部位

3. **弹性软骨** 弹性软骨分布在耳廓、外耳道、咽鼓管、会厌和喉软骨等处。基质中主要为Ⅱ型胶原、蛋白聚糖和大量交织分布的弹性纤维,故具有较强的弹性。

三、软骨的生长、代谢及承重原理

1. **软骨的生长** 通常有两种并存的方式。一种为软骨内生长,又称间质性生长。其基本过程是新生的软骨细胞不断增殖,并由周边移至深部,细胞体积增大,并生成基质和纤维,细胞彼此逐渐远离。深部的软骨细胞继续分裂增殖,形成同源细胞群,由此软骨不断地从内部增长。这是幼稚时期软骨生长的主要方式,使软骨的外形具有可塑性变化。另一种为软骨膜下生长,又称附加性生长。在胚胎整个时期,软骨膜内层的骨原细胞不断地分裂增殖和分化为成软骨细胞或软骨细胞,由此产生新的基质和纤维。新生的软骨组织不断附加在原有软骨的表面,使软骨从表面逐渐增大增粗。这是较成熟时期软骨的主要生长方式,但间质性生长仍保持较长时期。

2. **软骨代谢及承重的原理** 软骨是一种无血管、无神经、无淋巴的"三无"结缔组织,无法直接从循环中获取营养,主要依靠软骨膜内的血管提供营养物质。因此,软骨的营养代谢方式比较特殊。

软骨代谢及承重机制依靠的是"唧筒原理"(图 2-3)。依靠其与受力相关的压缩与膨胀的变换,非受力(膨胀)状态下,带阴离子的硫酸软骨素及硫酸角质素将水吸入软骨组织,使蛋白聚糖膨胀,依靠胶原纤维的拉力而达到张力平衡;在负重(压缩)状态下,硫酸软骨素及硫酸角质素紧密靠近,水被取代的同时增加了其膨胀潜力,并平衡了所受负重;软骨负重一旦解除,膨胀力释放,软骨组织再次恢复到之前的非受力平衡。

在此机制中,软骨细胞在产生、组织和维持细胞外基质方面发挥着重要作用,基质蛋白多聚糖水化后的膨胀和胶原交织网提供的膨胀限制之间的力平衡转换是关节软骨承重及几乎无摩擦力运动的水动力学的关键基础。推测营养物质及代谢产物通过通透性较强的软骨基质进行交换。

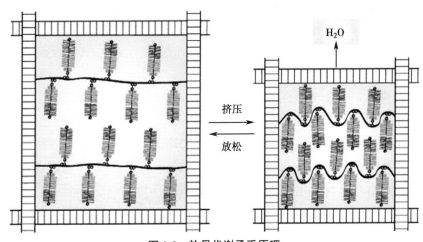

图 2-3 软骨代谢承重原理

四、软骨病的发病机制与修复

依据对软骨相关疾病的动物模型及人类疾病的研究进展,目前认为:软骨是风湿病受累部位之一。近年有国外学者提出了"软骨病(cartilage disease)"的概念,即以软骨病变为主的疾病,包括七大类疾病(表 2-1)。

表 2-1 软骨病

疾病名称	受累部位	对机体影响	可能的病因	治疗措施
侏儒症	骨生长板	身体生长受阻	内分泌	无
骨断裂	软骨下骨	骨软骨病	遗传	无
肿瘤(良性、恶性)	软骨细胞周围间隙	软骨钙化	不清	无
假性痛风	软骨细胞周围间隙	软骨钙化	不清	无
复发性多软骨炎	软骨及 ECM	软骨炎症、坏死	自身免疫	激素、免疫抑制剂
类风湿关节炎、脊柱关节炎、系统性红斑狼疮	非特异软骨炎症	关节破坏、僵直	自身免疫	激素、免疫抑制剂
骨关节炎	非特异软骨炎症	关节破坏、僵直	固有免疫	无

1. **软骨病的概念**　软骨病有以下要点：①软骨病的种类繁多，包括任何累及软骨的疾病。②各种软骨病的发生率差异很大。从非常常见（美国的发病率为37%）的骨关节炎（osteoarthritis，OA）到罕见的（目前仅有3例报道的）遗传性疾病先天性脊柱骨骺发育不全（Sponduloepimetaphyseal dysplasia，SEMD）。③不同种类软骨病的发病机制各不相同。研究提示：基于细胞外基质中的蛋白溶解酶激活及软骨细胞的凋亡是炎症性软骨病发病的重要过程，因此，ECM在软骨病的发生及发展过程中发挥着重要作用。目前，需要加强对软骨病的病因、发病机制、临床特点及其治疗的深入研究，才能使软骨病的概念进一步完善。

2. **软骨病的临床特点**　软骨病有以下临床特点：①基于软骨无神经的特性，往往软骨破坏达到一定程度时才会有症状，因此，不易早期发现；②基于软骨无血管的特性及ECM结构使得药物在软骨组织内的转运受阻，因此，治疗困难；③基于软骨无淋巴的特性，免疫细胞在软骨病的免疫机制中的作用尚需进一步深入研究；关于对RP、OA及假痛风的代表性研究参相关章节及参考文献。

3. **软骨的修复**　成人软骨的重要性在于其能对正常机体内稳态造成正性和负性影响的机械刺激、生长因子及细胞因子等产生反应。在成人的软骨内所含有的胶原、蛋白聚糖以及软骨特异和非特异蛋白构成的特殊基质中，软骨细胞是成熟软骨组织中唯一的细胞类型，能保持软骨基质成分合成和分解的稳态平衡，但很微弱。随着年龄增长或在关节疾病如类风湿关节炎（rheumatoid arthritis，RA）、OA中，这种稳态平衡会被打破，使基质中胶原和蛋白聚糖的丢失率超过新合成分子的沉积率，在炎症的病理基础上，出现软骨丢失及退变。

尽管只要软骨下骨板保持完整，软骨细胞就具有一定的修复能力；但当深达软骨下骨板的软骨深层损伤，关节软骨的修复就有广泛的成纤维细胞产生而失去润滑及弹性。因而，软骨的修复就是不完全的。

基于对软骨代谢、软骨炎症过程了解的匮乏，目前对软骨病变干预（如针对软骨组织的药物投递）的手段尚少。

（王振刚）

第三章
病理及发病机制研究

◆

复发性多软骨炎（relapsing polychondritis，RP）是一种罕见的自身免疫病，主要累及耳、鼻、喉气道软骨及关节软骨，病情反复发作可导致软骨破坏塌陷。其他富含蛋白多糖的组织如心脏、血管、内耳、角膜、巩膜及肾脏亦可受累。

尽管人类认识复发性多软骨炎已经近百年，但由于其罕见性、散发性以及软骨受累部位取材的困难性，对该病的研究受到极大限制。因此，其病理生理机制在很大程度上仍属未知。随着研究技术手段的提高，近年来，RP 的发病机制研究已有长足进展。

一、软骨炎的临床体征

软骨炎是 RP 的临床标志。耳软骨炎的发生率为 90%~95%。典型的耳廓软骨炎体检可见受累耳廓部分的红肿和触痛，但没有软骨的耳垂不累及。反复发作的鼻软骨炎症可导致鼻软骨破坏，引起特征性的"鞍鼻畸形"。气道软骨炎发作将导致致命的气道增厚、钙化和狭窄，但气道软骨炎的发现需要影像学检查的证据。肋软骨炎可导致胸廓畸形。

二、早年的病理研究

软骨炎的病理资料多来自软骨活检或尸体解剖标本。

1. **尸体解剖所见** 文献检索到最早的 RP 尸检报道见于 1936 年。Altherr 等在 1 例 14 岁起病的男性 RP 患者体内观察到了软骨的弥漫性变性及破坏。1963 年 Verity 详细报道了 2 例 RP 患者的尸检结果：2 例患者的病理特征均为软骨的弥漫性破坏，局部钙化，浆细胞浸润及局部纤维化。

2. **普通显微镜所见** 文献总结 RP 的病理改变表现为：早期软骨基质的嗜碱性丧失，伴随局灶性软骨细胞固缩、软骨陷窝崩解，并可见嗜酸性基质纤维化改变。上述变化在软骨膜处更为明显。镜下亦可见软骨板的边缘性侵蚀，软骨陷窝间隙变窄及软骨细胞受压变形。胶原纤维呈不规则螺旋样排列，散布在浆细胞及淋巴细胞周围（图 3-1）。此时尚未出现软骨基质的异染性改变。病变进一步发展可见肉芽组织形成及明显的局部钙化及骨化。硫酸软骨素可抑制钙与受损主动脉结合，而酸性黏多糖的缺失将导致过度钙化。类似的情况也适用于软骨溶解过程。RP 最初的病理改变为软骨基质酸性黏多糖缺乏的假说，该假说得到了

针对正常及病理软骨对比研究的支持。1984 年 Homma 等还在 RP 患者血清内检测到了抗
Ⅱ型胶原抗体,证实病变软骨内有免疫球蛋白、纤维蛋白原及补体 C3 的颗粒样沉积。然后,软骨细胞出现浓缩,最终凋亡,软骨基质被严重破坏并被纤维结缔组织替代,还可有胶凝状囊肿和钙化区。

2015 年一篇以气道受累为首发表现 RP 患者的尸检报道大体病理可见气管支气管软化、气道黏膜炎性改变、软骨环消失。喉气道组织学检查显示软骨的急性炎症及破坏;镜下可见多种炎症细胞浸润,包括淋巴细胞、浆细胞、中性粒细胞及嗜酸性粒细胞。残存软

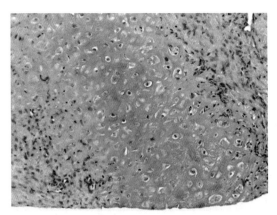

图 3-1 软骨炎的病理改变

骨岛轮廓不清并被肉芽组织浸润,可见钙化。无血管炎及肉芽肿形成。肺组织切片显示肺内大气道软骨周围慢性炎症改变,邻近肺组织正常。

3. **电镜检查所见** 受累耳软骨细胞周围可见大量类似于基质囊泡或溶酶体的高密度颗粒和囊泡;在损害较轻的软骨细胞,这些颗粒和囊泡似乎是通过挤压胞突(cytoplasmic processes)或以胞突出芽的形式而形成的,颗粒的钙化轻微;在损害较重的软骨细胞,这些颗粒及胞突混合出现。推测:这些高密度的颗粒就是溶酶体,并导致炎症和降低软骨的蛋白多糖含量。

鉴于内耳无软骨组织,内耳病变的成因多为内听动脉耳蜗支或前庭支的血管炎。Hoshino 等采用扫描电镜观察了伴突发性聋 RP 患者的内耳结构。镜下可见螺旋器〔又称科蒂器(organ of Corti)〕显著变性脱位,耳蜗内盖膜压缩,椭圆囊斑及球囊斑内感觉细胞显著下降。前庭半规管壶腹嵴内感觉纤毛完全丧失。有学者认为突发性聋可能与病毒感染有关。

1987 年 Mayo Clinic 报道的伴肾脏受累 RP 患者的肾穿结果显示:病变主要表现为轻度系膜扩张及细胞增殖、节段坏死性肾小球肾炎伴新月体形成。电镜下可见系膜区少量电子致密物沉积。免疫荧光染色证实系膜区有微量 C3 和 / 或 IgG 或 IgM 沉积。

三、近代病理(免疫组化)研究

2013 年法国学者总结了 RP 病理改变,认为早期 RP 损害似以软骨边缘伴不同比例程度的淋巴细胞、巨噬细胞、中性粒性细胞和浆细胞成分的多形浸润为特点,而此时软骨多是正常的。浸润的 T 淋巴细胞多为 CD4[+]T 细胞,在软骨边缘浸润部位的抗原呈递细胞表达 HLA-DR 标志提示激活状态。直接免疫荧光检查显示在软骨膜与软骨交界区有不连续的 Ig 和 C3 沉积。随着疾病进展,上述炎症细胞导致软骨弥漫性嗜碱性下降,软骨内蛋白多糖含量降低。在此阶段,蛋白水解酶如基质金属蛋白酶(matrix metalloproteinase,MMP)-3 和组织蛋白酶 K 及 L 高度表达、软骨细胞周围包绕溶酶体。随黏多糖降解,软骨被逐步降解并

丧失其嗜碱性,弹性蛋白酶及胶原纤维结构破坏并碎片化。最终,软骨基质被严重破坏并被纤维结缔组织替代;软骨细胞出现浓缩,最终凋亡。还可以见到胶凝状囊肿和钙化区。

在外耳及中耳内,Ⅱ型胶原分布于耳廓、外耳道、鼓膜及鼓膜环。Miyazawa 等采用免疫组化法检测 3 例伴感音神经性聋 RP 患者颞骨内的 Ⅱ型胶原,发现富含 Ⅱ型胶原的盖膜发生了特殊变性,认为其与耳聋发生相关。针对 Ⅱ型胶原的自身免疫反应恰好可解释鼓膜红肿及外耳道炎症。

Ouchi 等以经外科手术获得的 7 份耳廓软骨及 2 份气道软骨标本为研究对象,对软骨周围肉芽组织内的炎症细胞进行分析发现:组织病理见软骨基质嗜碱性丧失;软骨周围可见局灶或弥漫性单个核细胞浸润及纤维肉芽组织形成,偶见多形核白细胞及浆细胞浸润。免疫组化显示 LCA 阳性细胞,包括巨噬细胞 / 单核细胞、粒细胞及淋巴细胞在软骨周围肉芽组织内弥漫性浸润。在各种炎症细胞中,LCA、CD68、CD3 及 CD4 阳性细胞比例最高。在 CD3$^+$T 淋巴细胞中,CD4$^+$T 淋巴细胞及组织细胞显著增高,而 CD8$^+$ 的细胞毒性 T 细胞较少。MMP-8、MMP-9 和弹性蛋白酶仅在软骨周围肉芽组织内表达,且 *MMP-9* 基因强烈表达,而 MMP-3 和组织蛋白酶 K 和 L 在软骨细胞及肉芽组织内均有表达。6/9 的受检标本软骨细胞凋亡超过 50%,且凋亡细胞数与 MMP-3 阳性及组织蛋白酶 K 阳性细胞数密切相关。变性软骨内软骨细胞 NO 表达显著。提示:RP 的软骨破坏不仅受软骨周围炎症介导,也与软骨细胞的内在因素如特殊种类蛋白水解酶的表达及凋亡有关。

四、复发性多软骨炎病因及其发病机制的研究

RP 的发病机制不清。外伤、化学试剂等曾被认为与本病相关;目前认为 RP 的发病与自身免疫相关;后者又与不同激发因素(如创伤、毒物、感染)诱导的易感个体的自身抗原表位暴露相关;后续的炎症反应导致酶及氧代谢介导的结缔组织退化、细胞因子释放及临床症状,且常与其他风湿免疫病重叠。

(一)软骨组织的物理化学损伤

少数病例提示物理或化学刺激直接作用于软骨结构可能触发易感个体发病。

1. **软骨物理损伤** 软骨外伤为软骨炎起病的原因是最早提出的假设之一。RP 的启动机制可能是软骨损伤后暴露了软骨细胞或细胞外软骨基质的免疫原性表位。

2001 年和 2003 年文献报道了 2 位女性在一侧耳廓软骨部位打孔后发生典型的 RP 表现:耳、鼻及喉气管受累。基于 RP 发病与打耳洞之间明确的时间相关性,认为软骨机械损伤与 RP 发病相关。在 2012 年哥伦比亚大学学者回顾性分析的 18 例 RP 患者中 7 例病前有软骨创伤史、11 例无相关病史;而伴创伤史者多系统表现及自身免疫反应更常见,多倾向于在年轻时起病。这一学说符合现代免疫学中抗原暴露后激发自身免疫反应的基本理论。同理,气管切开后远离切口部位的气道狭窄也能用此理论解释。

2. **软骨化学(药物)损伤** 化学物质(药物)导致软骨的直接或间接损伤而改变其抗原性,为软骨炎发病的另一假设。

Furer 等报道了 1 例患者在服用氨基葡萄糖和硫酸软骨素后出现了双侧耳廓软骨炎。

Hernández 等报道 2 例脊柱关节炎患者在应用 TNF-α 抑制剂后出现了 RP 样症状,停药后症状改善,此例 RP 的发病抑或与 TNF-α 或其副作用相关。上述资料提示:作用于软骨的化学(药物)刺激在罕见情况下可能通过使软骨内隐秘抗原释放而触发易感个体发病。

(二) 软骨组织的免疫损伤

1. **热休克蛋白**(heat shock protein,HSP)　微生物 HSP 与人的 HSP 结构具有同质性。因此,自身免疫的触发可能与感染性疾病通过分子模拟激活免疫系统相关。Menge 等发现来源于 RP 患者 B 细胞的自身抗体可与软骨及结核分枝杆菌的 HSP60 结合。提示外源性抗原可与疾病相关的自身抗原发生交叉反应。目前尚不能确定 RP 是否由某种感染源触发。

2. **淋巴细胞**　抗原成分可以通过细胞免疫机制导致软骨炎症的持续性。为了解免疫病理机制在 RP 软骨退化及炎症发生中的作用,1973 年 Herman 等将 3 例 RP 患者经过分层离心技术获得的人肋软骨蛋白多糖提取物、无损伤的单层培养软骨细胞、包含抗原物质的匀浆及合成产物作为研究底物,经免疫扩散、红细胞凝集、免疫荧光或补体介导的软骨细胞毒技术(^{51}Cr 铬释放测定技术)均未能测到针对这些抗原的循环抗体。同样,经放射免疫扩散技术、软骨细胞(经神经氨酸酶处理及未处理的)免疫吸收技术及免疫共沉淀技术检测外周血淋巴细胞抗体的从头合成均为阴性。然而,采用外周淋巴细胞研究针对软骨成分的迟发超敏反应获得了阳性结果,且与疾病的活动性相关。同样的结果亦见于伴关节破坏的经典 RA 患者。

1974 年英国学者通过对比研究进一步证实在 RP 患者体内存在针对软骨蛋白多糖的细胞免疫反应。

3. **免疫复合物**　1978 年美国学者采用直接免疫荧光法证实在 RP 患者耳软骨的纤维软骨结合处存在颗粒状 IgG、IgA 及补体 C3 的沉积,证实了体液免疫在 RP 发病机制中的作用。

4. **肿瘤坏死因子**(tumor necrosis factor-α,TNF-α)　RP 具有 TNF-α 介导疾病的诸多标志。例如,RP 患者体内存在对 Ⅱ 型胶原敏感 T 细胞克隆,提示 Th1 表型的自身免疫反应引起的一系列 TNF-α 驱使的前炎症因子"瀑布";体外实验发现:TNF-α 可以诱导软骨细胞的基质降解蛋白酶合成及释放(导致 RP 损伤)。一些个例报道及小型队列研究显示 TNF-α 拮抗剂用于对其他抗炎及免疫抑制治疗失败的患者有效。因此,TNF-α 拮抗剂可以作为疾病早期的激素替代治疗。

(三) 软骨自身抗原及自身抗体研究

RP 自身免疫反应的主要靶抗原目前尚属未知,因此,尚未发现 RP 特异的自身抗原及抗体。

1. **软骨自身抗体**　RP 突出的软骨受累提示软骨组织成分作为潜在抗原的可能。1973 年 Rogers 等通过间接免疫荧光法证实 RP 患者血清内存在抗软骨成分抗体。目前,已在 RP 患者体内检测到了针对软骨、胶原(主要是 Ⅱ 型胶原,也包括 Ⅸ、Ⅹ 及 Ⅺ 型胶原)、基质蛋白 -1 及软骨寡基质蛋白(cartilage oligomeric matrix protein,COMP)的自身抗体。组织学研究也已证实了直接作用于软骨组分的体液和 / 或细胞反应。

还有文献报道：检测到了针对耳蜗、前庭（抗迷路抗体）、角膜上皮和肌间线蛋白的抗体。Papo 等在 33 例 RP 患者血清中发现 8 例（24%）抗中性粒细胞胞质抗体（antineutrophil cytoplasimic antibody，ANCA）滴度升高，且与疾病活动性显著相关。

2. 软骨的自身抗原

1）胶原：RP 发病机制的主要假设是最初针对软骨的自身免疫反应，并进一步扩散到非软骨组织。

目前，针对 Ⅱ 型胶原的研究较多。胶原自身免疫参与 RA 及 RP 的发病机制。已在这两种疾病中发现了抗 Ⅱ 型胶原的循环抗体。RA 患者血清中也存在抗 Ⅸ 型及 Ⅺ 型胶原抗体，但检出率低。抗 Ⅱ 型胶原抗体亦见于 RA 患者，对 RP 不具特异性，但两者抗原决定簇的特异性不同。RA 患者软骨及滑膜抗 Ⅱ 型胶原抗体的阳性率远高于血清，提示关节内的抗原驱使免疫反应。

动物研究显示：皮下注射同源或异源 Ⅱ 型胶原可诱导多种动物的炎性多关节炎模型。用天然 Ⅱ 型胶原免疫小鼠可导致耳部病变，表现为软骨炎，免疫荧光可见 IgG 及补体 C3 沉积，血清内存在与天然 Ⅱ 型胶原反应的 IgG。Foidart 等报道在 15 例 RP 患者中有 5 例（33%）血清内存在抗 Ⅱ 型胶原抗体及免疫复合物。这些抗体在 RP 起病时即存在，且其滴度与疾病严重性相关，但未测到抗软骨蛋白多糖抗体及抗其他类型胶原的抗体。

已证实在 1 例 RP 患者体内存在针对 Ⅸ 型及 Ⅺ 型胶原的强烈免疫反应，同时亦存在对 Ⅱ 型胶原的免疫反应，提示细胞免疫及体液免疫均参与了针对天然及变性胶原 Ⅱ、Ⅸ 及 Ⅺ 的 RP 发病机制。

尽管 T 细胞在关节炎症的维持方面发挥着作用，但目前尚不清楚 T 细胞能否独立诱发关节炎。此外，通过胶原诱导建立的动物模型有助于研究细胞因子及其他生物介质在关节损伤中的作用及其作为新型治疗手段的应用前景。

另外，针对这些软骨主要纤维骨架及调节胶原与蛋白多糖相互作用胶原的抗体还可见于显微镜下结节性多动脉炎，其他类型胶原的作用多为推断。

2）基质蛋白 -1：基于基质蛋白 -1 在喉软骨组织中高表达及 RP 患者喉部软骨受累高发的特性，推测基质蛋白 -1 或许是 RP 患者潜在的靶抗原。

1989 年瑞典学者 Saxne T 在人的软骨提取物中发现一种非胶原成分（148kD 软骨基质蛋白）在气管软骨表达、但正常软骨及关节软骨不表达（并证实了之前此种蛋白在牛软骨高表达的现象）；在 RA 及多关节炎的幼年型特发性关节炎（juvenile idiopathic arthritis，JIA）患者的血清中此蛋白的浓度明显增高，而在反应性关节炎（reactivearthritis，ReA）、寡关节炎的 JIA 及激素治疗中的 RA 患者血清中不增高；环磷酰胺治疗可使此蛋白的浓度降低。1995 年 Saxne 和 Heinegrd 的进一步研究显示：RP 疾病活动期血浆基质蛋白 -1 水平升高，提示基质蛋白 -1 是由受累软骨释放入血的，并且发现另一种仅存在于软骨的由 5 个亚单位组成的 100kD 软骨寡聚基质蛋白（cartilage oligomeric matrix protein，COMP）。

1999 年该研究组成功造模（基质蛋白 -1 诱导的 RP）：用基质蛋白 -1 免疫接种小鼠 2~3

周后,一些小鼠出现了严重的吸气性喉部哮鸣,伴鼻肿及鼻出血,但没有关节及外耳肿。一些小鼠出现了肾脏的炎性浸润,病变表现形式与人类 RP 极为相似。有 17% 的实验动物出现了抗 Ⅱ 型胶原抗体,提示该抗体的产生很可能是软骨受损后 Ⅱ 型胶原释放的结果。并且还发现该疾病的易感性受 MHC 及非 MHC 基因控制。

2001 年该研究组成员 Hansson 等发现 13/97(13.4%) 的 RP 患者抗基质蛋白 -1 抗体滴度升高,69% 的该抗体阳性者存在呼吸道症状;另外,从 RP 患者血清提取的抗体可在体内与新生小鼠喉气管及鼻软骨结合并能抑制抗基质蛋白 -1 特异性单克隆抗体的结合。2004 年 Hansson AS 等利用基质蛋白 -1 诱导的 RP 鼠模型研究发现:组织特异性抗体及补体激活均参与了 RP 的发病机制。2006 年 Lamoureux 等证明缺乏内源性鼠 H2-A 和 H2-E 表达的 DQ6αβ/8αβ 和 DQ6α/8β 转基因小鼠在相当于人类中年时(4.5~6 个月和 40~50 岁)出现了自发的软骨炎表现。其中一些小鼠出现了多关节炎、耳廓软骨炎和鼻软骨炎,症状与人类 RP 极为相似。在这些小鼠体内检测到了大量针对基质蛋白 -1 的 IgG,未见针对 Ⅱ 型胶原的 IgG,提示基质蛋白 -1 可能作为潜在的自身抗原,参与 RP 的发生发展过程。

上述资料提示:至少对于部分患者而言,与 Ⅱ 型胶原相比,基质蛋白 -1 更可能是 RP 的潜在自身抗原。

3) 软骨寡聚基质蛋白(chondrooligomeric matrix protein,COMP):COMP 是一种从牛软骨提取的分子量为 524kD 的寡聚蛋白,由二硫键相连接的五个约 100kD 的亚单位组成,因富含天冬氨酸、谷氨酸和易被负电碳水化合物取代而带有明显的负电荷,仅见于软骨——局限于软骨细胞周围的基质中。

在 RP 患者中,疾病活动期血清 COMP 浓度低于正常,缓解期恢复正常水平,提示 COMP 的释放可能反映了软骨基质的修复和重新合成过程。抗 COMP 抗体见于 7/97(7.2%) 的 RP 患者。在该研究中,所有抗 COMP 抗体阳性者伴有抗基质蛋白 -1 抗体阳性。用基质蛋白 -1 免疫小鼠后可检测到抗 COMP 抗体滴度升高。提示针对 COMP 的免疫反应导致了由基质蛋白 -1 介导的软骨破坏过程。

(四) 复发性多软骨炎的基因易感性

1. **动物实验**　动物实验显示与胶原相关的疾病具有种系 / 基因特征,如用 Ⅱ 型胶原致敏实验动物可诱导特定品系的大鼠、小鼠及高级灵长类动物出现类似类风湿关节炎及 RP 的侵蚀性多关节炎,而 Ⅺ 型胶原可致敏大鼠却不能致敏小鼠;Ⅸ 型胶原可诱导大鼠及小鼠的自身免疫反应,但不能诱发关节炎。与自体软骨 Ⅱ 型胶原结合的补体结合抗体可诱发关节炎,且上述抗体的产生是受 MHC 限制性及 T 细胞依赖的。胶原相关基因缺陷将导致轻至重度发育异常,包括骨骺发育不良伴快速进展的骨关节炎。

Bradley 等通过 RP 的动物模型强调了遗传易感性的重要性。他们采用 Ⅱ 类分子缺陷小鼠(DQ6αβ/8αβ)建立了同时表达 HLA-DQ6 和 HLA-DQ8 的双转基因小鼠。与亲代不同,经胎牛 Ⅱ 型胶原免疫后,DQ6αβ/8αβ 转基因小鼠出现了耳廓软骨炎和多关节炎,伴随强烈的抗 Ⅱ 型胶原特异性的体液及细胞免疫反应。

2. **临床研究**　依据 RP 的临床表现进行分型很重要,但 2016 年的一项研究显示了

RP 的遗传特性，与健康人及类风湿性关节炎（RA）、系统性红斑狼疮（SLE）、白塞病（BD）及大动脉炎（TA）相比，102 例 RP 的发病似乎与 HLA-Ⅱ类抗原 6 个位点中的 3 个（*HLA-DRB1*16:02*，*HLA-DQB1*05:02* 和 *HLA-B*67:01*，呈连锁不平衡性）相关，但与临床表型不相关。

已有研究证实本病与 HLA-DR4 有关，但器官受累范围与 HLA-DR6 无关。一些有关 MHC Ⅱ等位基因分布的研究显示 RP 患者的部分等位基因出现频率显著增高，提示免疫学机制或许在本病的发病机制中起到了一定的作用。Lang 等发现 41 例 RP 患者 DR4 抗原频率较 204 例无关对照显著提高。与巨细胞动脉炎、类风湿关节炎及其他与 HLA-DR4 等位基因相关的疾病不同，在 DR4 阳性的 RP 患者中并未显示出 DR4 等位基因的主导地位。Keller 等在 1 例 RP 患者体内发现了一种新型 DR4 等位基因（*DRB1*0421*），但这并不被认为是 RP 的高危因素。RP 的器官受累范围与 HLA-DR6 呈负相关。Hue-Lemoine 等评估了 64 例白人 RP 患者及 507 例无关健康对照体内 HLA-Ⅱ类等位基因的分布情况，发现存在 DR4 等位基因与 *DQB1*0601*、*DQA1*0103* 和 *DQA1*0301* 等位基因的连锁失衡。

自身免疫假说是 RP 发病机制的基础，依据如下：①常与其他自身免疫病伴发；②激素及免疫抑制剂治疗有效；③软骨结构中的 CD4$^+$T 细胞浸润；④不同病理损害中免疫球蛋白及浆细胞的存在；⑤部分病例中主要针对Ⅱ、Ⅸ及Ⅺ胶原的自身抗体及软骨蛋白成分如软骨基质蛋白 -1 和软骨寡基质蛋白（COMP）自身抗体的存在。

假设的自身免疫的发病机制是：不同病因（如创伤、毒素或感染源）导致遗传易感个体的结缔组织或细胞膜自身抗原表位暴露，进而促发针对Ⅱ型胶原、基质蛋白 -1 及软骨寡聚基质蛋白免疫反应的级联瀑布效应（包括趋化因子介导的炎症细胞募集、抗原提呈、促炎性细胞因子合成、软骨细胞凋亡、基质金属蛋白酶导致的软骨基质及弹性纤维破坏），最终导致软骨及其他富蛋白聚糖组织的炎症性破坏。推测的 RP 发病过程参见表 3-1。

表 3-1　软骨炎发病机制推测

病因	易感个体	促发因素	趋化因子	结果
创伤 毒素 药物 感染 ⇨	组织或细胞膜自身抗原表位暴露 ⇨	针对Ⅱ型胶原、基质蛋白 -1 及软骨寡聚基质蛋白的一连串免疫反应 ⇨	炎症细胞募集、促炎因子合成、软骨细胞凋亡、基质金属蛋白酶导致的软骨基质及弹性蛋白纤维破坏 ⇨	软骨及其他富含蛋白聚糖组织的炎症性破坏

因此，在 RP 患者体内存在针对多种靶抗原的免疫反应，但其特异的靶抗原尚不明确。来自人类研究及动物模型间接反映软骨破坏过程的资料均强烈提示Ⅱ型胶原及基质蛋白 -1 作为潜在靶抗原的可能。

（陈　楠）

第四章
耳部病变

第一节　耳的解剖与功能

耳是特殊及重要的感觉器官,分为外耳、中耳、内耳三部分(图4-1)。主要功能是感受声音和位置平衡。

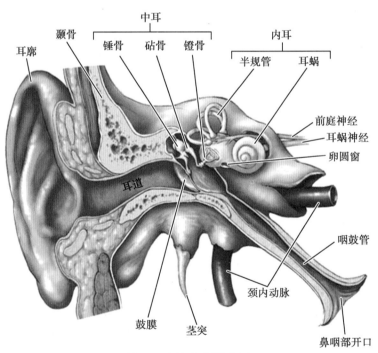

图 4-1　耳部解剖模式图

一、外耳

外耳包括耳廓、外耳道,具有收集声波、提高声压和声音定位的作用。主要由皮肤、软骨和结缔组织组成。①耳廓为头部两侧对称的突出部分,(除耳垂外)由弹性软骨构成,皮下组织较少,但血管神经丰富。②外耳道略呈 S 形弯曲,位于颞骨内,长 2.5~3.5cm;内 2/3 部分为骨部,外 1/3 部分为软骨部。

二、中耳

中耳起始于鼓膜,为外耳与内耳之间的管道部分,是一个结构精细的振动系统,主要功能是声波的机械性传导。①鼓膜为一椭圆形半透明薄膜状组织,呈倾斜位,位于外耳道最深处。②鼓室为鼓膜和内耳之间的一个不规则含气腔,位于颞骨岩部内。向前借咽鼓管与鼻咽部相通、向后借鼓窦口与鼓窦和乳突气房相通。鼓室内的 3 块听小骨(锤骨、砧骨和镫骨)依次借关节相连构成一条听骨链(锤骨借锤骨柄附着于鼓膜脐;砧骨居中;镫骨借韧带连于前庭窗的周边并封闭前庭窗)。鼓室内有 2 块听小骨肌(镫骨肌)。③咽鼓管是鼻咽与鼓室之间由软骨组成的管道,可调节鼓室内外的气压平衡,以利于鼓膜振动。乳突窦是介于鼓室与乳突小房之间的腔隙。乳突小房腔内衬以黏膜并与乳突窦及鼓室内的黏膜相延续。

中耳各腔的质量、空间、弹性和摩擦因素共同构成了中耳振动系统的声阻抗(传声机构对能量传播的阻尼与抵抗),具有匹配(外耳)低阻抗气导和(内耳)高阻抗液体传导之间阻抗差异的作用,避免声能损失。中耳炎或强声作用易导致鼓膜穿孔。人耳受到足够大声音刺激时,双侧镫骨肌收缩,镫骨足板离开前庭窗,以避免受伤害。

三、内耳

内耳位于头颅颞骨岩部内,主要结构为迷路、前庭和半规管,具有细、小、深、藏的特点。分为耳蜗(将机械性声音振动转化为听神经生物信号)及前庭(位置平衡)两部分。

1. **迷路** 分为骨迷路和膜迷路两部分。骨迷路是颞骨岩部内的骨性隧道;膜迷路是套在骨迷路内密闭的膜性囊管。膜迷路内充满内淋巴,膜迷路和骨迷路之间充满外淋巴。内、外淋巴互不交通。

(1)骨迷路:骨迷路由相互连通的耳蜗、前庭和骨半规管三部分组成。①骨半规管。共有 3 个相互垂直的半环形骨半规管,分别称为前(上)骨半规管、外(水平)骨半规管和后(垂直)骨半规管。每个骨半规管都有 2 个骨脚连于前庭,其中都有 1 个骨脚在接近前庭处膨大,称骨壶腹。②前庭。前庭是骨迷路的中间部分,为一近似椭圆形的腔室,前部较窄通耳蜗;后部较宽通 3 个骨半规管。③耳蜗。耳蜗位于前庭的内前方,形如蜗牛壳,由蜗轴和环绕其外周的蜗螺旋管构成。蜗螺旋管是中空的螺旋状骨管,围绕蜗轴旋转两圈半终止于窝顶。蜗顶到蜗底之间距离约 5mm,其内有蜗神经和血管穿行。

自蜗轴向蜗螺旋管内伸出一螺旋状骨板,称骨螺旋板,其游离缘借蜗管附着于蜗螺旋管的外侧壁。骨螺旋板和蜗管将蜗螺旋管完全分隔成上、下两部。上部的管腔称前庭阶;下部的管腔称鼓阶。前庭阶与鼓阶在蜗顶处借蜗孔相通。

(2)膜迷路:膜迷路套在骨迷路内,借纤维束固定于骨迷路的壁上。由相互连通的膜半规管、椭圆囊和球囊、蜗管组成。①膜半规管。膜半规管套于同名的骨半规管内。各膜半规管也有相应的膨大部分，称为膜壶腹。壶腹壁上有隆起的壶腹嵴，是位觉感受器，能感受头部旋转变速运动的刺激。②椭圆囊和球囊。椭圆囊和球囊是前庭内两个相互连通的膜性小囊。在椭圆囊和球囊的壁内各有一斑状隆起，分别称椭圆囊斑和球囊斑，是前庭神经的终器（位觉感受器），能感受直线变速运动的刺激。③蜗管。蜗管位于蜗螺旋管内，介于骨螺旋板和蜗螺旋管外侧壁之间。一端在前庭内借细管与球囊相连；另一端至蜗顶，为盲端。在横断面上，蜗管呈三角形。其上壁为前庭壁，又称前庭膜；外侧壁为蜗螺旋管内表面骨膜的增厚部分，血管（血管纹）十分丰富（一般认为与内淋巴的产生有关）；下壁为螺旋膜，又称基底膜。基底膜的纤维排列类似于钢琴弦（又称听弦，约有 24 000 条）。其上有突向蜗管的隆起，称螺旋器（spiral organ of Corti），为听觉感受器，能感受声波的刺激。从蜗底到蜗顶听弦长度逐渐增加；基底膜的劲度是蜗顶部的 100 倍；基底膜蜗顶部的宽度是蜗底的 3~4 倍。基底膜的不同部位与不同固有频率相关。

2. **内耳感受器官**　上述半规管的壶腹嵴、椭圆囊斑及球囊斑的耳石（前庭神经末梢，位觉斑）、膜蜗管的（蜗神经末梢）螺旋器组成了内耳感受器官。

(1)感受器官的细胞：内耳的感受器官由支柱细胞和毛细胞组成。①毛细胞分为内毛细胞和外毛细胞。内毛细胞位于内柱细胞内侧，单行排列，约有 3 500 个；其内为内指细胞。外毛细胞较内毛细胞大约 1 倍，位于外柱细胞外侧，约有 1 200 个，在蜗底周排列为 3 行、在中间周为 4 行、在顶周围 5 行。②支柱细胞分为内支柱细胞和外支柱细胞。内支柱细胞和外支柱细胞形成三角形隧道间隙（柯替器隧道），有蜗神经在其内通过。③指细胞亦分为内指细胞和外指细胞。外指细胞形体较大，与基底部附于基底膜上，顶端似杵状的指突，在外柱细胞外侧，位于外毛细胞行列中。内指细胞有一行位于内柱细胞内侧。④盖膜。具有弹性的膜，漂浮于内淋巴内，覆盖内螺旋沟及螺旋器。

(2)感受器官的电转化：毛细胞顶部有纤毛。声波自前庭窗传入耳蜗，引起基底膜的运动，致使外毛细胞的纤毛由于剪刀式运动而被弯曲，形成毛细胞顶部局部电流的变化，使机械能转换成电能，通过其基底部的传出神经末梢，传往听觉中枢。

3. **内耳的血管及神经**　内耳动脉主要来自颈内动脉的迷路动脉（内听动脉），随第七、八对脑神经进入内耳道后分为前庭动脉、前庭耳蜗动脉及耳蜗动脉三支。内耳神经为感觉神经，包括耳蜗及前庭两部分。在内耳道内二者为一束，经内耳门进入后颅窝，到达延髓和脑桥下缘处，二者分开进入脑干，进入各自的神经核。

第二节　耳　　病

耳病的突出症状是听力下降。各种原因造成的严重听力下降可使患者处于听力残疾状态（耳聋）。

一、常见症状及体征

1. **耳(肿)痛及耳溢** 耳(肿)痛以耳廓及外耳道多见;耳廓及外耳道口红肿多见于 RP (详见后述);耳溢(外耳道分泌物流出),多由炎症性疾病引起,如感染或非感染性外耳道炎、中耳炎等。

2. **耳鸣** 耳鸣(在无外界施加声刺激或电刺激时人的内耳或颅内产生的一种扰人的主观声音感觉)发生率为总人口的 15%~20%,与机体的听力代偿有关,它不同于幻听(患者听到的一种有现实意义、但客观不存在的声音),声音性质及音量的描述对确定病因没有帮助。与耳鸣相关的因素包括心理因素、环境及身体状况等。耳鸣常伴神经聋。因此,耳鸣患者应常规查听力。

3. **耳聋** 听觉系统通路上任何部位的病变均可产生耳聋,外耳、中耳病变产生传导性耳聋,耳蜗病变及听神经瘤则出现感音神经性聋,耳蜗神经核以上的病变导致中枢性聋。患者说话声音的大小可提示耳聋性质:传导性耳聋者骨导较气导好,患者说话声音较小;神经聋者骨导和气导均降低,患者说话声音较大。除此之外,尚有功能性聋及伪聋。现代的测听技术可以对各种耳聋定性、定位及定量诊断。

与耳聋相关的因素包括:单耳或双耳、发现耳聋的时间(病程)、是否为突然发生(突发性聋)、是否有噪声工作环境、兴趣爱好(听耳机)、病史(如耳聋家族史、耳毒性药物如链霉素、庆大霉素使用史)。

4. **眩晕** 眩晕(感觉自身或外界环境在转动的一种错觉)分为耳源性、神经源性、心理性、医源性。各种疾病的眩晕性质和程度等有差别。真性(耳源性、外周性)眩晕与前庭系统疾病相关;假性眩晕为非前庭系统疾病所致。外周性眩晕的特点:①有较明显的运动错觉,定向力紊乱;②突然发作,逐渐缓解,伴自主神经症状,声光刺激或头部运动可使症状加重;③发作持续时间不长,但短期内可以反复发作;④反复发作,但有明显的(长短不等)缓解期;⑤较重时可伴自发性眼震,持续时间较短;⑥可伴耳鸣及感音神经性聋(sensorineural hearing loss,SNHL);⑦无意识丧失;⑧不伴其他神经系统症状。

与眩晕相关的因素包括:是否反复发作、发作持续时间(几秒到数天)、是否突然发作、发作时旋转的感觉严重程度、是否与体位相关、是否有伴随症状(复视、乏力、耳聋、耳鸣、步态不稳、恶心、呕吐)、目前所服药物等。

5. **面神经麻痹** 面神经麻痹分为外周性及中枢性两大类。两者的主要鉴别点在于中枢性双侧上部面肌运动存在,额纹不消失、抬眉运动如常。对侧面下部面肌随意运动消失。耳源性(周围性)面神经麻痹则为病变同侧面部上下随意肌肉运动消失。急性中耳炎时的面神经麻痹多因面神经水肿、缺血、缺氧引起;慢性化脓性中耳乳突炎多因伴发胆脂瘤造成面神经骨管破坏引起面神经麻痹。面神经麻痹也可因中耳手术外伤或病毒感染引起。

二、常见疾病

(一)导致耳廓软骨炎的疾病

1. 耳廓软骨膜炎 急性发作的耳廓软骨炎表现为红、肿、热、痛,酷似急性感染性疾病。临床上,多被诊断为耳廓感染性疾病或耳软骨膜炎。通常首选抗生素治疗,且不少患者的单次发作"的确好转"。

作者认为:实质上,耳廓软骨膜炎是复发性多软骨炎的耳廓软骨炎。所谓的"抗生素治疗后好转"是一个假象,是这一症状的自然缓解。

2. 耳廓局部感染 ①化脓性软骨膜炎有包括耳垂在内的耳廓红、肿、热、痛及局部触痛,疼痛程度较 RP 耳廓受累更剧烈。多伴有耳外伤、手术伤或邻近组织感染,抗生素治疗有效。若形成脓肿,触之有波动感,切开引流可见脓液流出。② Hunt 综合征为耳廓疱疹病毒感染,表现为耳廓局部红肿,伴疱疹。

3. 外伤 耳廓外伤比较常见。外伤史是一个重要的鉴别点。耳廓外伤所致的耳廓红肿呈不均匀性,有明显的外伤痕迹和/或出血痕迹,比较容易鉴别。

4. 虫咬、日晒或冷冻 ①虫咬伤所致的耳廓红肿不均匀,并以虫咬点为红肿的中心,所处特殊环境的经历及虫咬痕迹为其重要的鉴别点。②日晒伤为暴露于日光部位皮肤的损害,强烈日光暴露史及其他部位(如面部等)的日晒伤可作为鉴别依据。③冷冻伤所致的耳部皮肤损害应以耳垂(血液循环欠佳)部位为主,寒冷暴露史为本病重要的鉴别点。

5. 囊性软骨软化 为一种耳部的局限性非炎症性疾病。耳局部肿胀而不伴有炎症表现为其特点。

(二)导致听力下降的疾病

1. 突发性聋 突发性聋通常单耳发病,可在数小时内发生。可伴有耳鸣和眩晕。多数在 10~14 天内可完全恢复或部分恢复。病因不明(或病毒感染、或自身免疫机制)。

2. 噪声聋 长期暴露在噪声环境(超过 85dB)可导致外毛细胞及血管纹损伤。纯音测听可见特征性的对称性 4kHz 阈值提高,多为永久性的,常伴有高音调耳鸣。

3. 药物聋 某些耳毒性药物可渗入淋巴液导致毛细胞减少。相关药物服用史十分重要,如某些抗生素、利尿剂、水杨酸盐类、奎宁等。患者肾功能不良时可使药物在体内蓄积而达到耳损伤水平。

4. 听神经瘤 听神经(第八对脑神经)的良性神经鞘瘤约占颅内肿瘤的 7%。听力损失、耳鸣、眩晕和不稳定感是其早期症状。体积较大的肿瘤还可出现大脑相关结构压迫的症状。早期诊断依靠 MRI 和听力学检查。

5. 老年聋 老年聋的定义为 60 岁以上除外其他原因的感音神经性聋,常伴语言识别率降低。首先影响高频区,然后逐渐累及低频区。男性较女性常见且更严重。病理可见耳蜗血管纹减少、毛细胞减少及耳蜗神经元变性。作者认为:基于老年患者个体差异相当明显、多有代谢性疾病(如糖尿病)及免疫性疾病所致的多系统损害的临床特点,老年聋需要赋予更加准确的含义。

耳聋性质有助于病变定位。①传导性耳聋的主要原因为中耳疾病,需要与听骨链中断和耳硬化症鉴别。病史、声导抗测听法有助于鉴别诊断。必要时可进行手术探查。②感音神经性聋的主要原因为耳蜗疾病。其发病形式有助于鉴别诊断,如感染、血管病变、爆震性耳聋多突然发作;而听神经瘤、糖尿病、肝硬化等全身性疾病引起者,耳聋进展缓慢。③单耳或双耳听力障碍的病因亦可有差别:职业性耳聋、药物中毒性耳聋等多为双耳同时受损害;中耳疾病引起者多为单侧。特殊测听法能鉴别出耳蜗性聋、神经性聋及中枢性聋。

(三) 导致中耳损害的疾病

1. **非感染性分泌性中耳炎** 以反复发作的鼓室积液及听力下降为主要临床特征,为咽鼓管功能障碍所致,抗生素治疗无效。依靠详尽的病史询问、影像学及听力学检查不难诊断,必要时可于无菌操作下行诊断性鼓膜穿刺术而确诊。

2. **化脓性中耳炎** 病因为细菌感染。临床表现为耳痛、听力下降、脓性耳溢,可有发热等全身症状。抗生素治疗有效。

3. **中耳胆脂瘤** 中耳胆脂瘤是位于中耳和 / 或乳突骨部位的一种破坏性、膨胀生长、含有角化鳞状上皮的皮肤囊肿,多与耳部的慢性感染相关,亦可为先天性。表现为传导性耳聋、耳溢、耳痛等。

(四) 导致内耳损害的疾病

病史、职业、用药史及前庭损害在内耳病的诊断和鉴别中占有重要地位。内耳病变多伴前庭功能低下;先天性耳聋及职业性耳聋的前庭功能多正常。RP 可有典型感音神经性聋及眩晕症状,多合并其他多器官的损害。

1. **梅尼埃病** 以发作性眩晕、耳鸣、感音神经性聋及头脑胀满感为主要临床表现。基本病理改变为内淋巴积水(过度产生或重吸收减少)。多突然发作,伴恶心、呕吐,可持续3~24 小时,随后逐渐缓解。间歇期无眩晕;可独立发作,但亦可为 RP 的表现之一;具有自限性。需除外病毒感染所致,但较困难。

2. **前庭神经元炎** 为半规管神经的炎症性疾病。以突发严重的眩晕为特征,伴有恶心、呕吐,可持续 7~10 天。眼球向患侧不自主运动。可自行恢复。听力不受影响。头部 MRI 有助于鉴别诊断。

3. **良性周围性眩晕或良性位置性眩晕(耳石症)** 特定头位时诱发剧烈的眩晕,伴眼震。持续时间不超过 30 秒。具有自限性。与半规管疾病相关。让患者平卧于检查台上,头悬吊于床缘,数秒钟后,患者出现严重眩晕并持续 15~20 秒,眼球震颤者即可做出诊断。

(五) 耳周疾病

如鼻腔炎症性疾病、鼻窦炎、鼻腔肿物、鼻咽部肿物等均易引起中耳疾病。因为咽鼓管开口于鼻咽部侧壁、后鼻孔附近,感染易经咽鼓管进入中耳,特别是儿童患者。

当耳部疾病同时伴有眼睛、鼻、喉部疾病时,应考虑全身疾病如自身免疫病的可能。

(六) 全身疾病

全身性慢性病如高血压、肾病、糖尿病、代谢病都可引起耳的功能障碍(耳聋、耳鸣或眩晕);如颅脑疾病(后循环综合征及小脑疾病)相关的头晕。头颅影像学可见后颅窝部位特征性病变、短期恢复。

与自身免疫相关的耳部损害逐渐受到重视,此类疾病的筛查及鉴别诊断尤为重要。

第三节 耳部疾病的检查

一、外耳检查

通过视诊观察耳廓及外耳道形态及分泌物;通过触诊了解外耳局部压痛、牵拉痛及邻近淋巴结;通过嗅诊了解外耳道及中耳分泌物的特殊气味,如胆脂瘤性中耳乳突炎的分泌物有特殊腐臭味;肿瘤或结核性死骨形成有恶臭等。

二、中耳检查

鼓膜检查需要借助耳镜,观察鼓膜的形态、颜色及是否完整。咽鼓管的检查通常有三种方法:①捏鼻鼓气法;②气球吹张法;③导管吹张法。

还可以通过鼓室声阻抗(tympanometry)进行中耳检查。基本测试项目有鼓膜平面静态声顺值测定、鼓室图、鼓室压力和镫骨肌反射测试。Jerger(1980)将鼓室声导抗图分为 A(正常钟型)、B(平缓型,多见于鼓室积液)、C(负压超过 −150Pa,多见于咽鼓管功能障碍)三型。在 A 型鼓室声导抗图中,又根据峰值的大小将 A 型分为 Ad 和 As 两个亚型。As 型多见于镫骨固定,Ad 型多见于鼓膜愈合性穿孔和听骨链中断。鼓室压力正常为 100mmH$_2$O以内。

声反射(acoustic reflex)以声反射阈(能重复引起声反射的最小声音强度)和声反射衰减(多见于蜗后病变)来表示。正常耳的声反射阈值为 70~95dBHL。同侧较对侧低 2~16dB。

三、内耳的检查

1. **听力检查** 听力检查方法的选择:

(1)在没有任何仪器条件下可采用语音检查法或耳语检查法。此类方法欠准确,已不常用。

(2)在有简单器具条件下可采用:①(秒)表测记录方法;②音叉检查法,这是鉴别耳聋性质最常用的方法。常用工具为 C 调倍频成 5~8 支一组的音叉,其振动频率参见表 4-1。将振动的音叉臂放于距受试耳道口约 1cm 处,听到者为"气导";置于颅骨上或鼓窦区听到者为"骨导"。

表 4-1 音叉及其频率对应关系

	C	C	C1	C2	C3	C4	C5	C6
频率/Hz	64	128	256	512	1 024	2 048	4 096	8 192

(3)纯音测听(pure tone assessment,PTA):为目前最常用的听力检测方法。常规检测 6 个频段(0.25kHz、0.5kHz、1kHz、2kHz、4kHz、8kHz)。正常人的听力范围各频段均在 0~25dB 之间。依据各频段气导、骨导的听力损失程度及其相互关系,PTA 可以区分:①传导性耳聋(conductive hearing loss,CHL):低频多见;骨导正常或接近正常,气导异常,且骨气道之差>10dB。②感音神经性聋(sensorineural hearing loss,SNHL):高频多见;骨导与气导同步异常(曲线接近或吻合)。③混合性耳聋(mixed hearing loss,MHL):骨导与气导同时下降,曲线差>10dB。WHO-2006 听力残疾程度划分标准(0.5~4kHz 的平均值):轻度<40dB;中度 41~60dB;重度 61~80dB;极重度>81dB。中度以上即为残疾(disabling hearing loss)。

PTA 反映了从外耳到听觉中枢整个听觉传导通路的情况。纯音测听是主观行为反应,可受到受试者反应动机和反应能力等非听觉性因素的影响,不能评估言语交流能力、不能对感音神经性聋进行定位诊断。

(4)高频测听:高频测听是指采用 PTA 方法测试 8~16kHz 频率范围内的听阈过程。高频测听的强制性检测频率为 8kHz、10kHz、12.5kHz、16kHz。

正常人的听觉范围是 16~20kHz,低频听力对应于耳蜗顶部、高频听力对应于耳蜗底部。人的常用频段为 0.5~2kHz。多数致聋因素(如噪声、药物、老年)先影响耳蜗基底部,因而早期即可出现高频 HL。因此,高频测听可用于药物及老年聋的早期诊断及动态监测,还可以提供耳鸣患者早期听力受损的证据。

(5)耳声发射(otoacoustic emissions,OAE):耳声发射是一种产生于耳蜗、经听骨链及鼓膜传导释放入外耳道的音频能量。临床常用于成人、儿童及新生儿的听力筛查。OAE 取决于耳蜗整体功能完善,受外耳及中耳的影响,无性别差异,有个体差异,有肯定 OAE 反应者可判为外周听力正常。与听觉诱发电位检查结合可鉴别耳蜗性和蜗后性听觉系统病变。

在听力丧失并不严重的时候,与纯音听阈测定及频段有很好的匹配关系。高频听阈改变与 OAE 的幅值有高度相关性,OAE 高频段(3~6)振幅减低与高频 PTA 的升高所反映的意义是相同的。一般情况下,PTA 大于 50dBHL 时,OAE 消失(蜗后病变除外)。

(6)听觉诱发电位(auditory evoked potential,AEP):主要有耳蜗电图、听性脑干反应和中潜伏期反应。与其他听力学检查结合用于鉴别听力损失性质。①耳蜗电图是指从耳蜗近场记录到的诱发电位,其在内耳产生三种电反应:听神经动作电位(action of acoustic nerve,AP)、耳蜗微音电位(cochler microphone,CM)和总和电位(summating potential,SP),以 SP/AP 比值表达。正常值为 SP 不增高,SP/AP 比值<0.4。②脑干听觉诱发电位或听觉脑干反应(auditory brain stem response,ABR)主要为声刺激后的 Ⅰ~Ⅴ波(以 Ⅰ、Ⅲ、Ⅴ波最可靠)。③中潜伏期反应(the middle latency auditory evoked potential,MAEP)为声刺激后的至少 5 个峰,反映丘脑-皮质听觉通路的诱发电活动。

2. 前庭功能检查 前庭功能试验(vestibular function test)是根据前庭系统病变时所产生的一系列症状或以某些方法刺激前庭系统(如旋转试验、冷热试验、甩头试验等)所诱发的眼震、倾倒、眩晕和自主神经系统反应,包括自发体征检查法和诱发体征检查法两类。目前临床上仅能常规检测水平半规管的功能,已有同时检测三个半规管的方法和仪器。

四、听器官的影像学检查

1. 颞骨计算机体层成像（computed tomography，CT）　为颞骨病变首选影像学检查方法，常规需横断面与冠状面检查，能很好地显示颞骨与周围的关系，为病变的显示和鉴别诊断提供依据。

2. 颞骨磁共振检查（MRI）　可以很好地显示听神经、膜迷路结构及软组织病变，MRI 水成像技术可以很好地显示膜迷路的三维构成。

第四节　非复发性多软骨炎
风湿病的耳部受累

早在 1988 年依据动物实验结果，就有学者提出了自身免疫耳病的感念：外来抗原可以引起中耳及内耳的初级免疫反应。依据有：①白细胞及浆细胞的局部持续浸润；②外淋巴出现抗体；③感染后内耳出现保护性免疫反应。

临床上，耳部受累与风湿病的关系亦十分密切。①耳部疾病可以与诸多系统性免疫病相关，如系统性红斑狼疮（SLE）、类风湿关节炎（RA）、白塞病（BD）、原发性干燥综合征（primary Sjogren's syndrome，pSS）、复发性多软骨炎（RP）、溃疡性结肠炎（ulcerative colitis，UC）、Cogan 综合征（CS）及血管炎相关疾病；②在常伴前庭功能失常的突发性聋（梅尼埃病）患者亦发现免疫异常的证据；③不少这样的患者逐步进展为系统性自身免疫病；④外耳、中耳及内耳均可受到免疫机制的损害。

一、关节炎与耳病

1. 类风湿关节炎　RA 一个慢性炎症性疾病，病理改变为滑膜炎。人群发生率约 0.4%。主要累及外周小关节，亦可累及中耳及内耳而导致听功能的损害。

最早的关于 RA 与耳炎的描述见于 1954 年，临床表现以传导性耳聋最多见。1960 年西班牙学者认为是因 RA 滑膜炎导致听骨链的破坏（而不是导致听骨链僵直）所致。有作者将其称为类风湿耳关节炎。1978 年有学者注意到了 42% 的成年人 RA 患者有中耳传导功能改变。与 RA 相关的渗出性中耳损害还可以突然发作。此与近年的动物实验研究发现类似。

不少病例对照研究提示 RA 患者容易发生听力损失，但研究结果不一致。1971 年包含 76 例 RA 的队列研究显示：RA 的听力损害以 SNHL 为主，且与疾病活动度无关；未发现 CHL。1980 年针对 23 例 RA 患者听力及声导抗的研究发现：RA 患者 HL 的发生率为 14/23，可以为传导性 HL（3/14）及 SNHL（11/14）；对照组仅有 2 例 SNHL。59% 的 RA 患者有声导抗异常(对照组仅4%);当时认为RA患者中耳损害的机制与中耳僵硬或韧带锚定的稳定性改变有关。但1997年意大利学者研究显示:RA患者的中耳改变不影响声音的传导,但可以降低中耳的高静态压保护作用。2011年法国学者发现:RA还可以累及鼓膜。2015年墨西哥的一项针对117例成年女性RA的研究中,在(0.125~8)kHz频段的SNHL为43.59%,而在(10~16)kHz的SNHL达94.02%以上;不对称性HL为30.8%;对称性为62.7%;双侧为91.5%;没有发现传导性耳聋及混合性耳聋患者。鼓室图(As)异常者占6.0%~10.3%;75.3%~85.2%存在镫骨反射;50岁以上者的语言识别能力下降;这些改变与RA疾病活动度无关,但与其发作有关;提示:由于其亚临床表现形式,RA的SNHL可能被低估了。但1990年印度的一项研究未见RA患者的前庭功能损伤。

1)研究方法:研究结果的不一致性与听功能损害的检出与评价方法密切相关。随着近年来研究手段的改进,研究中所参考的指标日趋完善。

西班牙学者利用高频(125~16 000Hz)测听技术的研究显示:女性RA患者SNHL检出率为(125~8 000Hz)43.6%、(10 000~16 000Hz)为94.0%~95.7%;提示:超高频PTA技术可以检测出更高的SNHL。仅有6.8%的患者听力正常。

听力下降的检出率为93.2%,对称性62.4%、不对称性30.8%;双侧91.5%、单侧1.7%;未发现传导性耳聋及混合性耳聋;6.8%患者有眩晕主诉;20.5%耳鸣;A型鼓室图88.9%~91.5%;As型鼓室图6.0%~10.3%;镫骨反射存在75.3%~85.2%;>50岁的老年RA患者语音分辨率差;听力改变与RA疾病活动指数无关,但与RA发作相关;类似的亚临床听力损害(SNHL)及前庭的损害还见于埃及儿童关节炎患者。

2)动物实验:支持这一假设的(动物)实验资料及人内耳器官资料仍然缺乏。美国学者利用胶原诱导的关节炎鼠模型进行RA中耳的动关节(听小骨)损害与听力的关系的研究[听骨链损害经微CT检查、听功能经听觉诱发脑干点位(ABR)检测]发现:关节炎鼠的听力敏感性明显下降。另外,还观察到砧镫关节间隙明显狭窄及镫骨多孔性增加;所有ABR的绝对潜伏期均延长,但平均峰间潜伏期无明显变化;这些中耳骨及ABR的变化提示传导性耳聋的存在。

大剂量RA治疗药物对听功能存在潜在影响。曾有研究怀疑耳聋与抗风湿药物的关系。水杨酸类药物相关的听力损害停药后可以很快恢复。但在病情较重而需要使用肿瘤坏死因子抑制剂(tumour necrosis factor inhibitors,TNFi)的RA及AS患者未能发现TNFi对患者听力改变的影响。2017年伊朗学者的研究显示:与健康人相比,RA患者的PTA骨传导阈值增高,但SNHL未见明显差异;与OAE相关的传导性耳聋及混合性耳聋、鼓室图、耳声反射及语音分辨指数均未见差异;然而,服用硫唑嘌呤(AZA)、环孢素(CyA)及依那西普的难治性RA患者的SNHL发生率高;推测,RA的听力改变可能与RA内耳的免疫性损伤有关。

2. 脊柱关节炎 AS是一组慢性炎症性疾病,主要累及中轴关节(脊柱及骶髂关节),主要病理改变为肌腱附着端炎。人群发生率约1%。文献中有AS患者耳听功能损害的报道较少。

最早的 AS 与听力损失的报道见于 1984 年。作者描述了一例伴传导性耳聋及主动脉瓣损害的 AS 患者,考虑传导性耳聋的原因与本病相关的中耳炎症性听骨链损害相关。最早的 AS 伴 SNHL 的报道见于 1998 年。AS 内耳损害的机制可能与免疫介导的内耳疾病或与 SSZ 药物治疗相关。上述报道仅为个例。

近年的数个小规模的队列研究显示:AS 患者可以出现耳蜗及前庭功能损害,以高频 SNHL 最常见。

2011 年西班牙的研究包括 50 例 AS 患者,男性占 80%;出现症状时的平均年龄为 34.4 岁,研究入组时的平均年龄为 52.5 岁。排除了伴有心血管疾病、脑血管疾病、外周动脉疾病、肾功能不全、梅毒、梅尼埃及其他前庭疾病综合征、累及内耳的感染、气压伤及耳毒性药物治疗史患者,58% 的患者伴有听力丢失(对照组为 18%),50% 为高频损害;听力损失程度亦较对照组高;前庭功能损害以较对照组多。上述差异均具有统计学意义。

2012 年一项包括 37 例 AS 患者的研究显示了 AS 患者纯音测听及语音识别不同于健康对照组,但与病程、BASDAI 及血液化验无关。提示:AS 的内耳损害不是 HL 的主要原因。2014 年西班牙的一项 60 例银屑病关节炎(psoriatic arthritis,PsA)患者的研究显示:与对照组相比,PsA 患者的听力异常常见(60% vs 8.3%),46.7% 为双侧对称性高频 SNHL;PsA 患者的前庭功能异常为(23.3% vs 0);2016 年土耳其的一项研究结果与之相似。

2017 年一项包括 47 例 AS 患者的土耳其研究显示:AS 的 HL 发生率 15%,与耳损害部位、强直性脊柱炎疾病活动度指数(BASDI)及 C 反应蛋白(CRP)均无关。其结论与前一研究相似。

未见 AS 相关耳损害的动物实验研究资料。

二、系统性血管炎与内耳损害

系统性血管炎相关的内耳损害属于继发性自身免疫性内耳疾病(autoimmune inner ear disease,AIED)范畴,是一种仅有的可以治疗后逆转的临床综合征。AIED 的典型表现为亚急性发病(无症状的)、不同程度的感音神经性聋(SNHL),多为双侧发病;病程 3 天到 3 个月,对激素及免疫抑制剂治疗有效。通常伴有眩晕和耳鸣,还可以是血管炎的首发症状。AIED 的表现是非特异性的。尽管内耳的耳蜗及前庭在解剖上功能不同,但其血液均来自同一根终小动脉(内听动脉的分支),临床上内耳疾病时通常耳蜗及前庭同时受累,如梅尼埃病。及时识别和积极治疗可以避免永久性耳聋,具有十分重要的临床意义。

1. **大血管炎** 以大动脉炎(Takayasu arteritis,TA)及巨细胞动脉炎(giant cell arteritis,GCA)为代表。

1)TA:TA 的主要临床表现为受累动脉所在器官的缺血性表现。年轻人多见。早在 1985 年就有 TA 伴听力下降的报道。TA 的听力下降与内耳缺血或自身免疫相关。截至 2022 年 11 月,以 "Takayasu" 和 "Hearing" 为关键词在 PubMed 上共收集到 12 例 TA 伴听力损害的报道,其中 2 例为突发性聋,部分与 Cogan 伴发,部分患者经激素和 / 或高压氧治疗后听力好转。

2）GCA：GCA 为一种多器官受累的大中血管炎疾病，可为一独立疾病，亦可为 TA 的一部分。内耳损害为 7%~100%。1956 年即有 GCA 听力损害的报道。在以"giant cell arteritis"和"hearing"为关键词所收集到的病例中，HL 的急性发作并不少见。2019 年发表的 91 例 GCA 研究发现：25.3% 患者伴 HL，男性多见；伴 HL 者头痛、视力丧失、中枢神经系统（central nervous system，CNS）受累及吸烟史、白细胞减少、ANA（+）或 APL（+）、动脉活检阴性多见；而肌痛、冠心病、高血压少见；红细胞沉降率（erythrocyte sedimentation rate，ESR）/C 反应蛋白（C-reaction protien，CRP）增高，年龄、病程、血管累及范围及预后相似；且单侧 HL 多发生在偏头痛、视力下降、头皮痛或咀嚼困难症状的同侧；可以表现为突发性聋。

早年西班牙学者发现：内耳异常在 GCA（44 例）较 PMR（10 例）更常见。90% 的 GCA 伴有前庭损害，激素治疗数天即可好转；治疗 3 个月后，29.6% 患者仍有前庭功能异常，27.3% 患者的听力改善；治疗 6 个月后仅有 1 例前庭功能异常。因此，GCA 相关的器官受累需要积极治疗。

2. 中血管炎 以结节性多动脉炎（polyarteritis nodosa，PAN）和川崎病（Kawasaki disease，KD）为代表。

1）PAN：PAN 的临床表现与受累器官相关。最早 PAN 相关 HL 的报道见于 1952 年。以"polyarteritis nodosa"和"hearing"为关键词查到的病例多为个案报道，多与 Cogan 伴发。HL 较重，多种 HL 类型及多种发病机制，包括慢性中耳炎及分泌性中耳炎、中耳动脉炎、柯蒂氏器及螺旋神经节细胞破坏、骨髓纤维化及骨形成、颞骨内茎乳突及迷路动脉分支的血管炎，甚至可以原因不明的严重 HL 为首发表现，快速进展，而一年后出现 PAN 表现。

2）川崎病：川崎病为一种非特异的血管炎疾病。常见于儿童，最早的伴 SNHL 的报道见于 1990 年；2001 年一项前瞻性研究显示：该病的 HL 多为一过性（急性期）、轻度的。近年，KD 伴 SNHL 的报道在增多，提示 KD 的内耳损害（耳蜗、前庭）受累被忽略。研究显示：36% 的 KD 患者在发病 1 个月内有不同程度的双侧（73%）HL，14% 的 SNHL 会持续存在半年以上。治疗延迟（发病 10 天后）、血小板增多、ESR 增高及贫血是发生 SNHL 的预测指标。KD 伴内耳损害（前庭及耳蜗）治疗后好转的病例报道亦见于文献。

3. 小血管炎 以 ANCA 相关性血管炎（ANCA-asociated vasculitis，AAV）为代表。

AAV 的内耳损害常伴有中耳炎。此类患者听力损害的特点为：①进展性混合型或 SNHL；②伴有全身症状；③可以作为 AAV 的首发症状。2016 年日本学者的研究显示：以耳部症状为首发在肉芽肿性多血管炎（granulomatosis with polyangiitis，GPA）为 56%、在嗜酸细胞肉芽肿性多血管炎（EGPA）为 83%、在显微镜下多血管炎（microscopic polyangiitis，MPA）为 40%。GPA 和 EGPA 的耳部症状较广泛（耳痛、耳溢、耳聋、耳闷、耳鸣、头晕），而在 MPA 仅有耳聋或耳闷；GPA 的内耳损害为 8%~65%。最常见的听力损害是传导性耳聋，与鼻咽部的肉芽组织、继发于咽鼓管异常和严重的中耳炎相关。表现为无痛性和急性炎症反应和/或慢性鼓膜穿孔。反复发作者可伴有化脓性中耳炎。

2017 年日本学者报道：在 AAV 相关中耳受累的患者中前庭受累占 84%，均为外周型；

伴有前庭症状者约占 1/3(3 例为急性眩晕发作伴突发性聋;8 例为慢性头晕;均为反复发作);3 例未用免疫抑制剂治疗者发展为难治性持续性头晕。

2016 年意大利学者对 39 例 EGPA 患者的分析显示:听力下降占 52.9%(SNHL 11.8%、混合性 HL 及传导性 HL 5.9%、老年聋 17.6%、分泌性中耳炎 17.6%);前庭功能损害占 8.8%;这些非特异的症状可以早期出现,并且与鼻部损害、细胞学改变及病程无关。

与 MPA 相关的 HL 报道较少,但可以作为首发症状出现。

4. 变应性血管炎 以 BD 和 CS 为代表。

1)BD:BD 的典型表现为口、眼、生殖器三联征,还可有包括内耳在内的 ENT 表现。最早的 BD 内耳损害的报道见于 1980 年。与 BD 相关的内耳损害为 10%~81%,以 AIED 为主,多见于病史较长(10 年)的患者。

西班牙的 33 例 BD 研究显示:在皮肤和眼损害的基础上,口腔溃疡占 97%,口咽部溃疡占 24%;内耳症状占 15%(高频 SNHL、眩晕及双侧前庭功能下降);还有以前庭神经炎为首发表现的神经 BD;被误诊为扁桃体炎的基于口咽部溃疡的吞咽痛为首发表现者占 12%。提示:以 ENT 表现为主的 BD 容易误诊。

2017 年意大利的一项 44 例符合白塞病国际研究组(ISG)和 / 或国际诊断标准(ICBD)的 BD 患者研究显示:SNHL 发生率为 63%,位于 BD 常见临床表现的第四位,更多见于符合 ISG 标准的 BD 患者,并且 SNHL 与皮肤伴关节症状相关。

持续的自发性眩晕还可继发于畸形前庭神经炎或后循环缺血综合征。报道显示:BD 相关的急性前庭综合征伴 SNHL 可以出现在 BD 前三四年;在之后的 10 年内患者逐渐出现典型 BD。基于前庭神经炎很少伴发 HL,因此,对于同时伴有前庭及耳蜗受累的患者,应排除缺血、感染及自身免疫因素。

2)Cogan 综合征(CS):CS 是少见病,临床特点是眼部炎症(通常是间质性角膜炎)及内耳受累。典型发作为成人间质性角膜炎及感音神经性聋。亦可有前庭受累表现。文献仅有 150 例左右的病例报道,既往研究显示:约 10% 伴有全身大血管炎损害。近年一项纳入 62 例患者的研究显示:诊断时,98% 的患者已有内耳损害,其中 41% 为双侧 SNHL、31% 已达严重耳聋;眼受累为 92%,其中间质性角膜炎为 51%;对激素及免疫抑制剂治疗内耳敏感者为 82%,眼敏感者为 79%;然而,对生物制剂治疗的反应好于病情改变药物(disease modifying antirheumatic drugs,DMARDs)或激素。

5. 自身免疫病伴血管炎 以 SLE 为代表。

SLE 的临床特点是包括内耳在内的多系统受累。最早的 SLE 伴 HL 见于 1971 年。2017 年的研究显示:内耳损害的发生率为 6%~70%,最常见的听力学症状是 SNHL。急性发作或慢性进展;单侧或双侧或先单侧后双侧;主要表现为中、高音频受累:高频[(4~8)kHz]占 65%、中频受累占 32%、低频受累占 3%。

SLE 耳部损害的发病机制包括:抗体对内耳抗原的攻击,针对耳蜗及前庭毛细胞的细胞介导的细胞毒作用,免疫复合物在内耳微血管的沉积。没有发现 ANA 与 SNHL 的关系。另外,服用 NSAIDs、抗疟药物及细胞毒药物亦与 SNHL 有关。近年对 SLE 患者颞骨的病理研究证实了 SLE 患者的耳蜗血管纹、内毛及外毛细胞均受到损害,并且有与 SLE 病程正相关及前庭囊斑区、三个半规管区 I 型毛细胞损失证据,但在所有的 5 个前庭感觉上皮细胞群未见前庭 II 型细胞丢失现象;未发现 I 型前庭细胞丢失现象与 SLE 病程的相关。

SLE 的前庭受累(眩晕)报道较少。由于前庭受累症状通常伴随着 SNHL 或耳鸣及慢性进展性发作类型,再加上躯体感觉系统及视力的补偿,因此,SLE 前庭受累的发生率有可能被低估了。

三、其他风湿病的内耳损害

1. **原发性干燥综合征**(pSS) pSS 为一种以外分泌腺体受累为主的自身免疫病。最早在 1971 年的一项 22 例干燥综合征、31 例 RA+pSS 及 21 例 RA 的耳、上呼吸道及消化道损害研究中显示:鼻出血、咽干、吞咽困难及声嘶症状最常见;三组患者的听力损害均增多;在 pSS 以 CHL 为主、在 RA 以 SNHL 为主。

1997 年意大利学者的 pSS 听力学研究显示:30 例 pSS 女性患者的听力学(双耳 PTA、鼓室图及镫骨肌肉反射)资料与健康人对照,发现 46% 伴有 SNHL(对照组只有 1 例);在 64% 伴 SNHL 的患者中抗磷脂抗体阳性(对照组为 18 例),具有统计学意义。

2000 年希腊的耳科专家对 45 例女性原发性干燥综合征患者[平均年龄(56.8 ± 9.23)岁]进行了常规(八频段)听力筛查[平均病程(8.32 ± 5.39)年],发现 22.5% 患者具有高频受累的 SNHL,病变损害部位均位于耳蜗。SNHL 与病程具有相关性,而与年龄、全身表现、血清自身抗体及治疗药物无关。

墨西哥学者利用扩展的高频听力检测法发现,高达 95.2% 的原发性干燥综合征患者伴有[(10~16)kHz]听力损失,均为双侧 SNHL;与健康人相比,pSS 患者的 SNHL 均在 4kHz 以上,与疾病活动度无关。

2018 年发表的印度一项单中心(三级保健医院)前瞻性研究显示:78.38% 原发性干燥症患者伴有听力损失,以轻到中度 SNHL 为主,但仅有 17.24% 有耳聋主诉;18.92% 患者的耳声反射消失;HL 与年龄、干燥症状、全身症状及免疫指标(SSA、SSB、ACL、C3、C4)无关。

尽管占多数的 SNHL 见于多种自身免疫病,然而,伊朗学者研究显示:83 例患者的常规血清免疫学检查[类风湿因子(rheumatoid factor,RF)、环瓜氨酸多肽(cyclic citrullinated peptide,CCP)、ANA、ANCA、ACL、ESR、CRP、C3、C4]异常患者中,SNHL 患者仅占少数(<5%)。

2. **抗磷脂抗体综合征**(antiphospholipid syndrome,APS) 文献有少数 APS 导致突发性聋的报道。

四、非复发性多软骨炎风湿病的中耳损害

1. **ANCA 相关性血管炎** 近年 AAV 相关的耳部受累如中耳炎、耳聋等逐渐受到重视。

表现为中耳炎的 GPA 报道首见于 1972 年。日本学者将其称之为伴 AAV 的中耳炎（otitis media with AAV，OMAAV）。ANCA 的滴度对 OMAAV 的诊断十分重要。基于局部 AAV 的存在，在多数患者可有进展性的 HL。同时伴外周面神经麻痹（25%）或硬脑膜炎（18%）；RP3-ANCA（+）主要表现为中耳肉芽肿形成或分泌性中耳炎，而 MPO-ANCA（+）主要表现为分泌性中耳炎。得到早期诊断的患者及听力尚未完全消失的 SNHL 患者经免疫抑制剂治疗后可以恢复；诊治较晚者可以发生不可逆耳聋。

2017 年日本学者对 235 例 OMAAV 的问卷随诊总结出该病临床五大特点：①以难治性渗出性或肉芽肿性中耳炎为首发症状，对常规治疗（抗生素、鼓膜插管）无效伴进展性听力下降；②女性多见（占 73%）、老年人多见（年龄中位数 68 岁）；③ MPO-ANCA（+）占 60%、PR3-ANCA（+）占 19%、双阴性占 16%；④多伴面瘫（36%）和硬脑膜炎（28%）；⑤伴肺（35%）及肾（26%）受累。四大预后不良因素：面瘫、硬脑膜炎、MPO-ANCA、PR3-ANCA 双阴性、疾病复发。硬脑膜炎与面瘫（$p<0.05$）、MPO-ANCA、PR3-ANCA 双阴性（$p<0.001$）、头痛（$p<0.001$）相关。激素（$p=0.03$）联合免疫抑制剂（$p=0.0002$）治疗是独立的预防疾病复发和改善听力的预测因素。其疗效可以维持 1~8 年而不出现全身症状。作者认为 OMAAV 为经典 AAV 的一个亚型。

儿童 GPA 的临床特征与成人类似，但全身症状、ENT 受累及呼吸道受累较多，传导性耳聋较少。

文献亦有 EGPA 累及中耳的病例报道。此外，中耳、内耳关系密切，并且可以相互影响。无论中耳还是内耳的疾病均需要早期诊断和恰当治疗。通常在 GPA 出现耳部症状后很快可以做出 OMAAV 诊断，在 EGPA 有延迟，但在半数 MPA 很难符合 OMAAV 的诊断。

然而，中耳不典型炎症表现需要仔细鉴别。俄罗斯学者报道的 20 例中耳不典型炎症患者，均经过结核病学家及风湿病学家会诊，其中 11 例诊断为中耳的结核分枝杆菌感染（6 例为中耳原发结核、5 例与肺结核相关）；另外 9 例为巨细胞血管炎。从出现首发症状到确诊经历了 1 个月到 1.5 年的时间。

2. **关节炎** 关节炎累及中耳的报道不多。

总体来说，对成年人分泌性中耳炎致病机制的研究尚少，与风湿病相关的中耳损害研究资料有限。

第五节　复发性多软骨炎的耳部受累

一、外耳炎

外耳炎包括耳廓软骨炎及外耳道炎。

当耳廓的局部病变或感染除外后，耳廓软骨炎是 RP 的一个最常见、最具有诊断提示性的体征(图 4-2)。以此为首发症状者占 20%,病程中出现者占 90%。单耳或双耳均可受累。可以急性、亚急性或慢性发作。急性期表现为耳廓(耳轮、对耳轮、耳屏、对耳屏)红肿热痛,甚至轻触即痛。以不包含软骨的耳垂部分不受累为特征。此表现可以持续数天或数周而自发缓解,但可以反复发作,发作周期长短不等。少数患者以外耳道软骨受累起病(图 4-3)或外耳道受累。严重的外耳道受累可以导致外耳道口完全闭塞。

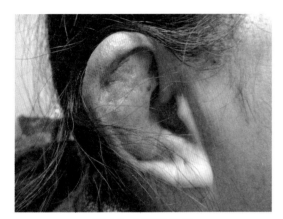

图 4-2　耳廓软骨炎

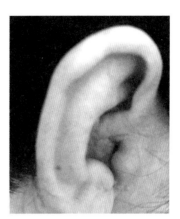

图 4-3　外耳道口炎

反复发作者导致耳廓软骨破坏、变软、塌陷而出现耳廓松软下垂弯曲;菜花耳(cauliflower ear)畸形约占 10%;或因纤维组织钙化或骨化替代软骨而使耳廓变硬。外耳道受累可因炎症或软骨塌陷而致外耳道口堵塞,引起传导性耳聋和 / 或感染性外耳炎。亦有外耳道炎单独发病的患者。炎症还可累及耳后软组织部位,出现耳淋巴结肿大。笔者团队的研究显示:以耳廓软骨炎起病者占首位,还可以有外耳道受累。

耳廓软骨炎常被诊断为"耳廓软骨膜炎"或"软骨囊变"。软骨没有真正意义上的膜。所谓的软骨膜,实际上,就是围绕软骨的一层结缔组织。RP 的早期病理改变为"软骨膜"中有不同程度的炎症细胞浸润;随着疾病进展而出现软骨破坏、液化等变化。因此,耳廓软骨膜炎就是 RP 的耳廓软骨炎。

外耳廓炎需要与感染、创伤、虫咬、囊性软骨软化、太阳暴晒或冷冻、先天性梅毒等疾病进行鉴别诊断;依据病史,很容易与耳廓的外伤、冻伤、虫咬相鉴别。耳垂是否红肿也是与RP 鉴别的特点之一。

SLE 患者可以出现耳廓冻伤样损害,应予以警惕。

最重要的鉴别就是"耳廓软骨膜炎"。耳廓红肿多被误诊为"感染"而使用抗生素,而RP 的耳廓软骨炎的自发缓解亦常被误认为抗生素治疗有效。实质上,非感染性的"耳廓软骨膜炎"就是 RP 的耳廓软骨炎。

另一个易被误诊的疾病是耳廓假性囊肿。严重的耳廓软骨炎有时可被误诊为该病而进行手术治疗。

二、中耳损害

中耳损害包括鼓膜、听骨链及咽鼓管损害。

中耳受累的典型临床表现为耳闷(听力下降)、耳痛等。检查可发现中耳积液、鼓室压力改变及鼓膜图形改变,尚可有听骨链的异常。不少患者易被误诊为单纯分泌性中耳炎,而未进一步探索潜在病因。

早期研究将分泌性中耳炎的病理过程分为三期:初期特点为炎症改变(血管扩张、淋巴细胞浸润,杯状细胞的密度增加而形成黏液腺,分泌物为渗出性的黏液);分泌期的特点为黏膜化生伴极高密度杯状细胞和腺体的分泌;退化期的特点为基于杯状细胞密度和腺体减少的分泌物减少。

在 RP,突然或逐渐的听力丧失发生率约为 50%。当炎症扩展到内耳或咽鼓管时表现为传导性耳聋,当听动脉耳蜗分支血管炎时为感觉性耳聋,或为混合性耳聋。

文献描述 RP 中耳受累的报道非常少。在 Michet 等的研究中仅有 5 例分泌性中耳炎患者,表现为分泌性中耳炎和咽鼓管堵塞(功能紊乱)。2009 年报道了 1 例 39 岁的白人女性患者伴有 3 年反复发作的双侧耳廓软骨炎、鼻软骨炎、多关节炎及皮炎,还发现双侧镫骨固定(一侧成功手术治疗)及鼻中隔穿孔,当患者仅 10 个月大时患有严重的炎症性皮肤病(应视为本病的首发症状),提示本病数十年慢性进展(经历 38 年之久)的过程。笔者团队的研究显示:RP 可以累及耳的各个部分,中耳受累的发生率为 32.4%,鼓室图形异常(non-A)多伴有耳其他部位的受累,但鼓室压力异常患者均有鼓室图形异常,且常被忽略。因此,中耳炎可以是 RP 耳受累的一部分,临床多表现为分泌性中耳炎、咽鼓管功能障碍及鼓膜异常。

与单纯中耳损害相关的 HL 为传导性耳聋,其发病机制与含有软骨成分的咽鼓管功能紊乱相关,如咽鼓管扩张。对伴有传导性耳聋的患者应仔细进行中耳检查。应注意除外慢性感染性中耳炎。

三、内耳损害

内耳损害包括耳蜗损害及前庭损害。

RP 的听力减退没有特征性,可以为突发性聋,亦可为耳聋的近期加重,或无症状而被查出;其性质多为 SNHL、亦可伴有传导性耳聋或混合性耳聋。RP 属于继发性自身免疫性内耳病(AIED)。临床特点与免疫介导的内耳病相同:单侧或双侧的突发性聋、逐渐进展性(亚急性)SNHL、伴或不伴前庭功能障碍(眩晕);并且还可以作为首发症状。

由于取材困难,AIED 的发病机制尚不清楚。耳部不是免疫豁免器官,淋巴细胞可以在耳部的各个部分产生免疫反应。目前,可以检测到针对内耳组织的自身抗体,因此,RP 内耳损害可由血管炎或自身抗体所致。有三个免疫损伤的学说:①Ⅱ型免疫损伤学说(自身抗体与Ⅱ型胶原或其他耳内成分结合);②Ⅲ型免疫损伤学说(免疫复合物形成导致血管炎);③Ⅳ型免疫损伤学说(T 细胞介导的针对内耳膜成分的自身反应);三种学说之间不是独立的,机制之间可以相互交叉。

可查到的第一例伴耳聋的 RP 见于 1969 年美国乔治亚医学院的一次大查房报道。此例患者还伴有关节炎及鞍鼻畸形。可查到的第一例 RP 伴听力及前庭损害的病例见于 1971年。第一例伴突发性聋的 RP 患者见于 1978 年：一例 57 岁女性 RP 患者，在病程中左耳突发耳聋。电子显微镜检查显示：耳蜗螺旋器全频段有明显的退行性改变、错位，并且被盖膜包裹；囊斑区的感觉细胞数目明显减少、前庭半规管感觉毛刷完全脱落。作者认为此改变强烈提示为病毒感染所致，或病毒性内淋巴迷路炎。目前认为：内耳的这些改变为非特异性，难以确定其始发动因，尤其不能确证为单纯的病毒感染。

2005 年在一项特发性突发性聋患者（年龄 45~94 岁）的 17 只耳颞骨组织光镜研究中，2 只听力恢复的耳未见明确组织学改变；余 15 只耳的主要组织学改变是：① 13 只耳螺旋器的毛细胞及支撑细胞减少（伴或不伴盖膜、血管纹、螺旋缘和耳蜗神经的萎缩）；② 1 只耳盖膜、支撑细胞、血管纹减少；③ 1 只耳仅有耳蜗神经减少。仅有 1 只耳可能为血管病变性机制；未发现盖膜破裂的证据；仅有 1 例的颞骨组织来自突发性聋的急性期，但未发现迷路的白细胞浸润、血管增生及出血改变，而认为是病毒性耳蜗炎。此研究不支持盖膜破裂、外淋巴漏及血管阻塞为特发性突发性聋常见的发病机制，亦未发现病毒性耳蜗炎的有力证据；而认为与耳蜗内细胞应激通路（包括核因子 κB 在内）病理性激活的结果。

研究显示了血耳迷路屏障的破坏。一例 76 岁女性出现双耳廓红肿及气短，3 个月后出现左耳聋及反复眩晕。耳廓软骨活检诊断为 RP。静脉注入标准剂量的轧对比剂 4 小时后，三维水衰减反转（three-dimensional fluid-attenuated inversion recovery）MR 检查可见除内淋巴间隙外的整个前庭均有轧显示。

内耳受累的早期和急性发作期激素治疗有效（听觉保留或恢复）。及时地、积极地应用糖皮质激素治疗可以避免免疫介导性内耳病（immune-mediated inner ear disease，IMIED）永久性耳聋的发生。3 个月治疗后逐渐减量，到第四周通常可以将疾病控制。如果第二周末症状没有良好控制，或症状在减量过程中复发，应加用环磷酰胺。如果 12 周末听力仍未恢复，听力损伤将是不可逆的，此时应该停用激素。

【病例分享】

患者，女，51 岁。入院前 4 个月无明显原因出现双耳廓上半部红肿痛，无发热、无声嘶。当地医院诊断为 "耳部感染"，抗生素治疗效果不佳。之后症状反复发作，虽可自发好转，但逐渐加重。入院 2 周前，耳廓红肿再次加重、耳廓增厚，局部有波动感。当地医院仍抗感染治疗无效；10 天前出现关节肿痛，以双手掌指关节、近端指间关节为主；2 天前出现低热；外院左耳后肿物穿刺抽出少量黏稠液体，症状无改善，拟耳廓 "感染灶" 切除。于 2007 年 9 月来我院耳鼻咽喉头颈外科就诊，我科会诊诊断为 RP，收入我科。

查体：一般情况可，体温 38.2℃，血压 120/80mmHg，浅表淋巴结无肿大，双耳红肿，以左侧为重，左耳背侧上方触及囊性包块，有波动感，下后方见皮肤伤口 0.8~1.0cm，流出白色黏稠液体。心肺肝脾未见异常，双手多个掌指关节、指间关节肿胀、压痛。化验：白细胞（white blood cell，WBC）10.1 × 10⁹/L、中性粒细胞（neutrophil，N）71%、血红蛋白（hemoglobin，Hb）116g/L、血小板（platelet count，PLT）354 × 10⁹/L、ESR 44mm/h、CRP 42mg/L、RF（－）、ANA（－）；

左耳伤口流出液细菌培养未见异常。肺 CT 未见异常;喉部检查:喉部软骨有压痛,会厌未见异常,双声带充血明显,双杓活动好,声门下未见异常。眼科检查:结膜、角膜、巩膜、眼底均未见异常。未做听力检查。

诊断:复发性多软骨炎。给予激素＋免疫抑制剂治疗、左耳局部换药,症状逐步好转,发热消失,双耳红肿减轻、流液减少到伤口愈合,关节痛减轻;患侧耳廓逐渐萎缩和变形。出院后未能坚持用药。

2010 年 9 月因肺炎后憋气明显,外院肺 CT 发现气管壁厚、狭窄,激素治疗无效;气管镜下见气道狭窄、气管环消失,予以激素及气管支架治疗。之后病情稳定。此后,坚持服用小剂量激素及甲氨蝶呤(MTX)治疗。2013 年及 2015 年检查均示轻度 SNHL;2017 年 3 月(7 年后)复查一般情况好,可以做一般体力劳动。肺 CT 示:气管壁增厚及钙化无加重、肋骨陈旧骨折;前庭功能基本正常(CP=16%)、听力与 2015 年持平。

【点评】

本例 RP 的临床表现比较典型,但一直被误诊为"感染",致使病情逐渐加重,甚至做出"耳朵切除"的治疗决策;经我科诊治后,病情好转。尽管一度出现气道受累,并进行气管支架置入治疗,但经调整药物治疗后病情稳定,并拔出支架;到目前为止,病情控制已达 12 年之久。重要的是:挽救了患者的容貌。

由于欠缺治疗经验,我们未对患者第一次住院时肺 CT 所示的气道改变给予特别关注。因而,无法对该例患者当初的气道改变予以恰当评述。

此例未能进行有效的随诊工作,但此例的疾病演变及诊治过程值得回味和深思。

(王振刚)

第五章
鼻部病变

第一节　鼻的解剖与功能

鼻由外鼻、鼻腔、鼻窦三部分构成，主要功能是通气和嗅觉。

一、外鼻

外鼻位于面部中央，由上方的骨部和下方的软骨部组成。骨部由最上方的额骨鼻突、下方中间的两块鼻突及鼻骨外侧的上颌骨额突构成；软骨部由中间的鼻中隔软骨上缘，两侧中部的鼻侧软骨和下部两侧的大翼软骨和小翼软骨组成（图 5-1）。

二、鼻腔

鼻腔由前方的鼻前庭（被覆鼻毛）和后方的固有鼻腔组成。鼻中隔将两侧鼻前庭和固有鼻腔分为左右两侧，鼻腔又经两侧后鼻孔汇合于鼻咽部。鼻腔上、后及两侧由成对的鼻窦环绕。

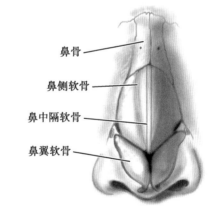

鼻骨

鼻侧软骨

鼻中隔软骨

鼻翼软骨

图 5-1　鼻软骨分布

三、鼻窦

鼻窦的内壁有黏膜覆盖，与鼻腔表面的黏膜互相移行连为一整体。有四组鼻窦：额窦位于鼻腔上方的额骨内；上颌窦居于面颊部的上颌骨内；筛窦由筛骨形成位于鼻腔上部；鼻腔后方蝶骨内有蝶窦；鼻窦开口于鼻腔，与颅前窝、颅中窝、口腔和两侧眼眶毗邻。

鼻腔是呼吸道的门户，通气功能是鼻腔的主要功能之一。两侧鼻腔上方内侧的嗅裂区有嗅神经分布司嗅觉功能。鼻黏膜表面主要由假复层纤毛柱状上皮构成，黏液纤毛系统可以将进入鼻腔的细小颗粒物和微生物通过黏液毯向鼻咽部输送排出体外，司清洁作用。此外,鼻腔鼻窦黏膜中有丰富的腺体和血管,可以对进入鼻腔的空气加温加湿;黏膜内的上皮细胞和上皮下的免疫细胞可以发挥免疫功能。鼻腔和鼻窦在发声的时候还可以发挥共鸣功能。

第二节 鼻 部 疾 病

一、主要症状及体征

(一) 主要症状

鼻部疾病的主要症状包括鼻塞、鼻溢、鼻出血及血性分泌物、失嗅。

1. **鼻塞** 鼻塞是因鼻黏膜急性和慢性炎症导致黏膜充血和炎性细胞浸润甚至组织重塑引起的鼻通气不畅。在过敏性炎症和一些鼻腔神经敏感性增高疾病还会导致喷嚏症状和鼻痒症状。

2. **鼻溢** 鼻溢为鼻部分泌物流出,常伴鼻塞。为鼻黏膜急性和慢性炎症导致腺体分泌增加以及血管渗漏,导致黏性分泌物和清水样分泌物增加。继发细菌和真菌等感染时还可以出现脓性分泌物。

3. **鼻出血及血性分泌物** 鼻出血为鲜血从鼻腔流出。多为鼻中隔前端黎氏区毛细血管破裂所致。鼻腔其他部位也可出血。鼻血性分泌物为带有血丝或血块的分泌物,多提示鼻黏膜的炎症、糜烂、溃疡或肿瘤的存在。

4. **失嗅** 嗅神经纤维末梢分布在鼻腔顶部。任何损伤嗅神经的疾病均可导致失嗅,如各种原因的急慢性鼻炎、鼻窦炎等。

应关注患者的过敏史、外伤史、鼻息肉史,以及病程、季节性、鼻溢的性质及气味等。

(二) 体征

鼻病的体征包括鼻痛及鼻梁痛、面颊部压痛、鼻息肉、鼻中隔穿孔及鞍鼻畸形。

1. **鼻痛及鼻梁痛** 外鼻肿胀、压痛。可由鼻部炎症性病变所致。鼻软骨炎的鼻梁肿痛不伴皮肤改变,据此,可与外鼻部的软组织感染鉴别。

2. **面颊部压痛** 多由鼻窦病变所致,多见于感染性鼻窦炎病变。多伴鼻塞、流涕,但不特异。头前倾时鼻部症状加重是一个重要提示。有时上颌牙痛是鼻窦炎特异的症状。鼻镜检查可见鼻黏膜充血,鼻腔清水样、黏稠或脓性分泌物。

3. **鼻息肉** 鼻息肉为鼻道周围鼻腔、鼻窦黏膜来源的半透明新生物。慢性鼻窦炎合并鼻息肉为双侧鼻息肉,上颌窦来源的后鼻孔息肉通常是单侧发病。

4. **鼻中隔穿孔** 鼻镜可见鼻中隔破裂而出现大小不等的穿孔,有时可以窥见对侧鼻腔。

5. **鞍鼻畸形** 为鼻梁塌陷所致,以鼻软骨与鼻骨结合部最先出现,常伴鼻中隔穿孔。

常见原因为 WG、RP、梅毒、麻风等疾病。

二、常见疾病

1. **慢性鼻炎、鼻窦炎**（chronic rhinosinusitis, CRS） 单纯的慢性鼻炎、鼻窦炎是一种常见病，可表现为间歇性或经常性鼻塞，黏液性或黏稠性鼻涕，时伴鼻出血。一般的慢性鼻炎不会形成鞍鼻，多数无明确多器官受累表现。

1947 年即有风湿病鼻部表现（鼻出血）的报道；在 1990—1992 年间，持续 8 周的慢性鼻窦炎是美国第二常见病，白人与黑人的发病率均为 2%。与 CRS 伴发的常见疾病为哮喘/慢性阻塞性肺炎（chronic obstructive pulmonary disease, COPD）、过敏性鼻炎、阿司匹林相关病、EGPA、幽门螺杆菌及食管反流。累及鼻及鼻旁窦的常见风湿病有肉芽肿性多血管炎（GPA）、嗜酸细胞增多性肉芽肿性多血管炎（EGPA）、复发性多血管炎（RP）、结节病等。

2. **药物导致的鼻部病变** 可卡因导致的中线破坏性病变（cocaine-induced midline destructive lesions, CIMDL）多为吸入可卡因后鼻部软骨的广泛破坏和鼻腔血管的剧烈收缩。主要临床鉴别诊断为 GPA。二者组织病理学和自身抗体谱中存在很多相似点。CIMDL 活检多可见非特异性慢性炎症和坏死，可见白细胞破碎性血管炎和非特异性的肉芽肿。CIMDL 也与针对中性粒细胞弹性蛋白酶的 c-ANCA 和 p-ANCA 抗体有关。

3. **梅毒** 根据感染时间的长短、临床特点及其传染性，梅毒可分为一期、二期、三期及隐性梅毒。其中二期梅毒皮肤黏膜损害多种多样，但发生于鼻及鼻腔的二期梅毒损害少见。多表现为鼻前庭暗红色斑丘疹、暗红色或白色黏膜斑及浸润性斑块和结节。鼻部梅毒的病理特点是：真皮全层及血管周围有密集的以淋巴细胞和浆细胞为主的炎性细胞浸润。真皮血管内皮细胞肿胀，无肉芽肿样浸润。

4. **麻风病** 鼻麻风可为麻风病最早期病变，可出现在全身表现之前。病变早期侵袭毛囊，继而向深层发展破坏鼻中隔软骨，多于其前部发生穿孔。鼻小柱常被破坏、鼻尖下塌贴近上唇、前鼻孔发生狭窄，可与鞍鼻区别。

5. **鼻淋巴瘤** 与 GPA 的实验室及全身临床表现不同；淋巴瘤没有特异的实验室检查、血清中均有 EBV；肿瘤进展期可有发热、CRP 升高及 LDH 升高，明显贫血、颌面骨破坏及硬腭破坏，而全身症状不明显。2014 年俄罗斯学者在 512 例受检者中发现 39（7.6%）例伴鼻腔及鼻窦疾病，最常见的疾病依次为 NK/T 淋巴瘤（100%）、GPA（84.5%）、IgG4 相关疾病（29.5%）、结节病（17.5%）。

包括鼻部黏膜活检在内的标准化诊断程序可以为眼眶疾病患者提供有用信息。一项纳入 73 例眼眶疾病患者经过 ENT、MRI/CT、血清血检查的标准化研究显示：29 例伴有鼻炎/鼻窦炎，28 例伴黏液囊肿，55 例伴眼痛，14 例伴复视，4 例突眼，29 例伴视野损害，4 例视力下降；诊断敏感性/特异性分别为：鼻炎/鼻窦炎 90%/90%、黏液囊肿 79%/100%、肿瘤性疾病 100%/96%、GPA 100%/100%。活检部位应包括病变附近的正常组织，而不是简单地在穿孔或溃疡边缘"穿孔式"活检。

伴鼻部症状的可疑血管炎患者都应做鼻黏膜活检，但对无症状者活检帮助不大。

6. **真菌性鼻窦炎** 真菌感染或定植后引起鼻窦黏膜的炎症,上颌窦的真菌感染最常见。以烟曲霉菌、黄曲霉及黑曲霉感染最常见;中年人、糖尿病及免疫力低下者为易感人群,女性多见一些。

真菌的致病机制与其发病类型相关,分为侵袭性和非侵袭性两种。

(1)侵袭性:①急性爆发型。真菌侵袭到邻近组织的血管、黏膜和骨组织,累及紧邻鼻窦的眼眶及眶内结构、颅底及颅内结构,以及鼻窦周围其他机构,引起血栓形成及坏死;②慢性侵袭型。真菌菌丝侵袭组织导致坏死伴炎症;③肉芽肿型。侵袭的菌丝侵入组织形成炎症及非干酪样肉芽肿。

(2)非侵袭性:①真菌球型。真菌在鼻窦及鼻窦旁鼻腔内生长,未侵入鼻窦黏膜,但是可以引起黏膜炎症反应。②变应性。真菌通过变应性炎症引起鼻窦黏膜炎症。

临床表现为面部疼痛、眼周疼痛、鼻塞、脓涕、头痛及眼肌麻痹,以单侧症状为主。部分真菌球性鼻窦炎患者可没有明显症状。因伴发急性细菌感染而加重,在做鼻窦 CT 检查时被发现。提示性临床特点包括:多次反复发作、持续存在、嗅觉消失;鼻窦 X 线 /CT 可见鼻窦炎;冠状位 MR 有助于发现侵袭性鼻窦炎。鼻部组织病理为诊断"金标准"。侵袭型真菌性鼻窦炎以手术为主,以减缓疾病进展和促进恢复;同时必须结合使用敏感的抗真菌药物;变应性真菌性鼻窦炎在开放鼻窦清除变应性黏蛋白的同时应给予抗炎(如激素)治疗,可以同时使用抗真菌药物冲洗鼻腔及黏液促排等辅助药物。真菌球型鼻窦炎需要手术开放鼻窦,清除真菌球。

第三节　鼻部疾病的检查

一、外鼻检查

依靠望诊及触诊,注意鼻外形、皮肤改变,是否有压痛及鞍鼻畸形等。

二、内鼻检查

鼻黏膜的检查比较简单。①简易条件下,用拇指向上翘起鼻尖,用笔形手电筒即可较好地观察鼻前庭;②嘱咐患者张嘴呼吸,用耳镜及反光镜检查鼻腔的鼻黏膜;③嘱咐患者张嘴呼吸,用前鼻镜及额戴反光镜通过反光地检查鼻前庭和固有鼻腔前部;④鼻内镜可以进入到鼻腔深部进行检查,能够发现隐蔽的病变,同时可以较清楚地观察到病变的外观特征。依据一些鼻部症状和体征就可以使诊断迅速成立。

三、鼻窦检查

鼻窦检查需要依靠影像学资料(如鼻 CT/MRI)及病理资料。

1. **影像学检查** 高分辨率 CT 骨窗扫描可以显示鼻腔鼻窦和邻近组织器官的骨质受累情况，软组织窗更易于观察软组织改变；MRI（包括增强扫描）有助于通过软组织病变的影像特征来鉴别病变性质。

由于鼻部症状和体征并非鉴别不同疾病的特异性表现，因此应该结合病史特点、CT 和 MRI 影像学检查，以及必要时病理学和其他特殊辅助检查进行鉴别。

2. **病理检查** 鼻黏膜活检的病理资料对于鼻部肿瘤性疾病、感染性疾病及部分风湿病［如 GPA、IgG4 相关疾病（IgG4-RD）］的诊断与鉴别十分重要。

第四节　非复发性多软骨炎风湿病的鼻部损害

1. GPA　GPA 的早期多为局限型，多为头颈区域器官受累；可有肺受累而不伴肾受累。以上呼吸道为首发的 GPA 占半数以上，病程中上呼吸道受累可多达 92%~99%。70%~80% 的患者将发生肺肾受累（全身型）。肺部结节性及渗出性病变可以没有症状；肾病变亦可没有临床表现而进展到晚期肾病。另外，不少患者的 ANCA 为阴性，尤其在轻症患者。有报道：在局限性 GPA 患者 Th1 功能向系统性 GPA 患者的 Th0、Th2 转换，此现象可以解释 GPA 临床表现的异质性。

鼻部表现为逐渐进展的双侧鼻塞和鼻分泌物。检查见鼻黏膜易脆、具有肉芽肿性质、污浊、鼻息肉、弥漫性黏膜下结节，提示疾病活动期。单一的 AAV 相关鼻部损害缺乏特异性。在鼻溢、后鼻溢、鼻出血、失嗅、鞍鼻及鼻中隔穿孔、鼻干结及鼻肉芽肿体征中，有鼻黏膜易出血及鼻出血病史患者具有 GPA 风险。

鼻结痂是区分本病与其他普通鼻病的重要鉴别点，鼻旁窦受累和常伴葡萄球菌感染是 GPA 的特点。在急性期双侧急性鼻炎缓解后，随之出现极度乏力、高热、大量脓性分泌物、头痛、鼻窦敏感；此时很难区分是原发性感染还是活动性血管炎。鼻中隔前部的破坏导致鼻中隔穿孔及鞍鼻畸形（在没有鼻外伤或手术史的情况下）是 GPA 的特异性体征。

对持久的、不典型的、反复发作、逐渐加重的鼻窦炎，要进行全身检查，包括鼻及肺 CT/MR、血肌酐、尿常规、ANCA 以及组织活检。CT 检查可见肉芽肿、弥漫黏膜肥厚，伴鼻中隔和鼻甲骨的侵蚀和骨破坏、筛窦的侵蚀、上颌窦（maxillary）、蝶窦（sphenoid）、额窦（frontal）的完全闭塞。乳突（mastoid）亦常受累。

MRI T_1、T_2 的鼻窦和鼻旁窦可见肉芽肿为低信号密度影。眶内 WG 通常伴有鼻旁窦病变，T_2 示低密度影有助于诊断。还可有鼻泪管阻塞和泪腺肿大。病理可见坏死性肉芽肿血管炎伴有不同程度的炎症细胞浸润。血管炎多累及小血管和中血管，范围从白细胞破碎性血管炎到伴有纤维样坏死的血管炎。不伴肺肾受累的 ANCA（+）病理支持的局限性 GPA 是一个特殊类型。

GPA 患者的首发鼻部症状阳性预测价值为 63%,而阳性鼻组织活检结果的预测价值为 100%;但是阴性的活检结果不能除外 GPA;阴性预测值为 41%、阴性 ANCA 为 79%、阴性鼻组织活检为 74%;ANCA 阳性则具有很高的 WG 提示性,有 10% 患者 4 年后 ANCA 转阳。

2. EGPA EGPA 的病理特征与 GPA 相似但伴有组织及外周血嗜酸性粒细胞浸润。EGPA 的炎性反应大多由 Th2 细胞介导。典型临床症状包括过敏性鼻炎、鼻息肉、鼻窦炎及哮喘伴外周血嗜酸细胞增多。严重者通常侵及肺部、皮肤和肾脏,其中肾脏损害程度较轻。鼻黏膜活检有助于明确诊断。

过敏性鼻炎常见,可为季节性。反复发作鼻窦炎常见,但鼻炎和鼻窦炎与 GPA、RP 的鼻破坏无关。严重患者可有面部压痛、眶周水肿和发绀。黏膜活检的典型表现为血管内 / 外肉芽肿及嗜酸性粒细胞的大量浸润。MPO-ANCA 在 EGPA 中最为常见,PR3-ANCA 亦有存在。ANCA 阳性患者更有可能患有肾小球肾炎、多发或单发的神经病变,而 ANCA 阴性患者心肌病的发生率高,使得后者预后更差。哮喘伴有嗜酸性粒细胞增多、合并系统损害或肺外病变、活检证实中 - 小动脉血管炎或者寡免疫性新月体肾炎时均有助于 EGPA 的诊断。外周血嗜酸性粒细胞增高,嗜酸细胞在其他组织的浸润如呼吸道、消化道、皮肤、神经、心脏、肾脏均是疾病的晚期表现。

2013 年一项 383 例 EGPA 患者随诊 66 个月的回顾性研究显示:ANCA 与 EGPA 的临床相关。主要临床表现为:外周神经病变(51.4%)、ENT 受累(48.0%)、皮肤受累(39.7%)、肺受累(38.6%)、心肌受累(16.4%);ANCA 阳性率为 31.0%,以 ENT、外周神经病变和 / 或肾受累患者多见;心脏受累者少见;ANCA(+)患者的复发率及生存率分别为 35.2%、5.6%,而 ANCA(−)为 22.5%、12.5%;5 年无复发的生存率:ANCA(+)患者为 58.1%,ANCA(−)患者为 67.8%;心肌受累、老年、嗜酸性粒细胞低及早年诊断为预后不良或复发的因素。

2015 年的一项 EGPA 研究显示:ENT 受累占 80%,其中鼻和耳受累最常见。然而,2016 年的一项多中心 101 例 EGPA 的研究显示:该病容易反复发作(复发率为 81.1%);ANCA(+)者复发较少,但易出现神经炎及肾脏受累;ENT 受累是 EGPA 肾脏及心脏受累的保护性因素。6 年生存率高达 93.1%,长期小剂量维持治疗是重要因素之一。83.2% 患者有后遗症。

3. **结节病** 结节病的耳鼻喉受累部位包括喉、唾液腺、鼻及鼻窦。鼻窦受累通常是结节病多系统疾病的一部分,可表现为 4 种鼻部损害的临床模式:黏膜肥厚、黏膜萎缩、鼻破坏和鼻肿大。可出现慢性鼻窦炎、鼻塞、鼻腔结痂。鼻结节病的病情较隐匿、为良性,很少有红斑结节,年龄较大(平均年龄为 40 岁)。早年研究显示:1%~6% 结节病患者有鼻部症状如结痂、鼻出血及双侧鼻塞,但很难与 GPA 的鼻部症状相鉴别。有时可见黏膜下特征性小黄结节。鼻中隔穿孔及鼻梁塌陷较 GPA 少见。10%~15% 的其他 ENT 表现还有唾液腺肿大、颈部淋巴结肿大、泪腺肿大、面神经麻痹及狼疮样冻疮(慢性、紫罗兰样皮肤小结节到大斑块改变),还可有高钙血症。有时还可能与 RP 相混。

2013 年美国学者回顾性分析 38 例鼻结节病显示:在已知结节病患者的耳鼻喉检查

中鼻窦受累高达 30%。平均年龄为 52 岁,男女比例为 1 : 2.8 ;最常见的首发症状为:鼻塞 (65.8%)、鼻干痂(29.9%)及鼻出血(18.4%);最常见的鼻内镜发现为:鼻干痂(55.3%)、黏膜增厚(44.7%)及黏膜下结节(21%);CT 影像显示:鼻甲或中隔结节(21%)、新骨增生(15.8%)及骨侵蚀(10.5%);最常见的治疗方法包括:盐水冲洗(73.3%)、鼻局部激素(68.4%)及口服激素(63.2%);4 例患者因反复发作而行手术治疗。在平均 16.2 个月的随诊中,39.5% 患者主观症状改善。

结节病的诊断取决于病史、活检及与其他肉芽肿疾病的鉴别诊断(胸部 CT 异常阳性率 80%、ACE 增高)。鼻活检非干酪性坏死性肉芽肿阳性率 30%~58%。诊断所需的临床病理特点如下:①影像学上表现为鼻窦黏膜骨膜增厚或不清。②组织病理学表现为上呼吸道的非干酪性肉芽肿,并且无真菌、分枝杆菌、血管炎及胆固醇结晶。③血清学检测梅毒和 ANCA 阴性。④除外其他与肉芽肿性疾病,包括结核、GPA 和真菌感染。

结节病的分子病理学机制和其他免疫介导的炎症性疾病有一个重要的相同点:药物靶向性 IL-23/Th17 信号通路的突出作用。治疗方面小剂量激素即可,包括鼻黏膜局部激素使用。

4. **嗜酸性血管中心性纤维化**(eosinophilic angiocentric fibrosis,EAF) 是一种罕见的特发性炎性疾病,中年人多发,表现为鼻腔进行性纤维化导致鼻塞。学术界普遍认为 EAF 是 IgG4 相关疾病之一。存在典型的纤维化,闭塞性静脉炎,IgG4$^+$ 浆细胞富集(IgG4/ 总 IgG 在血浆细胞比例大于 40%),血清中 IgG4 也有所升高。早期血管周围有大量富含嗜酸性粒细胞的炎性渗出物。后期炎性渗出局限化,同时复合化(嗜酸性粒细胞、中性粒细胞、淋巴细胞和浆细胞),出现洋葱皮样血管纤维化。EAF 的临床和影像特征非特异性,诊断靠活检。

IgG4-RD、结节病及儿童黄色肉芽肿的临床表现类似,唾液腺及眼眶受累较多,血性鼻分泌物、鼻中隔穿孔及面骨破坏少见;1/3 患者伴有过敏症状、中度嗜酸细胞增多症及自身免疫病迹象(RF、ANA 及球蛋白增高);血清及受累组织内 IgG4 增高是 IgG4-RD 的特征。

5. **其他结缔组织病** 混合性结缔组织病(mixed connective tissue disease,MCTD)及重叠综合征的临床表现比较复杂,可以涵盖结缔组织病(connective tissue disease,CTD)的各个方面,并使其难以分类,偶见鼻部表现或鼻中隔穿孔。SLE 的鼻部和鼻前庭的皮肤可出现皮疹,鼻黏膜浅溃疡和慢性细菌性鼻窦炎的报告也较多,但多发生在 SLE 确诊之后。鼻中隔穿孔较罕见。在 BD 可以出现鼻中隔溃疡,但由于其他部位的溃疡更严重,鼻部溃疡易被忽略。这些穿孔几乎不能愈合或修复,而长期困扰患者(结痂、出血)。

鼻中隔穿孔亦可见于风湿病患者,但少见。有报道显示:在 12 例 5 种 CTD 患者的 (RA、PsA、SLE、系统性硬化、MCTD)鼻中隔穿孔边缘的病理活检中,7 例未发现血管炎、Ig 沉积及相关改变;因此,鼻组织活检仅有助于与 WG 鉴别。

6. **窦组织细胞增生伴巨大淋巴结病**(sinus histiocytosis with massive lymph adenopathy, SHML) 又称 Rosai-Dorfman 病(RDD),是一种少见的病因不明的良性组织细胞增生性疾病。1966 年 Azoury 和 Reed 首先报道,1969 年由 Rosai 和 Dorfman 命名,1972 年被确定为一独立疾病单元。根据病变累及范围 RDD 分为三种类型:淋巴结型、结外型和混合型(淋巴结和结外均受累),其中淋巴结型最多见,结外病例表现占 25%~40%。主要临床表现为无痛性淋巴结肿大,可伴发热、白细胞增多、血沉增快、高 γ 球蛋白血症等。文献报道以头颈部最多见,包括皮肤、肌肉、眼眶、鼻窦及鼻咽部。笔者团队报道的 20 例患者中,鼻部受累最多见。

目前认为:Rosai-dorfman 病为一种良性、自限性疾病,可以原发于鼻中隔黏膜。临床表现不特异,且常类似其他良恶性疾病,早期易误诊。确诊有赖于活检及病理检查。尚缺乏标准治疗方案,通常予以术后激素及免疫抑制剂治疗。

第五节　复发性多软骨炎的鼻部表现

最早关于 RP 鼻部损害的描述在 1969 年。最早注意到 RP 相关的 ENT 表现者为西班牙学者。1976—1978 年有学者发表了 RP 较详细的 ENT 或头颈部受累的描述,并提出了首个 RP 诊断的(经验性)标准。实际上,注重描述 RP 鼻部表现的文献并不多。

1. **RP 的鼻软骨炎临床表现**　RP 鼻部典型表现为鼻软骨炎,为非特异性的鼻梁部位的炎症性表现:初始阶段或急性期可表现为鼻梁部周围不适或鼻梁部位的胀满感;进而出现疼痛或肿胀及局部压痛;鼻腔检查可见鼻根部或鼻中隔局部肿胀、压痛;当持续的反复发作或病程较长的鼻软骨受累时,可以出现继发性、不可逆的鼻中隔穿孔或鞍鼻畸形(图 5-2)。通常鼻部受累的表现较耳部表现症状轻或不明显,在出现其他症状前常被误诊。因此,无症状的鞍鼻畸形为本病鼻部损害的特点,但为非特异性。

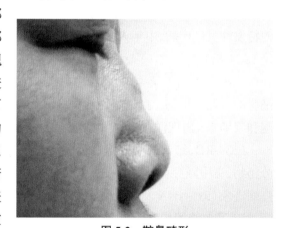

图 5-2　鞍鼻畸形

鼻软骨炎作为首发症状的比例约为 15%,病程中出现的比例为 65%。1986 年美国学者报道:以鼻软骨受累为首发症状者占 29%,其中的 53% 将最终出现鞍鼻等。2013 年韩国学者报道的 20 例 RP 患者中,鼻软骨炎占 42%、鞍鼻畸形占 25%。笔者研究显示:以鼻部受累作为 RP 首发症状者的发作类型较少,可能与患者人群差异有关。

从出现鼻部不适到出现鞍鼻这一过程可经历数年。通常,鼻软骨炎的临床症状较轻,易被忽视。亦可急性进展到永久性的鼻中隔破坏及特征性的鞍鼻畸形。国外文献报道:RP 在出现症状到确诊之间的时间平均长达 2.9 年,30% 患者看过 5 个以上的医生。RP 患者也可以出现非特异性的鼻塞伴流脓、流血和干痂、嗅觉减退。急性期,可有鼻梁痛、压痛。应注意:当出现鼻干痂、鼻塞、鼻黏膜溃疡及鼻中隔穿孔时更支持 GPA。及时的包括鼻软骨在内的鼻组织活检有助于早期明确诊断。

多数患者的鞍鼻畸形是在就诊时被发现,仔细查体不难发现;以鼻软骨炎就诊的患者较少。鼻软骨受累亦可作为唯一的 RP 表现,或以 RP 鼻受累表现为首发表现的其他风湿免疫病,应注意鉴别。

该病的鼻软骨炎通常伴有眼睛及 / 或耳的炎症表现。日本学者的研究显示:气道(喉、气管、支气管)受累与鼻软骨炎密切正相关、而与耳廓软骨炎负相关;提示:鼻和耳廓软骨炎代表了 RP 的两个亚型;还会伴有非侵蚀性非对称性的关节炎、耳廓之外的多软骨炎、炎症性眼病、呼吸道软骨炎(伴声音嘶哑及感染)、内耳(耳蜗及前庭功能异常)及心血管等症状。值得注意的是,上下呼吸道受累亦通常无症状,只有在反复继发性感染时才会引起重视。因此,病史及喉气管 CT 检查非常重要,还需要详细检查心脏瓣膜和主动脉病变。

2. 鼻软骨炎的影像学表现 鼻软骨炎的 CT 影像可以见到鼻中隔软骨增厚及 / 或鼻中隔断裂;[18] 氟 - 氟脱氧葡萄糖 PET/CT 检查(^{18}F-FDG PET/CT)显示包括鼻中隔软骨、耳廓软骨、气管软骨和肋间软骨等多器官软骨氟脱氧葡萄糖高摄入显影,除可显示软骨受累的范围外,还可提示取病理的病变部位。

【病例分享】

患者,女,40 岁。2017 年 1 月无明显原因感鼻背部酸胀、渐塌陷,无鼻塞、流血等,CT 未见鼻窦异常。曾就诊于我院 ENT 科,疑与风湿病相关,建议到风湿科就诊,但患者未做进一步检查。2017 年 2 月,出现眼部不适、流泪,于眼科未能明确病因,行泪道冲洗治疗。2017 年 3 月,外院查 ANA 1∶80、SSA 弱阳性,AMA-M2(+),RF、ANCA、CCP、ESR、CRP 均未见异常,肝功能检查各项指标正常。2017 年 11 月来我科就诊而收入院。既往史:过敏性鼻炎 5 年。

查体:一般情况好,除鞍鼻畸形外,余未见异常;UCG 未见异常;喉 / 肺 CT 未见异常;腹部超声检查未见异常;血常规正常;眼科检查未见异常;纯音测听显示左耳低频听力下降;鼓室图形为左耳 As 型;前庭功能检测显示左水平半规管功能减弱(CP=38%);耳声畸变检测显示双耳低频部分异常。

诊断为 RP,予以激素 + 环磷酰胺(Cyclophosphamide,CTX)治疗后出院。出院后 1 个月曾出现双耳红肿,短暂加大激素剂量治疗后好转。至此 RP 诊断明确。1 年后随诊,病情稳定,已自行停药半年。

【点评】

本例以鼻部受累为首发症状,由于症状轻微而未予重视;之后出现眼部不适;并发现血清 ANA 1∶80;入院后查内耳功能(耳蜗及前庭)均已受累;至此,RP 已经可以确诊。更重要的是:即使已经开始治疗,患者出院后依然出现双耳廓红肿。随诊 1 年后,患者病情保持平稳。

(王向东)

第六章
喉部病变

第一节　喉的解剖与功能

喉是由软骨、肌肉、韧带、纤维组织和黏膜等构成的锥形管状器官,居于颈前正中、舌骨之下,上端为会厌上缘,下端为环状软骨下缘,两侧有颈部重要的血管和神经以及甲状腺侧叶等结构。

一、喉软骨

喉软骨是喉的支架结构,共有十一块(图 6-1)。喉软骨之间借纤维状韧带组织相互连接,主要有甲状舌骨膜、舌骨会厌韧带和喉弹性膜。甲状软骨、环状软骨和杓状软骨大部分为透明软骨(hyaline cartilage),在 20 岁后逐渐骨化,65 岁时可完全骨化;会厌软骨、甲状软骨中央部、杓状软骨的声带突和尖为弹性软骨(elastic cartilage),其余均属纤维软骨(fibrious cartilage),可钙化但终生不会骨化。

1. **甲状软骨**　为喉部最大的软骨,由两块左右对称的四方形软骨板组成,构成喉的侧壁和前壁。两块软骨板前缘在中线上相互融合构成前角,男性约为 90°,女性约为 120°。

2. **环状软骨**　位于甲状软骨之下、气管上方,形如环戒,前部细窄为环状软骨弓,弓从两侧向后逐渐增宽,至后方增高而呈四方形的环状软骨板,构成喉后壁的大部分。环状软骨是喉部为唯一完整的软骨环,对于保持呼吸道的通畅特别重要,若被损伤常造成气道狭窄。

3. **会厌软骨**　位于喉入口的前方,舌根和舌骨的后上方,是一块上宽下窄、形如树叶的薄弹性软骨,成人为半圆形,小儿卷曲为“Ω”形。会厌软骨前面突向舌部,为舌面;后面为喉面,较光滑;中线有会厌软骨隆凸,隆凸向下延续为会厌软骨茎,借甲状会厌韧带附着甲状软骨前角内面上部。

4. **杓状软骨**　呈三棱锥体形,位于喉后部环状软骨板上缘的外侧,左右各一,构成喉后壁的上部。杓状软骨与环状软骨板上缘两侧的关节面形成环杓关节,此关节使杓状软骨在环状软骨上做向前、向后、向两侧滑动,又可沿关节的垂直轴转动,从而将声带突向外侧或内侧移动,使声门裂张开或关闭。

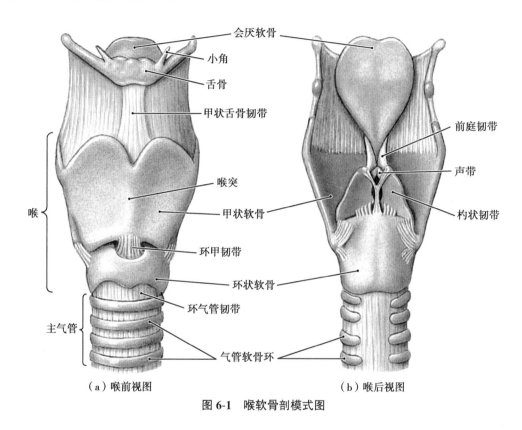

（a）喉前视图　　　　　　　　　　（b）喉后视图

图 6-1　喉软骨剖模式图

5. **小角软骨**　是一对椭圆形的小纤维软骨块,位于杓状软骨尖的上方,居于杓会厌皱襞的后端。

6. **楔状软骨**　是一对棒状的、由弹性纤维组成的细小软骨块,位于杓会厌皱襞内。

二、喉腔

喉腔是由喉支架围成的管状空腔,上起喉入口,下止环状软骨内壁下缘。以声带为界,将喉腔分为声门上区(喉前庭)、声门区和声门下区三个区域。

1. **声门上区**　是位于室带(室襞)以上、喉入口以下的喉腔,上宽下窄,呈漏斗形,前壁长于后壁。前下部为会厌结节,两侧壁下方向喉腔中央靠拢,移行于室壁,与其下方的声带平行。

2. **声门区**　是介于两侧声带之间的喉腔,声带前端起自甲状软骨板前角的内面,向后止于杓状软骨声带突,位于室带下方。声门裂为两侧声带之间的裂隙,是喉腔最狭窄处。声带前窄后宽,成年男子长度为 20~23mm,女子为 15~17mm。

3. **声门下区**　位于喉腔最底部,为声带下缘以下至环状软骨下缘以上的喉腔,前界为环甲间隙、后界为环状软骨板。

三、喉的生理功能

喉的主要功能是呼吸、发声、保护和吞咽。

1. **呼吸功能** 喉是呼吸通道的重要组成部分,喉的声门裂为呼吸通道最狭窄处。正常情况下,中枢神经系统通过喉返神经支配声带的运动,可调节声门裂的大小。平静呼吸时,声带位于轻外展位,吸气时声门裂稍增宽,呼气时声门裂稍变窄。

2. **发声功能** 喉部发声的主要部位是声带。正常人在发声时,先吸入空气,然后将声带内收、拉紧,并控制呼气。自肺部呼出的气流冲击靠拢的声带使之振动即发出声音。声音的强度取决于呼气时的声门下压力和声门的阻力。声调取决于振动时声带的长度、张力、质量和位置。

3. **保护功能** 喉的杓会厌皱襞、室带和声带,类似瓣状组织,具有括约肌作用,对下呼吸道具有保护作用。杓会厌皱襞收缩时关闭喉入口,防止食物及其他异物进入呼吸道。

4. **吞咽功能** 吞咽时,喉头上升,喉入口关闭,呼吸受抑制,咽及食管入口开放,食物经喉咽进入食管。完成吞咽之后,声、室带迅速分开,开始呼吸。

第二节 喉 部 疾 病

一、主要症状

喉部病变的主要症状为咽喉痛、声音改变、咳嗽及呼吸困难。

1. **咽喉痛** 多因咽喉部的慢性炎症引起,胃食管反流、慢性鼻后部滴漏及吸烟、饮酒等也可引起咽喉痛,疼痛程度较轻,一般不影响吞咽功能。剧烈的喉痛多见于喉部的急性炎症、溃疡或者累及软骨、软骨膜的炎症;累及喉软骨者可在颈部相应部位有触痛。风湿病相关的咽喉炎多反复发作。类风湿关节炎(RA)、强直性脊柱炎(AS)等亦可因环杓关节受累而出现咽喉疼痛。成人斯蒂尔病(adult-onset Still's diease,AOSD)除了典型的三联征——发热、关节炎和皮疹外,浅表淋巴结肿大和严重的咽部非化脓性炎症也比较常见,咽拭子培养为阴性,抗生素治疗无效。

2. **声音改变** 不同程度(从轻微声音嘶哑到完全失声)的声音嘶哑是喉部病变的典型症状,与声带受累有关。声带息肉、声带小结、声带囊、声带良恶性肿瘤、声带运动障碍及痉挛等疾病是最常见的引起声嘶的喉部疾病,一些全身性疾病如甲状腺功能减低也可引起声音改变。

3. **咳嗽** 因干燥感或黏性分泌物增多及呼吸道黏膜受到炎症刺激而引起,多为少痰或痰难咳出。痉挛性犬吠样咳嗽多由声门下腔和气管黏膜的病变所致。

4. **呼吸困难** 因喉部病变导致喉腔狭窄的呼吸困难多为吸气性呼吸困难,常伴有喘鸣

(气流经过狭窄的管腔,经震动而发生鸣声)。下气道病变如气道痉挛所致的呼吸困难多为呼气性呼吸困难。自身免疫病可累及环杓关节而导致环杓关节固定,双侧环杓关节固定者则可表现为呼吸困难。

二、常见疾病

1. **急性喉炎**　急性喉炎是以声门为主的喉黏膜急性弥漫性卡他性炎症,常与急性鼻炎、急性咽炎同时存在或继发于上述疾病。多在病毒感染基础上合并细菌感染引起。有害气体或过多粉尘吸入、用声过度、喉外伤、烟酒过度等亦可致病。

临床表现为:①声嘶,多突然发生,严重者可完全失声;②喉痛,发声时严重,伴有喉部不适、干燥和异物感;③喉部分泌物增多,常有咳嗽;④吸气性呼吸困难,儿童多见;⑤可伴有全身症状,如发热、畏寒、食欲不振等;局部检查可见喉部黏膜弥漫性充血,以声门区为主,可向声门下蔓延;有黏液性分泌物附着;双侧杓状软骨活动正常,声门闭合不全。治疗上,应控制用声(使喉部得到休息)、酌情使用抗生素及适量糖皮质激素、吸氧、吸痰、雾化吸入(使喉部黏膜保持湿润)。

2. **急性喉气管支气管炎**　急性喉气管支气管炎为喉、气管及支气管黏膜的弥漫性炎症,多发生于 3 岁以下儿童。男性约占 70%。常与流感有较密切的关系。病情发展多急骤,病死率较高。

根据病理变化可分为急性阻塞性喉气管炎及急性纤维蛋白性喉气管支气管炎两类。①轻型:起病较缓,常在完全健康或有轻度感冒症状的情况下,患儿于夜间熟睡中突然惊醒,出现吸气性呼吸困难及喘鸣,伴有发绀、烦躁不安等喉痉挛症状;②重型:起病急,表现为高热、咳嗽、声音不畅、犬吠样咳嗽、声嘶,持续性渐进性吸气性呼吸困难及喘鸣,甚至出现明显中毒症状及中枢神经系统症状。治疗上,维持呼吸道通畅,给予营养支持疗法;可给予抗生素及糖皮质激素治疗;病情严重者,需行气管切开术。

3. **喉气管淀粉样变性**　淀粉样变性是指在细胞外间质,特别是小血管基底膜处有不溶性蛋白质 - 黏多糖复合物(刚果红染色阳性)沉积。淀粉样变性分为全身性和局部性两类。

喉气管淀粉样变性好发于室带、声门下区及气管,临床表现为:①声嘶,为最常见的症状;②咽部异物感、球状感;③呼吸困难,与病变范围和程度相关。原发于气管的淀粉样变性,早期可出现运动后喘鸣,常常被误诊为支气管炎或哮喘。本病进展缓慢,可以多年没有症状。喉镜检查可见喉部淡红色光滑肿物,呈弥漫性生长。喉部 CT 表现为声带肥厚,气管壁弥漫性肿胀增厚,表面光滑平整;喉软骨无吸收破坏征。依据病理组织学检查所见淀粉样变物质(刚果红染色阳性)即可诊断。局部性可内镜下局部切除。

4. **喉结核**　喉结核好发于喉部覆有复层鳞状上皮的黏膜处(如喉后部)及声带、室带及会厌处。多继发于较严重的活动性肺或其他器官的结核。

临床表现:早期喉部刺激、灼热等感觉;声嘶为主要症状,晚期可完全失音。可伴有喉痛,吞咽时加重,严重者可出现呼吸困难。喉局部检查可见喉部黏膜苍白,杓间区或一侧声带局限性充血,溃疡呈虫蚀样改变,底部有肉芽增生,会厌及杓状会厌襞可水肿、增厚。病理类型有三种:①浸润型,黏膜局限性充血及水肿,黏膜下有淋巴细胞浸润,形成结节;②溃疡型,结核结节中央发生干酪样坏死,形成结核性溃疡;③增生型,晚期浸润病灶纤维组织增生,可呈瘢痕愈合。治疗上应全身抗结核药物治疗。伴喉气管狭窄者,待抗结核治疗结束后可行喉气管成形术。呼吸困难严重者,可行气管切开术。

5. 特发性声门下狭窄 特发性声门下狭窄是一类罕见的、发病原因不明的缓慢进展的炎性疾病。好发于 30~50 岁之间的女性。受累的环状软骨及气管环的长度一般不超过3cm。临床上主要表现为逐渐加重的运动后气短、咳嗽、咳痰及呼吸困难。后期可出现喉鸣及呼吸困难。这些症状可以持续数年。支气管镜检查可见在环状软骨及近端气管 2~3cm 的环周狭窄,质地致密。早期症状不典型,易误诊为哮喘和支气管炎。

声门下狭窄与风湿病如 RP 及 AAV 关系密切,尤其是 RP 早期仅喉部局部受累时。目前推测"特发性声门下狭窄"就是风湿病的一个少见临床表现。因此,特发性声门下狭窄诊断是排他性的。应首先排除其他原因的喉狭窄,如气管插管及肿瘤等。

尽管狭窄的局部治疗如球囊扩张、激光切除、丝裂霉素 C 的应用可以起到缓解症状的作用,但多数患者最终还需要行气管切开术,行喉气管切除重建手术。

6. 气管插管相关的声门下狭窄 声门下(环状软骨区域)是气道最狭窄的部分,男性此处的直径为 40mm,女性为 30mm。气管插管引起的声门下狭窄是长时间或创伤性气管插管的一个常见并发症,是局部炎症反应的一部分。当套囊压力超过气道黏膜毛细血管压力(30mmHg)时,即可以引起局部缺血,继之出现溃疡及肉芽肿性改变,最后导致其下方软骨组织出现炎症反应。这个过程的终点是明显软骨坏死所致的覆盖呼吸道上皮的环形(circumferential)纤维性狭窄。

多数学者强调了病理性创伤愈合在声门下狭窄发病中的作用机制。尽管气管插管的保留时间是引起声门下狭窄的重要因素,但其他因素,如插管的相对直径(与套囊压力有关)、换管频度、插管损伤、潜在炎症、插管期间的血压、女性、年龄、心血管功能状态、激素使用(促进溃疡形成)、肥胖、吸烟、胃酸反流及个体特异质反应(最短可在 24 小时之内发生),均对此有影响。

一些患者始终未达终点而保持持续性局部水肿和肉芽肿炎症性(危及生命的)声门下狭窄,这些患者虽然对激素治疗敏感,但随着时间推移将产生激素依赖。因此,炎症性(声门下水肿及肉芽肿增生导致的上气道狭窄)声门下狭窄可以随时危及生命,治疗上十分棘手。

文献资料及专家意见均建议:对新鲜及炎症性气管损伤及时预测和干预对预防严重(只能手术治疗)喉气管狭窄的发生十分重要。之前的研究显示:一些药物如抗生素、激素、离子泵抑制剂及丝裂霉素 B 的早期联合治疗亦可能有效。还有少数报道提示了羟氯喹的治疗价值。对于严重的及纤维化喉狭窄,喉气管切除重建术可以取得良好的治疗效果。

7. 喉淋巴瘤 原发于喉的淋巴瘤多为非霍奇金淋巴瘤(non-Hodgkin lymphoma),约占喉部恶性肿瘤的 1%。病理分型包括弥漫性大 B 细胞型、T 细胞型、NK/T 细胞型、黏膜相关淋巴组织淋巴瘤和浆母细胞性淋巴瘤。好发于青壮年男性。临床上的早期症状非特异,主要有声嘶、咽部异物感、吞咽痛及吞咽困难、颈部淋巴结肿大,严重者可出现呼吸困难,而全身症状如发热、盗汗及体重减轻等罕见。声门上区的淋巴组织较丰富,故喉淋巴瘤好发于声门上区,表现为黏膜的弥漫性肿胀,表面光滑,色灰白或淡红色。颈部 CT 表现为大范围的黏膜下无坏死病变,弥漫性均质增强。喉淋巴瘤的确诊主要依靠病理。若临床上高度怀疑喉淋巴瘤,应反复多次及深部取活检,并避开肿瘤表面的糜烂、溃疡或假膜覆盖部位。治疗上,以放化疗为主,一般不主张手术治疗。若出现严重的局部并发症,如喉梗阻,则需行气管切开术。

第三节 喉部疾病的检查

喉部疾病的检查主要依靠喉镜、影像学检查及病理检查。

各种不同的喉镜检查(包括间接喉镜、纤维鼻咽喉镜、电子鼻咽喉镜及频闪喉镜)均可以直接观察喉部的病变,对扁桃体、会厌、声带、声门下以及气管软骨环情况的肉眼观察帮助较大,并有助于病变组织的活检。

喉部的影像学检查(包括喉部的侧位 X 线片、喉 CT/MR、PET/CT)通过不同的成像原理对了解喉部软骨、软骨周围软组织及淋巴结等情况的帮助较大,有助于了解病变范围和性质的。

局部病变的咽拭子涂片、培养等有助于排查感染性喉部疾病;喉局部病变的病理活检有助于排查肿瘤性疾病。

喉部疾病的排查亦必须与全面的全身检查及必要的包括风湿病筛查在内的血清学检查相结合。

第四节 非复发性多软骨炎
风湿病在喉部的表现

自身免疫病是一类多器官受累的全身性疾病,可累及声带而引起声音改变。早在 1959 年美国学者及意大利学者分别报道了急性 SLE 患者累及喉、发生严重喉头水肿致死及其他风湿病与喉部病变的关系。此后关于各种风湿病在喉部表现的报道也逐渐增多,包括 SLE、RA、pSS、系统性硬化(systemic sclerosis,SSc)以及桥本氏甲状腺炎等。自身免疫病相关喉损伤的患病率可高达 1/3,表现为广泛的炎性反应和弥漫性水肿,可累及黏膜或黏膜下层。

2005 年巴西学者对 26 名风湿病患者(12 例 SLE、11 例 SSc、3 例 MCTD)进行喉镜检查发现:11 例 SLE、11 例 SSc 及 3 例 MCTD 的喉部均有异常改变,其中 5 例患者声带表面有竹节样结节;24 例患者(92.3%)呈现胃食管反流的喉部改变。2012 年及 2015 年两位德国学者分别综述了慢性炎症及风湿病的喉部表现,认为慢性炎症包括结核、类风湿关节炎(RA)、系统性硬化(SSc)、系统性红斑狼疮(SLE)、肉芽肿性多血管炎(GPA)、复发性多软骨炎(RP)及食管反流性疾病可以导致喉部症状。然而,喉部症状通常为非特异性,容易误诊。

1. RA RA 的关节病变可发生于全身任何一处可动关节(diarthrodial joint),其中包括环杓关节。早期症状为发声费力、声嘶和咽部异物感,随后可出现吞咽痛、咽喉痛、咳嗽及反复清嗓子,严重者还可出现呼吸困难。继发于环杓关节慢性炎症过程的关节僵直可导致杓状软骨活动减弱或固定,使得双侧声带慢性麻痹而出现喘鸣、声嘶、呼吸困难及(急性期)讲话、吞咽时疼痛。RA 累及喉部的发生率为 13%~75%,其中约 66% 患者的喉部症状与环杓关节受累有关,而死后的尸检研究结果显示为 45%~86%。

喉镜可见:①后部喉炎(posterior laryngitis)。双声带后部及杓间黏膜充血水肿,声带活动度下降,单侧或双侧声带内收、声带关闭不全以及环杓软骨不对称。②声带类风湿结节。RA 的声带黏膜病变呈结节状,病变较为特殊,与一般的声带小结有所不同。为了与之区别,有学者将这种形似竹节状的声带病变称为“竹节样结节”。我国学者于 2009 年即关注到声带竹节样改变与自身免疫病之间的关系。2014 年法国学者认为声带竹节样改变是声带黏膜下的局限性改变,外观类似于竹节而命名。喉部 CT 检查表现为环杓关节骨质侵蚀或硬化,声门狭窄,杓状软骨向前内侧移位。

环杓关节炎导致声带活动减弱和声带水肿,出现呼吸道急性梗阻者,需行气管切开术。因环杓关节固定导致双侧声带麻痹者,可行单侧杓状软骨切除术,以改善通气功能。

2. BD BD 喉部损害的资料非常有限。最早于 1951 年的病例报告认为 BD 患者伴有顽固的喉病需要反复手术治疗。1992 年日本学者报道了 1 例 44 岁女性 BD 患者,病史 13 年,逐渐发展到吞咽困难及呼吸困难。检查发现双侧中下咽壁肿胀、会厌水肿皱褶、喉腔阻塞,手术治疗后好转;2 年后症状复发,咽部瘢痕狭窄,再次手术联合药物治疗 10 个月未见复发。

2015 年北欧一项仅有 15 例白塞病患者的研究显示:33% 患者有白塞病相关的喉部改变。白塞病患者亦可出现声音改变而没有明显的咽喉部受累。2012 年土耳其学者研究了 31 例伴客观声音改变(与 31 例健康对照相比)患者,但喉镜检查没有发现明确病变,作者并没有对此现象进行进一步探讨。

BD 的溃疡或许与药物副作用有关。2013 年以色列学者报道了 1 例用激素与肿瘤坏死因子抑制剂(TNFi)联合治疗的白塞病患者出现严重的咽喉部受累,经大剂量激素及换用另一种 TNFi 治疗后好转而避免了手术治疗。

3. GPA 累及喉气管的 GPA 患者最常见的临床特征是喉气管狭窄。狭窄多局限于声门下及近端气管,也可以扩展至远端气管和支气管,偶尔累及声门及声门上区,尤其是环杓关节固定。表现为不同程度的运动后呼吸困难和喉喘鸣。8%~23% GPA 患者在整个疾病的过程中会出现声门下狭窄。Guardiani 等报告的 35 例 GPA 患者的临床特征中,喉气管狭窄的发生率高达 34%。声门下狭窄发生的原因是血管炎导致气管黏膜、软骨的环周炎症、水肿,软骨结构被破坏,组织重建后局部血流减少、组织纤维化形成。治疗:以全身使用糖皮质激素及细胞毒性药物为主。严重的声门下狭窄致气道梗阻者则需要气管切开。GPA 所致的喉气管狭窄是耳鼻咽喉头颈外科临床工作中一项棘手的问题。目前,内镜下激光治疗、病变内注射激素联合狭窄扩张法或内镜治疗、永久气管造瘘等均取得了一定的疗效,但是对于处于活动期的 GPA 患者,声门狭窄的治疗应选择创伤最小的方式。若狭窄范围局限,也可以考虑行喉气管切除重建术,但是在手术之前,应当充分评估患者的病情,将全身的激素用量减至最小维持剂量,以期获得最佳的手术效果。

笔者曾为 1 例病史 3 年的 GPA 引起声门下闭锁患者行喉气管切除重建术。术后维持激素治疗 1 年,病情稳定。目前已拔除气管切开套管。

4. 喉结节病 结节病主要累及肺、肺门及纵隔淋巴结,累及头颈部的结节病很少见,而孤立的喉结节病更罕见。喉结节病好发于 20~40 岁的年轻人,亦可见于儿童及老年患者。发病率约为结节病的 1%。

喉结节病患者的临床症状与呼吸道感染的症状相似,可表现为咽部异物感,发声困难、声音嘶哑、吞咽困难、呼吸困难和咳嗽,但是没有发热和吞咽痛,抗生素治疗无效。喉结节病好发于声门上区,最常见的部位为会厌,其次为杓状软骨、杓会厌皱襞和室带。电子喉镜检查显示受累部位黏膜苍白、水肿、隆起。喉结节病可引起单侧或双侧声带麻痹,原因为纵隔淋巴结肿大压迫。还有喉肉芽肿性浸润和累及脑神经的神经系统结节病报道。

最早关于结节病喉部损害的报道见于 1945 年。截至 2017 年,总共报道了 14 例因喉结节病导致的声带麻痹,其中女性占 57%(8/14 例),左侧声带受累 8 例,双声带受累 5 例。当喉结节病作为首发症状时容易误诊。

喉部 CT 提示在声门上区可见会厌及声门旁间隙软组织增厚。颈胸部 CT 可显示双侧肺门、纵隔淋巴结肿大。组织病理学检查表现为非坏死性 / 干酪样上皮样肉芽肿形成。

喉结节病的诊断是根据临床症状、影像学检查及受累组织的病理组织学检查做出的。临床上对于弥漫性、类似感染的喉头水肿,尤其是既往有免疫相关病史的患者应考虑喉结节病的诊断,没有疼痛和发热的症状是区分急性会厌炎和喉结节病的重要特征。如果长期不能明确诊断,应行病理组织学检查。

喉结节病的治疗包括全身应用糖皮质激素、病变内激素注射、外科手术和放疗,这些治疗对大多数病例有效;对全身应用激素治疗无效的病例,免疫抑制剂、病变内激素注射和激光治疗也是一种选择;约有 10% 的病例病变可自发消退,日本学者 Tsubouchi 等 2015 年报道了 1 例对激素治疗无效的女性喉结节病患者于发病后 1 年病变自发消退。

对于不治疗的喉结节病应当密切观察,出现严重呼吸困难者需行气管切开术。

5. SLE SLE 的喉部受累非常罕见。1959 年 Searpelli 等首次报道了 1 例 SLE 患者病变累及喉部,患者最终死于严重喉头水肿。1992 年一项纳入 97 例 SLE 患者的研究显示 28% 患者伴喉头水肿、11% 患者伴有声带麻痹。

SLE 患者的喉部病变包括黏膜溃疡、急性喉炎、急性喉软骨膜炎、弥漫性喉头水肿、急性会厌炎、环杓关节炎、声带炎和声带麻痹，偶可见到声门下狭窄、声带竹节样结节等病变。患者可出现声音嘶哑、咽部异物感，严重时可出现不同程度的呼吸困难。由于 SLE 患者喉部受累的病程长短不等，病情轻重不一，可以从无症状到严重危及生命的呼吸道梗阻，这些现象也可同时存在。当患者出现喉部的症状时，风湿科医生应给予重视及随诊。多数患者的喉部症状如声嘶、气短及声带麻痹经激素治疗后缓解。

6. AS　AS 是以骶髂关节和脊柱附着点炎症为主要症状的疾病，主要累及四肢大关节及脊柱，累及喉部环杓关节者较为少见，多见于疾病晚期。表现为一侧或双侧杓区黏膜水肿、杓状软骨活动受限，患者可出现声音嘶哑、咽喉异物感、咳痰以及吞咽困难，累及双侧环杓关节者可出现喉鸣等呼吸困难的症状。1973 年，英国医生 Wojtulewski JA 等首先报告了 1 例 AS 患者在患病后 20 年因双侧杓状软骨固定导致呼吸困难而行气管切开术。Helfgott 等于 1990 年报告了 1 例 79 岁的男性 AS 患者，在患病后 50 年出现双侧环杓关节滑膜炎，导致双侧声带麻痹。

AS 引起的环杓关节炎受累的治疗经验欠缺。有学者报告应用 TNF-α 阻断剂治疗 AS 相关的环杓关节炎取得了较好的效果。对于累及双侧环杓关节，并出现环杓关节固定者，则需行气管切开术。

第五节　复发性多软骨炎的喉部气道受累

RP 的气道受累包括含有软骨成分的喉、气管、主支气管、段及亚段支气管（subsegmental bronchi）。RP 气管塌陷的报道最早见于 1962 年；1976 年 McAdam 的研究显示：在 RP 的整个病程中，有 50% 的患者会出现喉 - 气管 - 支气管受累的表现，而只有 12% 的患者是以呼吸道症状首发。大约有 1/3 的 RP 患者最终死于呼吸道并发症。

RP 喉部损害报道最早见于 1966 年。近年文献报道的 RP 喉部受累均为个案报道。当孤立的喉或气管受累作为首发症状或隐匿发病时容易误诊。

喉软骨炎的临床表现缺乏特异性。主要表现为：①咽喉痛或颈部痛伴干咳；②声嘶、发声困难及失声；③不同程度的憋气、喘息或喉鸣。反复发作及严重的喉部病变可进展为永久性喉狭窄而需要暂时或永久性气管切开。喉部病变急性期患者还可突然气道塌陷或呼吸衰竭。查体：可见位于颈前的甲状软骨和气管区域的疼痛和压痛（颈前痛）；位于声门下区、气管上方的环状软骨炎症是导致声门下狭窄的主要机制；由勺状软骨与环状软骨所形成的环杓关节是各种炎症最易累及的部位，可导致声带运动受限；喉镜检查：可见声门下黏膜水肿、渗出及增厚，声门下腔狭窄（图 6-2）；有时可见声带受累、局部隆起及会厌软骨肿胀。笔者团队的研究显示：儿童期起病者喉部气道累及较多、需要气道切开者较多。

喉颈部 CT/MRI 可见：甲状软骨、环状软骨及气管环软骨密度改变、周围弥漫性软组织增厚而致喉腔不同程度的狭窄或破坏，有时可以形成局限型包块或致相邻软骨破坏。

RP 呼吸道（气管、支气管）受累的 CT 影像改变可见气道壁增厚、钙化、管腔狭窄、畸形及气体陷闭等非特异性表现，这些改变也同样发生在 RP 喉部受累时。

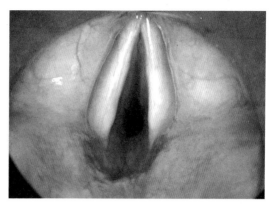

图 6-2 喉镜所见声门下腔狭窄

目前，文献对喉部受累的影像描述及研究较少。依据笔者的临床经验，RP 喉部受累的影像学表现有四种形式：①会厌软骨增厚、肿胀（图 6-3）；②喉环状软骨处软组织环形增厚、狭窄及软骨破坏（图 6-4）；③喉环状软骨处软组织偏心性增厚、狭窄（图 6-5）；④喉环状软骨处软组织结节样病变伴局部软骨破坏（图 6-6）；上述四种形式均可伴或不伴喉部及 / 或气管软骨的破坏及 / 或狭窄，而第三种形式容易被误诊为肿瘤性疾病而错误治疗。

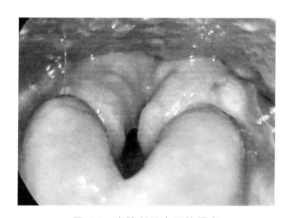

图 6-3 喉镜所见会厌软骨炎

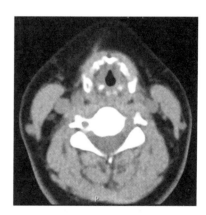

图 6-4 喉 CT 所见喉环状软骨处
软组织环形增厚、狭窄、钙化及软骨破坏

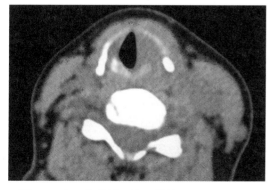

图 6-5 喉环状软骨处偏心性软组织增厚、狭窄

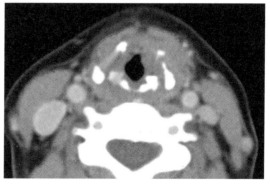

图 6-6 喉环状软骨处软组织结节样病变
伴局部软骨破坏

喉软骨炎可伴或不伴气管软骨炎。伴气管受累者的临床症状较重,表现为:咳嗽、少痰、活动后呼吸困难,可伴有胸痛及反复下呼吸道感染。反复发作及严重患者可出现永久性气管或支气管狭窄或气管软化(呼吸性呼吸困难),导致阻塞性呼吸衰竭。气管镜检查可以见到气道黏膜水肿、管腔狭窄和气道软化(气管环消失)等改变。

喉颈部 MRI 或 PET/CT 检查有助于纤维组织与实体肿瘤及炎症的鉴别。依据作者经验,喉部 RP 的诊断需要首先除外淋巴瘤、淀粉样变性及结核病。

RP 患者的喉部累及,除了接受常规的激素、免疫抑制剂等药物治疗外,有时还可采用手术治疗。①对于声带病变(如声带结节)、范围较小的局限型喉部病变,可行激光切除术;②对于气管软化、气管塌陷者,可行气管支架置入,以物理原理缓解气道狭窄;③对于急性气道梗阻而致严重呼吸困难者、局限性环状软骨或颈段气管狭窄者,可行气管切开术;对于病情稳定、病变范围局限于喉部及颈段气管的患者,可考虑行喉气管狭窄切除重建手术。但如果出现广泛的气管软化、气管塌陷或者下气道梗阻,则需慎重考虑气管切开术。

【病例分享】

患者,女性,46 岁。15 个月前感冒后出现喉部发痒、间断咳嗽、少痰。当地医院喉镜检查诊断为咽喉炎,抗生素治疗及抑酸治疗效果欠佳;9 个月前曾疑过敏服用激素治疗喉症状缓解明显。3 个月前无明显原因出现声音嘶哑,当地医院喉镜发现左室带、喉室及声带黏膜下肿胀明显,疑肿物;喉 MRI 发现左喉咽、梨状窝及左甲状腺软骨前方病变;肺 CT 未见异常;颈部 PET/CT 示:左甲状软骨骨质破坏伴周围软组织包块,^{18}F-FDG 异常增高,考虑肿瘤,建议手术(未同意);全程结肠及直肠壁 ^{18}F-FDG 弥漫增高;之后出现肩、腕及多处指关节肿痛;查血常规正常,ESR、CRP 明显增高;RF、ANAs、ANCA 均阴性;于某肿瘤医院行甲状腺软骨外侧肿胀处(穿刺)活检见大量炎性细胞,未见肿瘤细胞;之后出现发热,体温最高38.7℃。既往:甲状腺功能减退病史 7 个月,甲状腺球蛋白抗体强阳性、血浆凝血酶调节蛋白抗原检测阴性;左甲状腺素替代治疗中。

为求进一步治疗来我院就诊,查体:颈部未触及肿块及压痛;喉镜:左室带及左梨状窝广基膨隆,表面光滑;右声带尚可,左声带被遮挡;声门下广基膨出(息肉样小隆起伴白头);甲状腺 B 超:左侧甲状软骨板(骨皮质连续性中断、周围囊实性包块)异常改变,软骨炎性病变伴周围脓肿形成可能性大。喉 MRI:甲状腺软骨板区异常信号,疑软骨炎性病变伴周围脓肿形成可能性大,右甲状软骨、双杓软骨、环状软骨异常;风湿科查血 WBC 6.8×10^9/L,N 71.8%,ESR 94mm/h,CRP 179mg/L,查体:颈部未触及明确包块,双踝关节肿;阅外院肺CT 片发现:喉部右部结节性软组织影伴环状软骨破坏、气管壁厚伴可疑钙化;纯音测听、鼓室图及耳声畸变检查未见异常,前庭功能检测:CP=21%;行颈部"肿物"穿刺,病理报告:灶状淋巴细胞及组织细胞浸润,CD68(+)、CK(-)、PAS(-)、S-100(-)、TB(-)、六胺银染色(-)。

诊断为 RP。始予以激素 + 免疫抑制剂[来氟米特(LEF)+CTX]治疗后症状好转;复查喉镜检查发现:之前喉腔内一"小隆起"脱落、遗留一局部"似洞样"病变;3 天后愈合、梨状窝隆起病变好转。3 个月后随诊,病情稳定,CT 见喉部病变较前缩小。半年后复查病情稳定。

【点评】

患者为中年女性,喉部病变首发并逐渐加重。尽管怀疑感染、肿瘤等疾病,但多次、多项喉部检查均无特异性发现,以致疾病逐渐进展(由局部到全身)而出现高热、全身关节肿痛,仍未能获得有效治疗。基于前期检查的基础,风湿科医生接诊后考虑为早期 RP 急性发作期,当即决定给予激素联合免疫抑制剂治疗,并迅速获得疗效。入院后的进一步检查验证了 RP 的诊断及喉部病变愈合的"惊奇效果"。

本例喉部受累的影像学表现较特殊(边界不清的结节状病变伴邻近的骨破坏),很容易使医生想到感染、肿瘤等常见疾病。必要的鉴别诊断是必需的,但了解 RP 的喉部特殊表现并做出正确诊断也是必需的。

(马丽晶 王振刚)

第七章
呼吸系统病变

第一节 呼吸系统的解剖与功能

呼吸系统由呼吸道(气管)和肺组织构成。呼吸道包括鼻、咽、喉、气管和支气管等,是气体交换的通道。肺组织则是气体交换的场所。以环状软骨为界气道分为上、下呼吸道。上呼吸道包括鼻及咽喉,其解剖及功能详见鼻及喉相关章节。

一、下呼吸道及气管壁

1. **下呼吸道** 下呼吸道由气管、支气管及其各级分支组成。气管在隆凸处分为左、右主支气管,由肺门进入肺内,并逐级分支形成支气管树(图 7-1)。

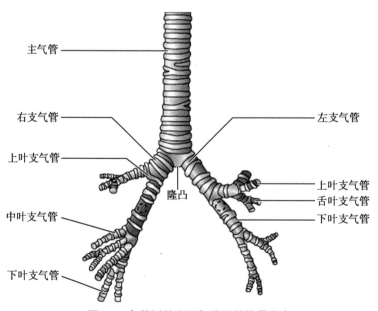

主气管

右支气管

上叶支气管

中叶支气管

下叶支气管

隆凸

左支气管

上叶支气管
舌叶支气管
下叶支气管

图 7-1 气管树的主要气道及其软骨分布

2. **气管壁**　气管壁自内而外分为黏膜层、黏膜下层、软骨层或肌肉层、外膜层。气管前侧壁由 16~22 个 C 形的软骨环支撑，第 1、2 气管软骨环常连成一体，呈分支状，其他气管软骨环也可能有连着现象，这些软骨被膜状的纤维肌肉组织连接。气管后壁(气管膜部)仅由薄层的平滑肌纤维构成(图 7-2)。

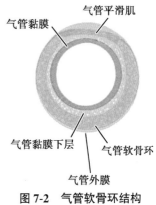

图 7-2　气管软骨环结构

自上而下，支气管壁的软骨由完整的 C 形软骨环过渡为不完整的软骨块，至细支气管处，管壁软骨彻底消失，代之以螺旋状排列的肌纤维管壁。细支气管继续向远端分支，管壁出现了有气体交换功能的肺泡，形成了呼吸性细支气管；呼吸性细支气管再分支为肺泡管、肺泡囊和肺泡。(表 7-1)

表 7-1　正常气管树、气管分级与软骨分布

解剖部位	传导性气管				呼吸性细支气管(呼吸单位)
	气管	支气管	亚段支气管(细支气管)		肺泡导管
			非呼吸性气管	呼吸性气管	
软骨分布	软骨环	软骨环	软骨碎片	无软骨	无软骨
气管分级	1	8	16	24	26

3. **气管的长度及直径**　气管长度及直径因年龄、性别、身高及种族而异。成人气管长 10~12cm，在胸骨切迹处分为胸外段和胸内段。

正常情况下，气管的左右径稍大于前后径。男性气管的左右径是 13~25mm、前后径是 13~27mm，女性气管的左右径是 10~21mm、前后径是 10~23mm。呼吸时管径也会有变化。在呼气相，胸内段气管膜部会生理性的向前突起，而气管前侧壁由于软骨的支撑，轮廓不会有太大变化。

二、肺及其功能

肺分为肺实质、肺间质、肺血管。肺的主要功能为气体(氧与二氧化碳)交换。

自上呼吸道至终末细支气管构成气体出入的传导部分，从呼吸性细支气管到末端的肺泡，是气体交换的场所，构成了肺的呼吸部分。肺的气体交换部分(具有气体交换功能的含气间隙及结构)包括肺泡管、肺泡囊、肺泡与肺泡壁，称为肺实质。肺间质是支气管和血管周围、肺泡间隔及脏胸膜下由结缔组织所组成的支架和间隙。肺有双重血液供应系统：肺动脉形成肺循环，而支气管动脉则滋养肺及支气管组织。

第二节　呼吸系统疾病

一、常见症状及体征

1. **咳嗽**　咳嗽是气管壁神经末梢受到刺激后的生理反应。分为干性咳嗽(简称干咳)和湿性咳嗽,干咳无痰或痰量甚少,湿性咳嗽伴有痰液。前者多为物理刺激所致;后者多为炎症刺激所致。

2. **呼吸困难**　患者多主诉憋气或气短。为机体对因呼吸道狭窄所致呼吸道通气不足或因气血交换障碍所致血氧含量降低(需氧增加)的感受,可致呼吸中枢反射性的呼吸代偿性频率增加。

严重的呼吸困难可导致呼吸衰竭。表现为因气血交换障碍致使血液中的氧含量严重不足和/或 CO_2 增加。

3. **咯血和/或痰中带血**　多为气管壁小血管破裂所致,或与激烈咳嗽有关,多见于支气管扩张、血管炎性疾病或肿瘤,应给予足够的重视。

4. **高调干啰音**　又称哨笛音、哮鸣音(wheezing sound),多源于较小的支气管或细支气管。哮鸣音可在吸气相和呼气相均有,胸部听诊较易鉴别。局限的吸气相哮鸣音(喘鸣)多为大气道病变所致,最容易在颈部听到,常不需要听诊器就能听到;明显的吸气相哮鸣音,提示狭窄水平在喉部或胸廓外的气管。广泛的呼气相哮鸣音多为小气道可变性阻塞病变所致。固定的中心气道狭窄,吸气相和呼气相的哮鸣音均可出现。

5. **胸痛**　壁胸膜富有痛觉神经末梢。应关注疼痛的性质、部位及与呼吸运动的关系。胸痛的原因可能为胸膜炎症(与胸膜随呼吸运动相关、定位模糊)、胸壁疾病(如肋软骨炎,与胸膜运动相关、定位较局限)、肋神经炎(针刺样、火烧样或放电样阵痛,伴局部感觉异常)或心血管疾病(部位相对特异、疼痛性质可辨、定位模糊,吸氧可缓解)。

6. **胸腔积液**　胸膜炎症或血浆渗透压改变导致的胸膜腔内液体集聚。需要关注胸腔积液的性质、量及伴发症状等。

7. **异常阴影**　应关注呼吸道或肺组织内的任何异常阴影,如包块、结节、钙化等。

二、呼吸系统的常见疾病

1. **气管支气管内膜结核**　是发生在气管支气管黏膜或黏膜下层的结核病变,可致气管支气管管腔狭窄、阻塞、管壁增厚。临床呼吸道症状明显,咳嗽较剧烈;狭窄的支气管管壁黏膜不规则增厚,可见结节状突起、腔内不光整、管腔扭曲变形甚至僵直。常伴发肺内结核病变。

2. **原发性呼吸道淀粉样变**　表现为气管、支气管管壁波浪状不规则增厚、腔内肿块,管腔环形或不对称狭窄,可出现管壁钙化。经支气管活检组织标本刚果红染色显示在偏光显微镜下有绿色的双折射是淀粉样变的特征性表现。RP 可有致密的钙沉积在支气管管壁上，容易与气管支气管骨化病和淀粉样变相混淆。

3. **支气管哮喘**　累及喉气管的 RP 患者的气短多被误诊为哮喘；也有一些 RP 患者存在小气道受累，表现为气管痉挛现象。肺功能及气管影像学特征可以提供重要鉴别点。

4. **原发性气管癌**　可表现为呼吸道管腔狭窄、阻塞、管壁增厚，局部管腔不规则狭窄，气管镜或气管影像学检查可见有突入气管腔内的软组织肿物，或穿透管壁向腔外生长，气管腔呈偏心性狭窄。或伴有纵隔淋巴结肿大。

5. **气管结节病**　气管、支气管内肉芽肿病变导致管壁增厚，但较少引起明显的管腔狭窄，一般无钙化，常有双侧肺门及纵隔淋巴结增大（较典型影像学改变）及头颈部的肺外结节病表现。

6. **骨化性气管支气管病**（tracheopathia osteoplastica）　为一种伴钙化的良性气管及支气管损害。气管、主支气管前壁及两侧壁广泛性增厚，呈小结节、小斑片状，其间可见多发斑点样钙化突起，向腔内突入，大小为 1~3mm，个别可达 10mm，与气管软骨环不连接。这些突起是新形成的异常软骨，其成分包含新生骨灶。该病的病因尚不清，不除外呼吸道炎症导致的"新生骨"现象，其机制可能类似于皮肌炎患者的软组织内钙化现象。

气管树的弥漫性钙化少见。因此，呼吸道钙化的患者应注意查找病因。肺泡间质的游走性钙化则见于慢性肾病的钙磷代谢紊乱。一些药物如华法林亦可导致气管钙化。伴弥漫性和多发性钙化的气管软骨水肿可见于 RP；深部气管支气管的结节钙化见于气管淀粉样变。笔者认为此病与 RP 类同或为其亚型。

7. **气管钙化**　肺内钙化或骨化很常见，通常位于局部炎症愈合后的区域，称之为营养障碍性钙化（dystrophic calcification）。气管软骨钙化在正常老年人并不少见，尤其是老年女性。大气管的局限性钙化可见于呼吸道的炎症反应或创伤。既往认为此为老年人的"正常"现象，但笔者认为对此应该重新认识。

8. **剑鞘样气管**　是一种孤立的气管异常形态，多见于中年以上的吸烟者，表现为胸廓内气管的左右径小于前后径的 1/2 或更小。约 95% 的患者证实有慢性阻塞性肺疾病，与肺过度充气有关，气管壁的钙化也可以存在，但不像复发性多软骨炎，不会引起严重的临床后果。

第三节　呼吸系统疾病的检查

呼吸系统疾病的体征可由呼吸系统的各个部位病变所致，如上下呼吸道、肺实质、肺间质、肺血管、胸膜、胸壁及 / 或心血管系统疾病等。除常规体检外，还需特别注意影像学检查。

一、体格检查

1. **颈部检查**　可见呼吸困难的"三凹征"；局部触诊可以发现气管及甲状软骨区域的压

痛和 / 或包块。

2. 胸部听诊　以声音的特性来区分病变的位置。听诊十分重要,尤其在儿童患者。胸外梗阻的杂音在吸气时最严重、而胸内梗阻的杂音在呼气时最重。胸腔积液、气胸或肺实变者可有呼吸音减弱;合并肺部感染或心功能不全时可以听到湿啰音。

综合患者的全身状况、病史、全身查体,可提供有价值的线索。

二、影像学检查

1. 肺部影像学　包括胸部 X 线片、CT、MR、PET/CT 等(参辅助检查章节)。

2. 气管镜及肺泡灌洗　适合于气管内及气管壁病变的检查(参辅助检查章节)。

3. 核素扫描　主要用于肺通气血流灌注的检查,以排除肺栓塞等疾病(参辅助检查章节)。

三、功能学检查

1. 肺功能　适合于呼吸道病变及伴肺间质改变的检查,在病变早期无症状时即可出现异常。

流速容量环是上呼吸道阻塞最主要的检查。在一定可变范围的肺容量下,流速容量环上吸气相或呼气相平台的出现提示上呼吸道阻塞。标准的肺功能参数,即第 1 秒用力呼气容积(FEV_1)、FEV_1 与用力肺活量(FVC)之比对于早期发现气管阻塞的敏感性比较低,不能用于判断早期气管狭窄。

流速容量环的特征性异常与两个因素相关:一是狭窄最严重处的解剖部位。当胸廓外呼吸道阻塞时,呼吸道压力的影响因素主要是大气压,而在胸廓内呼吸道阻塞,影响呼吸道压力的主要因素是胸膜压。二是呼吸道壁(或管腔)的动态运动特点。固定性狭窄的呼吸道横截面积不发生变化;而可变性狭窄的管腔随着用力吸气和用力呼气时呼吸道跨壁压的变化而变化。

有三种形式的流速容量环异常:①可变性胸廓外呼吸道狭窄。流速容量环上的呼气环正常,吸气环有一个平台。常由声带麻痹引起。患者在用力吸气时,气管内压明显低于大气压,因此阻塞会在吸气时加重,在流速容量环上会显示在吸气相平台。在用力呼气时,气管内压增加相对高于大气压,对气流的限制减少,所以呼气曲线保持相对正常。②可变性胸廓内呼吸道阻塞。流速容量环的呼气相存在平台,而吸气相保持不受影响。常由气管支气管软化引起。在这种情况下,吸气时胸膜腔压力趋于减小,而在用力呼气时胸腔内压变为正压,进一步增加了阻塞程度。③固定的大气道狭窄。吸气相和呼气相均存在平台,无论病灶位于胸廓外还是胸廓内,呼吸道的直径都不随用力呼气或吸气时跨壁压的变化而变化。

2. 血气分析　通过血氧及 CO_2 浓度来反映肺泡气体交换功能,与呼吸道局部或整体的通气血流比相关。

四、细菌学及病理学检查

1. 胸腔积液检查　为明确胸水性质进行的检查;通常包括常规、生化、细菌学及细胞学检查。

2. **细菌学检查**　适合于经验性抗生素治疗效果不佳者。

3. **病理学活检**　穿刺活检适合于贴近胸膜或呼吸道的性质不明包块性病变检查,必要时请胸外科治疗。

第四节　非复发性多软骨炎
风湿病的呼吸系统受累

肺是风湿病的常见受累器官之一,可出现在全身风湿病之前或之后。肺部的所有部位均可以累及,包括胸膜、气管、肺实质、肺间质、肺血管;甚至肺部淋巴系统及肌肉等。

累及气管的疾病有多种,分为局限性和弥漫性。①局限性病变包括良性新生物、恶性新生物、非新生物性病变;②弥漫性病变包括气管扩张性疾病、气管狭窄及气管软化性疾病。气管支气管壁弥漫性狭窄和管壁增厚的疾病包括复发性多软骨炎(RP)、结节病、肉芽肿性多血管炎(GPA)、气管支气管淀粉样变、气管支气管骨化症、溃疡性结肠炎相关的气管改变等。

弥漫性气管软化需首先考虑 RP。RP 累及呼吸道需与其他能引起呼吸道管壁增厚、管腔狭窄的疾病相鉴别。伴结节的局限性呼吸道病变多见于肿瘤性疾病;伴狭窄的局限性呼吸道病变多见于炎症性病变;伴气管后壁受累是伴气管狭窄的弥漫性病变的主要特征。另外,还应从包括感染、肿瘤及多种风湿病的呼吸道损害着手。

1. **GPA**　GPA 多累及头面部器官(眼、耳、鼻、喉)、肺及肾脏,上下呼吸道症状多见,可有多种表现形式。最常见的特征性肺部影像学表现为包块、空洞。59% 的 GPA 有气道异常,7% 有气道狭窄,受累气管管壁增厚,呈息肉状、乳头样结节改变,可有钙化,管腔不规则狭窄,多合并肺内病变。约 50% GPA 的首发症状为呼吸系统表现,约 80% 在病程中出现,约 50% 伴有肺功能改变,约 30% 的肺部病变不伴有临床症状。80%~100% EGPA 的肺部典型表现为支气管痉挛(哮喘)和 / 或易变性肺部浸润性病变(嗜酸细胞性肺炎)。AAV 亦可出现胸膜病变及肺泡出血等。血清化验可见 ANCA(+);病变组织活检可以发现血管炎、肉芽肿及坏死,此为本病的重要鉴别点。

2. **类风湿关节炎(RA)**　40% 的 RA 患者伴有肺部病变,多数 RA 肺部病变患者的关节症状已有 5 年;其中 70%~80% 的患者为 RF(+)。然而,RA 肺间质病变患者的预后较特发性肺间质病变者好。

RA 的肺部受累可以表现为:胸膜炎和胸腔积液(低糖、低 pH 的渗出液);气道病变(环杓关节炎、支气管扩张、闭塞性支气管炎伴机化性肺炎);肺血管病变(肺血管炎、肺动脉高压)较少见,通常伴有皮肤或神经系统的血管炎表现;其他(阿司匹林相关、MTX 相关)。梗阻性细支气管炎伴机化性肺炎(bronchiolitis obliterans organizing pneumonia,BOOP)多为非特异性,影像学为实性病变。确诊需要肺活检;大剂量激素治疗效果好。

环杓关节病变发生率约 75%,多见于晚期 RA,常见症状为咽喉部异物感、声嘶、呼吸困难、向耳部放射的疼痛、打鼾、呼吸困难、说话时咽痛等。CT 和喉镜检查是环杓关节病变诊断的敏感方法。

3. **皮肌炎 / 多发性肌炎**(dermatomyositis/polymyositis,DM/PM)　DM/PM 的肺部受累主要表现为:吸入性肺炎、低通气及呼吸衰竭、肺动脉高压、间质性肺炎等。活动时气短为一个非特异但较严重的症状。可由心功能不全、呼吸肌无力及肺部受累所致。女性患者肺间质病变多见。病理类型可见脱屑性间质性肺炎、寻常型间质性肺炎。部分患者可以急性起病,迅速进展,预后不良。还应关注患者的心脏功能(心肌受累)。

4. **干燥综合征**　该病的肺部病变是由腺体(腺体病变导致呼吸道干燥)和腺体外病变(淋巴细胞浸润)所致;亦可有血管炎相关的肺部改变。主要表现为:气道干燥症、阻塞性气道病变、肺间质性病变(发生率高达 38%,多见于伴有腺体外表现的患者;病理学上多为淋巴细胞性肺间质病变),严重程度不同(从亚临床的肺泡炎到弥漫性肺间质病变和蜂窝肺)。

5. **SLE**　发生率为 50%~60%。SLE 的肺部病变类型多样,包括胸膜病变(最常见,发生率约 50%)、狼疮肺炎(急性或慢性,多为局限型,可发生在疾病的任何阶段;病程长及伴其他系统症状的患者多见)、弥漫性肺泡出血(病情凶险,为常见致死原因之一)、肺动脉血栓、出血及肺动脉高压。还可有膈肌及呼吸肌功能障碍。

6. **硬皮病**　硬皮病是常见的累及肺部疾病之一,以间质病变多见,但早期临床表现较轻。常表现为活动后气短及干咳。在 Scl-70(+)的患者多见。疾病早期即可有肺功能改变;晚期常伴发肺动脉高压。

不同风湿病对包括上呼吸道在内的头颈部器官的累及有其临床特点和相应的影像学表现,关注上呼吸道及其相邻器官的病变有助于鉴别诊断(表 7-2)。

表 7-2　部分风湿病的头颈部影像学表现

疾病	头颈部影像学表现
干燥综合征	双侧;唾液腺、泪腺弥漫肿大;神经病变;甲状腺炎;淋巴瘤
类风湿关节炎	颞下颌关节僵硬;环杓关节硬化、侵蚀;寰枢关节半脱位;淋巴瘤
系统性红斑狼疮	狼疮性眶内脂膜炎;盘状狼疮;腮腺坏死;喉部竹节样结节;真菌感染;淋巴瘤
复发性多软骨炎	线样钙化伴耳部特征;鞍鼻畸形;声门下狭窄;骨髓增生异常综合征
系统性硬化	下颌骨溶解;咬肌和舌纤维化;声带息肉;皮下钙质沉着
皮肌炎 / 多发性肌炎	下颌骨髁侵蚀;甲状腺炎;眶内肌炎及浸润;舌癌
磷脂综合征	静脉或动脉栓塞
成人斯蒂尔病	颈部淋巴结肿大;神经病变;甲状腺炎;嗜血综合征;淋巴瘤
混合性结缔组织病	视神经及三叉神经病变;甲状腺炎;喉部竹节样结节;卡斯尔曼病(Castleman disease)

第五节　复发性多软骨炎的呼吸系统表现

RP 气道受累范围包括喉部软骨、气管、左右主支气管、叶及段支气管。有报道称 RP 最远可以累及亚段水平的支气管。可以是气道壁的某一部分受累,可以广泛气道壁全层受累。

国内研究显示:约 10% 的患者起病时有呼吸道症状,有 50%~69% 的患者在病程中出现呼吸道症状;出现时间约在首发症状出现后的 1 个月到 8 年。笔者团队的研究显示:在 RP 确诊时,多数患者已有气道的多部位受累,气道的隐性受累高达 80% 以上,以气管受累最多见,其中半数患者为隐匿性受累。

一、复发性多软骨炎大气道受累

1. **大气道受累的相关症状为非特异性**　大气道受累的症状包括咳嗽、有或无咳痰、呼吸困难,偶尔出现的喘鸣音、哮鸣音,有时伴发热、胸部不适、疼痛或气管触痛。上述症状均为非特异性的,随气道受累加重而出现呼吸困难的逐渐加重,最为常见,约占 64%,多为持续性。常伴反复的呼吸道感染。呼吸窘迫和 / 或气管塌陷也可突然发生。伴声音嘶哑者提示喉部受累,但常与下气道受累共存。

有时,气管及支气管是 RP 唯一累及的部位。有时,呼吸道受累症状较隐匿或无症状。

2. **大气道受累的 RP 患者病情较重**　在疾病的不同阶段,气道阻塞的发生机制及表现可有不同。在早期的疾病活动期,主要是由于气道的软骨炎症导致气道壁水肿,引起气道狭窄;炎症反复发生,导致软骨进行性溶解破坏(图 7-3),气道壁失去软骨支撑,可以发生动态性气道塌陷(气管软化症),即在胸廓外气道受累主要表现为吸气性塌陷;在胸廓内气道受累可以发生呼气性塌陷。当软骨严重破坏时,可引起气道纤维组织增生、瘢痕收缩导致气道狭窄。气道受累的影像学表现(不同程度的气管壁钙化、增厚及狭窄)为主要诊断依据(图 7-4~ 图 7-6)(详见辅助诊断章节)。

气道受累的 RP 患者预后较差。RP 呼吸道受累的死亡率在 10%~50%,死亡主要与气道阻塞及感染相关。急性发作的喉气管炎症应积极和尽早治疗。然而,由于气道软骨炎及软骨周围炎伴气管壁增厚及纤维化,此时抗炎药物将不能很好地发挥作用。由于其早期症状隐匿和 / 或缺乏特异性,当 RP 以气道受累为首发表现或单独出现时,早期诊断非常困难,可能长期被误诊。因此,应早期、强制性进行喉气管的影像学检查。

我国 RP 累及气道的患者的比例明显高于美国,无论是作为首发症状还是之后病程出现呼吸道受累,参见表 7-3。

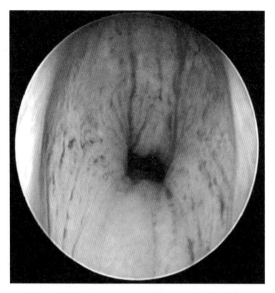

图 7-3　气管镜所见气管软骨环完全消失

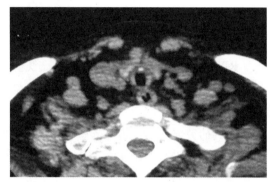

图 7-4　肺 CT 所示气道壁增厚、钙化、变形

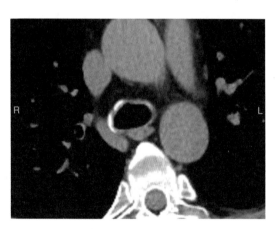

图 7-5　肺 CT 所示主气管壁明显钙化

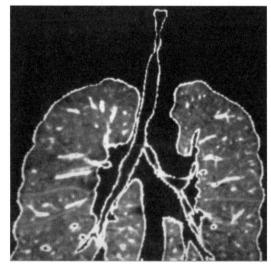

图 7-6　肺三维 CT 所示左支气管狭窄

表 7-3　中国和美国复发性多软骨炎患者气道受累信息的比较

	史旭华等	Lin 等	陈楠等	Chang-Miller 等	McAdam 等	Armin Ernst 等
国家	中国	中国	中国	美国	美国	美国
病例来源	北京协和医院	中山大学	北京同仁医院	梅奥医学中心	加州大学洛杉矶分校	以色列医疗中心
时间跨度期间	25 年 1980—2005 年	18 年 1985—2003 年	6 年 2010—2016 年	41 年 1943—1984 年	15 年 1960—1975 年	4 年 2004—2008 年

续表

	史旭华等	Lin 等	陈楠等	Chang-Miller 等	McAdam 等	Armin Ernst 等
总例数	56	158	70	129	159	145
首发例数 / 总数,%	25/56,44.6	54/125,43	40/70,57.1	未报道	19/136,14	17/145,11
病程中例数 / 总数,%	38/56,67.9	109/158,69	70/70,100	57/129,44	89/159,56	31/145,21

二、复发性多软骨炎非大气道受累

1. **肺间质病变及气胸**　除大气道受累外,还有文献报道了不少肺部外缘的炎性病变(manifestation of the peripheral lung)。如日本学者报道了一例 60 岁男性肺纤维化患者,出现突发性聋,被诊断为 RP。经激素治疗后出现双侧气胸。肺 CT 显示双侧多发肺大疱,肺气肿和纤维化。作者讨论了此例广泛肺疾病的发生机制。肺间质改变和纤维化、肺气肿以及难治的气胸可能是复发性多软骨炎的一个新的肺部表现。由于是个案报道,也不排除合并其他类型的间质性肺疾病。

2. **小气道改变**　尽管 RP 气道的阻塞很少累及远端小气道,但气道阻塞常伴随肺部感染,可能是由于炎症或瘢痕部位的黏液纤毛系统的破坏或气道的动态塌陷,导致咳嗽清除下呼吸道分泌物的能力受损。文献中有 RP 伴哮喘的报道。作者曾遇到典型 RP 气道受累的患者,喘息症状明显,激素治疗反应欠佳,然而,经气管扩张药物治疗后,症状明显缓解。提示:小气道(或痉挛或炎症)狭窄的存在。

3. **其他**　在罕见情况下,RP 患者的喉头水肿可导致负压性肺水肿反复发作,进而导致急性呼吸衰竭。有时,还有肺部其他疾病如结节病、慢性嗜酸性粒细胞性肺炎的报道。

当临床表现不典型、对规范的哮喘或慢性阻塞性肺疾病治疗缺乏有效的反应或者出现肺外症状时,要考虑到本病,并尽快进行鉴别诊断。

【病例分享】

患者,男性,19 岁。入院前 4 个月发现右耳廓"疖肿"破溃后少量流水,未在意。3 个月前右耳廓肿胀伴疼痛、轻度耳闷。外院考虑感染予以局部治疗。2 个月前运动时突感喘憋,外院经肺功能诊断为支气管哮喘,解痉对症治疗后好转。1 个月前出现声嘶,外院考虑为炎症,抗生素治疗无效,后经风湿科会诊考虑为 RP,予以甲泼尼龙 200mg 治疗后症状缓解不明显,于 2013 年 11 月收入我院。

查体:体型肥胖。双耳廓无红肿,无鞍鼻,双眼无充血;喉部 CT 显示声门区及环状软骨周围软组织环形增厚。肺 CT 气管壁可疑增厚。血常规正常,ESR 58mm/h,CRP 70mg/L;RF、ANA、ANCA 均阴性;纯音测听示轻度听力下降,未做前庭功能。诊断为 RP。予以大剂量激素冲击治疗、联合 CTX 后病情稳定。出院后激素减量,病情复发,在外院多次予以大剂量激素冲击治疗、CTX 及 TNFi 治疗,效果不佳,呼吸困难渐加重。曾作气管切开亦未能使病情得到有效控制。2 年后因窒息而死亡。

【点评】

本例以耳廓软骨炎为首发症状,此为一个具有较强 RP 诊断提示性的体征,但起病之初未能受到应有重视。之后很快出现气道损害症状,又被诊断为"哮喘""感染"等;再之后出现了提示喉部受累的声嘶,显示了疾病在短时间内逐渐加重的过程。确诊 RP 后,尽管给予了较强的激素联合免疫抑制剂治疗,之后又加用多种 TNFi 治疗,均未能奏效。或许是疾病进展较快或激素抵抗因素的存在,终致"治疗无效"而于 2 年内死亡,是 1 例起病快、发展快、药物抵抗的病例。

(王　娟　王振刚)

第八章
眼部病变

第一节　眼的解剖与功能

眼睛是一个类似照相机的精细光学视觉器官。眼睛接受外界光学信息后,在视网膜将光学信号转变成生物电信号,再由视神经将此生物电信号传递到大脑皮质视觉中枢,完成视觉功能。90% 以上的外界信息是通过视觉通路输入大脑的。

一、眼球

眼球分为眼球壁、眼内容物和眼附属器三部分(图 8-1)。

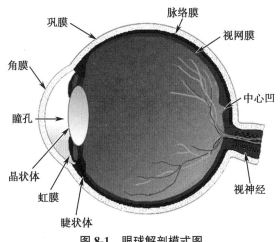

图 8-1　眼球解剖模式图

(一)眼球壁

眼球壁分外、中、内三层。

1. **球壁外层**　眼球壁为最外层由坚韧的纤维组织构成的完整封闭的眼球外观,起到保护眼内组织、维持眼球形状的作用。从前到后分为外层的角膜、巩膜,中层的葡萄膜(虹膜、睫状体、脉络膜)和内层的视网膜。前 1/6 是透明的角膜,后 5/6 是瓷白色的巩膜。

(1)角膜:角膜处于前为泪膜、边为角巩膜缘、后为房水的特定环境中。正常角膜完全透明。角膜组织内部没有血管和淋巴管,其所需营养由角膜缘血管网及房水提供。角膜组织从中央区向周边区逐渐变化为结膜、浅层巩膜和巩膜。角膜病变艰难愈合的原因多归咎于角膜缺乏血液循环供应。

(2)巩膜:巩膜组织主要由致密交错、质地坚韧的胶原纤维束组成,与角膜一起构成了眼球的外壳。巩膜从外到里分成三层:表层巩膜、巩膜实质层、棕黑层。表层巩膜血管神经相对较多,巩膜实质层和棕黑层的血管、神经很少。表层巩膜炎的症状较为明显,而巩膜炎的实质性炎症则常较迁延。

2. **球壁中层** 球壁的中层为眼球血管膜(又称葡萄膜或色素膜),是位于视网膜和巩膜之间的富含色素的血管性结构,主要功能是对眼球内组织的遮光和营养。

葡萄膜从前到后分成前葡萄膜(虹膜、睫状体)、中葡萄膜和后葡萄膜(脉络膜)三个部分。睫状体分泌房水营养晶状体和眼前段结构;脉络膜由毛细血管层、中血管层、大血管层组成,其中毛细血管层是全身含血量最丰富的部位,为视网膜色素上皮细胞、视锥视杆细胞提供营养,还起到了散热、遮光及暗房的作用。虹膜肌肉的运动可以调节瞳孔的大小,除帮助视网膜成像外,还可控制光线入量防止过多光线损伤视网膜;睫状体的肌肉运动可以改变晶状体形态,改变光线折射的角度,使能看清不同距离的物体。

3. **球壁内层** 球壁内层为视网膜。视网膜是一层透明的膜,是光学视觉信息(在视锥细胞和视杆细胞)形成(生物电)神经冲动的主要部位。视网膜前界为锯齿缘,后界为视盘周围,外面紧邻脉络膜,内面与玻璃体相邻。一般将视网膜分为后极部视网膜和周边部视网膜。后极部视网膜一般指视盘颞侧上下血管弓周围在内的范围;后者则为四个象限涡静脉穿越巩膜前(即涡静脉壶腹)的连线。视网膜的外层称为色素上皮层;内层称为神经上皮层,分为 9 层,由外到内分别为光感受器细胞层[视锥细胞(亮)和视杆细胞层(暗)]、外界膜、外核层、外丛状层、内核层、内丛状层、神经节细胞层、神经纤维层、内界膜。

视网膜有两个特殊区域:①黄斑(后极部的一个浅漏斗状区域)。此区域的视网膜细胞含有大量叶黄素。黄斑中央为一小凹(黄斑中心凹)。此凹陷处视网膜结构仅存外 5 层,缺乏内界膜、神经纤维层、神经节细胞层、内丛状层及内核层;且光感受器细胞以视锥细胞为主,为视觉清晰度的重要部位(视锥细胞越密集,视力越清晰)。②视盘。视网膜神经节细胞发出的纤维汇聚成视盘,直径约 1.5mm,其纤维穿过巩膜筛板出眼球后形成视神经。视盘处视网膜没有光感受器细胞,故此不能形成视觉,是视野中的生理盲点。

(二)眼内容物

眼内容物包括房水、晶状体和玻璃体三种透明物质,是光线进入眼内的通路,与角膜一并称为眼的屈光间质。

1. **房水** 房水由睫状突产生,经后房、瞳孔,流向前房,再主要由小梁网、巩膜静脉窦[又称施莱姆管(Schlemm canal)]、集液管、房水静脉等组织汇入眼球的静脉系统。房水发挥调节眼压及营养角膜和晶状体的作用。

2. **晶状体**　晶状体是一个极富弹性的双凸透镜,通过晶状体悬韧带与睫状体相连,固定于虹膜之后、玻璃体之前,并将眼球内分为前、后两个部分。通过睫状肌的运动而改变晶状体的屈光状态。虹膜炎时,房水成分改变造成晶状体代谢异常、晶状体蛋白质变性,导致白内障的产生。

3. **玻璃体**　玻璃体是一种无色透明、有一定黏度和弹性的凝胶状物质,填充于眼球后4/5 的空腔内。其前面的膝状窝正对晶状体后极部,其余部分与视网膜和睫状体相贴。玻璃体的成分 99% 为水分,余 1% 为透明质酸和胶原细纤维,还有少量非胶原蛋白、糖蛋白、无机盐离子、维生素 C、氨基酸及脂类等物质。玻璃体内无血管,其营养来源于脉络膜血管和房水,代谢缓慢,不可再生,如因外伤或手术等造成玻璃体丢失,其原有空间将被房水逐渐填充。当发生视网膜或脉络膜炎症时,可以出现玻璃体混浊。

(三) 眼附属器

眼附属器包括眼睑、结膜、泪器、眼外肌和眼眶,起到固定、保护眼球和协助眼球运动的作用。

1. **眼睑**　眼睑由皮肤、皮下疏松结缔组织、肌层、肌下结缔组织、纤维层和睑结膜组成,位于眼眶前部,覆盖于眼球表面,分为上睑和下睑。

2. **结膜**　结膜为一层菲薄透明的黏膜,覆盖在眼睑内面和眼球前面,止于角膜缘。分为睑结膜、球结膜和穹窿结膜三部分。

3. **泪器**　泪器分为泪液的分泌部(包括泪腺和副泪腺)和排出部(包括泪小点、泪小管、泪囊和鼻泪管)。

4. **眼外肌**　眼外肌是支配眼球运动的肌肉,分别为内直肌、外直肌、上直肌、下直肌、上斜肌和下斜肌 6 条。

5. **眼眶**　眼眶为三面骨性组织围成的锥形骨窝。其后方(眶尖部)有圆形空隙,视神经、眼动脉和交感神经的一些小支穿过此孔(视神经管)进入颅脑。

二、眼的神经及血管

1. **眼的神经**　眼眶组织和眼球的主要感觉神经是第五对脑神经——三叉神经的眼支(眼神经)。

眼神经自穿出海绵窦后又分为泪腺神经(泪腺及外的结膜及眼睑外侧皮肤)、鼻睫状神经(鼻翼和鼻梁、脉络膜、虹膜及睫状体)和额神经(上眼睑中部及额部皮肤)。支配眼外肌运动的神经包括:动眼神经(上支:上直肌及提上睑肌;下支:内直肌、下直肌、下斜肌)、展神经(外直肌)和滑车神经(上斜肌)。

无论是眼眶的感觉神经还是运动神经,都包含从颈内动脉神经丛发出的交感神经纤维。

2. **视神经**　视神经是指从视盘到视交叉前脚的一段,为第二对脑神经,由视网膜神经节细胞发出的轴索汇集而成,按其部位分成眼内段、眶内段、管内段和颅内段四个部分。

视神经炎并非单指视神经的炎症,而是指能够阻碍视神经传导功能、引起视功能一系列改变的视神经病变,如炎症、退变及脱髓鞘疾病等。

分为视盘炎及球后视神经炎。视盘炎(papillitis)是视盘的局限性炎症,多累及双眼,同时或先后发病,主要表现为突发的视力急剧下降,多在 0.1 以下,短期内甚至可发生黑矇。球后视神经炎是指除视神经炎眼内段之外的视神经炎性改变。

3. **眼的血管** 一般情况下,由颈内动脉分支而出的眼动脉是眼眶组织供血的唯一血管。眼动脉又分支出泪腺动脉、下眼睑动脉、视网膜中央动脉、眼肌动脉、筛动脉、眶上动脉、上下眼睑内动脉、额动脉、鼻梁动脉睫状后短动脉、睫状后长动脉、虹膜动脉大环、睫状前动脉、眶下动脉等分支。

第二节 眼部的常见症状及疾病

一、眼病的常见症状

1. **流泪与眼干** 流泪与泪腺分泌过多或泪液流出道(鼻泪管)堵塞相关;眼干燥症(keratoconjunctivitis sicca,KCS)则与各种原因导致泪液分泌的质(睑板腺疾病)与量(泪腺疾病)改变有关,多导致干燥性角结膜炎(dry eye or keratoconjunctivitis sicca)。

2. **眼红与眼痛** 眼睛发红伴或不伴疼痛是眼部疾病较为常见的体征。常见于结膜炎、虹膜睫状体炎、前巩膜炎、角膜炎等。可由感染、异物刺激或自身免疫病引起。

3. **视力下降** 影响视路中任何一个环节(如角膜、晶状体、房水、玻璃体、葡萄膜、视网膜、视神经及大脑)的病变均可影响视力。一种或多种机制参与了视路中各环节病变的发生。

4. **视物变形(复视)与突眼**

1)视物变形(复视):多与眼肌或眼神经病变相关。复视包括单眼复视和双眼复视。单眼复视指遮盖未受累眼,复视仍存在;多因患侧眼球本身疾病所引起。双眼复视指遮盖任何一眼后,复视消失。

长期或陈旧的眼底疾病亦可导致视物变形。

2)突眼:突眼有三层含义,包括①突眼测量仪显示眼球向前突出超过 21mm;②双眼向前突出相差>2mm;③突眼程度逐渐增加。符合其中至少一项即可。眼球突出度用 Hertel 突出度计进行测量。

眼球突出多与眼眶(眼肌、泪腺)及眼表(眼睑)病变(眼部包块)相关。由于眶内容积有限,眶内炎症性疾病或循环障碍性水肿、肿瘤、血管扩张、眼外肌肥大、血肿及寄生虫等均能增加眶内容积,引起不同程度的眼球突出;严重时伴眼球运动障碍、转眼痛、复视或视力下降,伴或不伴头痛。

二、眼的常见疾病

(一) 导致眼干的疾病

1. **眼干燥症** 眼干燥症累及 10%~30% 的人群,并随年龄增加而增加。一些药物、泪腺疾病或风湿病可以导致眼干燥症。与自身免疫紊乱机制相关的干燥综合征、外分泌腺(如唾液腺、泪腺)淋巴细胞浸润导致其(泪液)分泌功能下降有关,严重眼干燥症可引起角膜损伤,甚至致盲,严重影响患者的生活质量。

2. **睑板腺炎** 睑板腺炎可以导致其分泌物减少,致使泪膜脂质层破坏、泪液蒸发增加而引起眼干。

(二) 导致眼红的疾病

1. **结膜炎** 结膜炎主要表现为结膜血管扩张、充血。球结膜充血为鲜红色,近穹窿部充血显著,近角膜缘部分充血或不显著。还可伴有分泌物增多、结膜下出血、乳头增生及滤泡形成等临床特征。

2. **虹膜睫状体炎** 虹睫炎主要与结膜前动脉或结膜前、后动脉充血有关,临床症状多伴有疼痛、畏光、视力减退,眼部检查可发现前房内浮游细胞和房水闪辉、角膜后沉着物(keratic precipitates,KP)等。

3. **巩膜炎** 巩膜炎可分为前巩膜炎及后巩膜炎,前巩膜炎又可分为弥漫性、结节性和坏死性;后巩膜炎分为弥漫性和结节性。

前巩膜炎急性期的眼红主要与巩膜表层的血管扩张有关;临床常见症状为眼红、眼疼、同侧头痛等刺激症状,但视力不受影响。反复发作的巩膜炎可致眼球壁结构破坏而表现为巩膜发蓝(巩膜变薄)或包块(巩膜穿孔)。后巩膜炎可以表现为眼痛、头痛、突眼和/或视神经病变及视力改变,需要 B 超、MRI 等辅助诊断。

约半数各种类型的巩膜炎患者伴有全身疾病,以局限型肉芽肿性多血管炎和类风湿关节炎最常见。一项回顾性研究显示:44.0% 的巩膜炎患者伴有全身疾病,其中 7.0% 为感染(以带状疱疹最常见,占 4.5%)、37.0% 为风湿免疫疾病(以类风湿关节炎最常见,占 15.2%)。在伴有全身疾病的患者中,77.6% 为既往已诊断、14.0% 为首诊发现、8.4% 为随诊发现;系统性血管炎多在首诊时发现;10 例(4.1%)ANCA(+)患者无临床症状;80% 的胞质中 ANCA(+)患者不需要免疫抑制剂治疗;20% 环核 ANCA(+)的患者需要免疫抑制剂治疗;在无系统疾病的巩膜炎患者中,发生风湿免疫疾病的概率为 4.1% 每人每年(per person-year)。巩膜炎相关视力下降的危险因素包括巩膜炎类型(坏死性)、部位(后巩膜)、炎症程度 2 级以上、伴前葡萄膜炎、高眼压和全身疾病(主要是感染性疾病)。

4. **角膜炎** 角膜炎是致盲性疾病,并发症为角膜溃疡、角膜白斑、角膜变薄、角膜穿孔。与自身免疫相关的角膜疾病多发于角膜边缘处。边缘溃疡性角膜炎(peripheral ulcerative keratitis,PUK)如 Mooren's 溃疡是一种严重的、可以迅速进展的疾病,对视力影响严重,甚至可以是某种致命疾病的眼部表现。起初累及角膜边缘,但可逐渐向周边扩展而累及角膜中央区。临床上需要除外感染(如丙型肝炎)和系统性免疫疾病(如 RA、AAV),并与 Terrien's

角膜退变进行鉴别。

上述各疾病可以相互重叠。常见导致"眼红"疾病的鉴别参见表 8-1。

表 8-1　常见眼表炎症性眼病的鉴别

	结膜炎	（边缘性）角膜炎	巩膜炎	前葡萄膜炎
病理机制	炎症	病毒、免疫	免疫	免疫
典型临床	结膜充血	角膜周边充血	巩膜充血	睫状充血
影像学特征	不需要	裂隙灯	B 超	裂隙灯
血清学检查	无特殊	除外感染	风湿病	HLA-B27 检测
病理特点	血管扩张	炎症、坏死、肉芽肿	炎症	炎症
常见疾病	刺激、过敏、干燥	RA、AAV	RA、AAV	SpA
激素治疗	敏感	必需	必需	必要时
免疫抑制剂	不需要	必需	必需	酌情

（三）导致失明的疾病

1. 角膜炎及晶状体病变　因角膜和 / 或晶状体病变后的角膜和 / 或晶状体混浊及影响光线透入所致。

2. 葡萄膜炎或视网膜血管炎　后葡萄膜炎症或视网膜血管炎导致视锥细胞及视杆细胞变性、缺血，使其将光信号转变为生物电信号的功能丧失。

1）葡萄膜炎（uveitis）：是一个复杂的、多因素的、T 细胞介导的自身免疫病，是最常见的致盲性疾病，可以表现为各种类型（前、中、后及全）葡萄膜炎，其对视力的影响及病因各不相同。前葡萄膜炎表现为眼红、畏光流泪、疼痛、视力下降；查体见睫状充血，瞳孔缩小，房水闪辉，角膜后 KP，虹膜后粘连等。可伴有睫状体区压痛及玻璃体混浊。中葡萄膜炎表现为玻璃体混浊；后葡萄膜炎（脉络膜炎）主要表现为眼前闪光、黑影飘动、视物变形、中心暗点、视力减退。查体见视网膜血管渗出、血管闭塞，伴有新生血管，最终导致视网膜脱离。40% 的葡萄膜炎与全身疾病相关，感染性的或炎症性的。常见的非感染性葡萄膜炎是 HLA-B27 相关的 AAU。

儿童特发性关节炎（JIA）的主要眼部损害是前葡萄膜炎，并且患者血清中存在针对眼睛葡萄膜和 / 或视网膜的自身抗体。

2）视网膜血管炎（retinal vasculitis，RV）：是视网膜小动脉的炎症，可作为葡萄膜炎的一部分或作为孤立性眼部疾病出现，多与各种系统性炎症性疾病和 / 或可导致血管壁坏死性的疾病如 WG、BD、SLE 和 RA 的关节外表现相关，并提示疾病活动，或继发于潜在感染性疾病和肿瘤性疾病。

早期 RV 表现不特异，周边视网膜疾病亦可以无症状，RV 可以在或短或长的时间内致残。对于已经诊断明确的自身免疫病应常规进行筛查。RV 可以仅凭临床检查而发现（通常与葡萄膜炎、巩膜炎及黄斑水肿伴发）；FFA 可以更加敏感地发现极小程度的 RV；早期诊断是成功治疗和改善预后的关键。

视网膜中央静脉与视网膜中央动脉伴行。视网膜中央静脉阻塞（central retinal vein occlusion，CRVO）后的结局与视网膜中央动脉阻塞（central retinal artery occlusion，CRAO）的缺血类似，可造成严重的视网膜缺血、水肿及失明。

3. **视神经炎** 视神经与大脑直接相连。视神经本身病变和/或缺血、大脑病变均可影响视神经的生物电信号向视中枢的传递。表现为：疼痛、视力下降、视野改变、色视及眼球运动时闪光感。

视神经炎的病因较复杂。目前认为与缺血及免疫系统对髓磷脂（myelin）攻击有关。与神经系统一样，视神经富含髓磷脂，视神经炎与多种脊髓炎及脑炎关系密切，故称之为视神经脊髓疾病谱。

常见的致盲性眼病常相互重叠，其鉴别诊断参见表 8-2。

表 8-2　常见致盲性眼病的鉴别

	葡萄膜炎	视网膜血管炎	视神经炎	角膜炎
病理机制	炎症	炎症	免疫	免疫
典型临床	视力下降	视力下降	视力下降	视力下降
影像学特征	FFA	FFA	眼底像、MRI	眼表像
血清学检查	全面筛查	全面筛查	全面筛查	全面筛查
病理特点	炎症、渗出	炎症、坏死、肉芽肿	炎症、缺血	炎症
常见疾病	BD、VKH	RA、AAV、SLE	pSS、SLE、APS	RA、AAV、Cogan
激素治疗	必需	必需	必需	必要时
免疫抑制剂	需要	必需	必需	酌情

（四）导致复视和/或突眼的疾病

1. **复视** 多与支配眼肌运动的神经核、神经或眼外肌本身器质性疾病等因素相关。常见病因包括外伤、炎症、血管性疾病、代谢性疾病、占位及自身免疫相关性疾病等。

2. **眼球突出**

1）眼肌病变：眼肌病变是导致复视、斜视及突眼的重要原因。风湿病相关的眼肌病变与甲状腺相关性眼病（thyroid-associated ophthalmopathy，TAO）的鉴别：甲亢突眼是最常见的眼眶疾病，通常是由眼内肌炎所致。从风湿病的角度来说，肉芽肿性多血管炎是最多见的累及眼眶的疾病，而 IgG4-RD 累及泪腺多见。

2）泪腺病变：以 IgG4-RD、结节病等多见，可伴有眼睑肿胀及局限性包块。

3）眼睑及眼皮病变：眼睑缘包块多与眼睑本身的疾病相关，如睑板腺囊肿（又称霰粒肿）、睑板腺癌等，可导致眼干燥症。

常见引起突眼疾病的原因较多，如 IgG4-RD、甲状腺相关性眼病、淋巴瘤等，其鉴别诊断参见表 8-3。

表 8-3　伴突眼的疾病鉴别

	IgG4 相关性疾病	系统性血管炎	甲状腺相关性眼病	淋巴瘤
病理机制	分泌 IgG4 的淋巴细胞	ANCA 相关	机制不清	淋巴细胞基因突变
典型临床	胰腺、唾液腺、泪腺	眼、鼻、肺、肾受累	甲状腺疾病、眼症	肝脾淋巴结
影像学特征	良性包块	侵袭性、破坏性	梭形眼肌改变	非特异
血清学检查	IgG4>135mg/ml	ANCA	抗甲状腺抗体	无
病理特点	IgG4>50%	血管炎、坏死、肉芽肿	非特异	淋巴细胞恶性变
激素治疗	敏感	必需	必需	按化疗方案进行
免疫抑制剂	酌情	必需	建议	按化疗方案进行

第三节　眼部的检查

　　眼部检查包括眼形态学(局部体征)、功能学及影像学三部分。眼形态学检查是利用视诊、触诊技能对眼球各部位的形态外观、大小、颜色、运动、位置、对称等进行检查和诊断,仅适合于眼前节的检查。眼功能学检查包括视觉、色觉、视野及泪液分泌的检查。眼影像学检查是利用仪器设备对眼睛特定部位进行测定,在实际工作中发挥着重要作用。

　　临床上,依据具体情况,临床医生对眼部疾病的诊断结合了上述三种方法的检查结果。

一、视功能检查

　　1. **视力**(vision)　视力是眼睛对二维空间物体形状及位置的分辨能力,也称视敏度(visual acuity)。分为中心视力(分为远视力及近视力)和周边视力(视野);包含了对比敏感度(不同明暗背景下分辨视标的能力)、暗适应(光线非常弱条件下的视功能)以及立体感觉(感受三维空间的感知深度能力)三方面的意义。

　　视力是评估眼光学结构及视觉系统完整性的重要手段。视力表是视力检查最常用的工具。主要有国际标准视力表和标准对数视力表两种。可发现近视、远视、散光及弱视等异常表现。

　　2. **视野**(visual field)　为眼睛平直注视某一点时所能看到的空间(即外周边视力)。距注视点 30° 以内的范围称为中央视野,30° 以外的范围称为周边视野。正常视野光敏感度以中心固视点最高,随偏心度增加光敏感度逐渐下降。视野的检查有动态视野和静态阈值视野之分。

　　正常单眼视野外界上方为 60°,下方 75°,鼻侧 60°,颞侧 100°。由于眼眶和鼻梁的影响,视野外界略呈不规则椭圆形。左右眼视野叠加构成的双眼视野水平范围约 200°,垂直范围

135°。正常生理盲点呈边界整齐的垂直椭圆形,垂直径约为8°,水平径约为6°。正常人双眼视野基本对称。

3. **生理盲点**(blind spot)　是无视细胞、无感光功能的视盘在视野的投射区,呈现在视野图上即为颞侧旁中心区的绝对暗点。生理盲点位置比较恒定,其中心距固视点颞侧15.5°,水平径线下1.5°。

视网膜上每一个点在视野上都有相对应的位置。通过眼的屈光系统,物像投射至对侧视网膜并形成倒像,因此鼻侧视网膜"看见"的物体位于颞侧视野,上方视网膜"看见"的物体位于下方视野。

4. **色觉**　为眼睛对外界物体所反射出来的光波中可视光谱的辨认能力。人眼的可视光波长为380~760nm,由紫、蓝、青、绿、黄、橙、红7色组成(<380nm为紫外光、>760nm为红外光)。色觉检查常用工具是色盲检查图。

5. **视觉电生理检查**

(1)视网膜的电生理:当视网膜接触到一个持续的光刺激后,在不同的时间里产生两个基本的电位改变:一个来自视网膜一、二神经元的动作电位[视网膜电图(electroretinogram,ERG)];另一个主要来自视网膜色素上皮静息电位的改变。后者包括两个部分:快振荡电位和慢振荡电位。应用慢振荡电位检查视功能的方法为视觉眼电图(visual electro oculogram,VEOG)。

(2)视路及视皮质功能的电生理检查:如视觉诱发电位(visual evoked potential,VEP)。

VEP为视皮质枕叶对视网膜视刺激的电反应。多用于视神经功能异常(如球后视神经炎、视交叉、视皮质病变及癔病)的辅助检查。分为闪光VEP(F-VEP)和图形VEP(P-VEP)两种。

二、泪液及泪腺功能检查

泪膜的结构分三层:脂质层、水层、黏液层。泪液的检查包括泪液数量和泪液质量两部分。用于眼干燥症的检查。

1. **吸墨试验**(Schirmer test)　用于检测泪液流量。Schirmer Ⅰ试验有两种检查方法。使用表面麻醉剂时检测的是基础泪液分泌情况,不使用表面麻醉剂时检测的是泪液分泌的总量,正常情况下均应>10mm/5min。Schirmer Ⅱ试验使用表面麻醉剂,通过刺激鼻黏膜,检测泪液反射性分泌有无异常。Sjogren综合征患者,因鼻黏膜刺激引起的反射性泪液分泌显著减少。

2. **泪膜破裂时间**(breakup time,BUT)　指一次瞬目至泪膜出现干燥斑所需要的时间,用于检测泪膜的稳定性。正常应为15~45s。干眼患者BUT值均降低,某些能导致结膜杯状细胞破坏、干扰黏蛋白和角膜上皮细胞正常代谢的疾病,BUT值也会降低。

3. **角膜荧光染色**　显示眼角膜破损情况(需要配合裂隙灯检查)。

上述检查的精确性和可重复性较差。

4. **眼表综合分析仪**　观测泪膜形态的变化过程:正常泪膜为规则圆形,随着泪膜变薄,圆环逐渐变弯,至泪膜破裂时圆环亦破裂。

5. **泪液及泪河分析** 用于干眼类型的判断。水缺乏型干眼为水液层质或量的异常,见于泪液病变者;脂缺乏型干眼为脂质层质或量的异常导致泪液蒸发过多,常见于睑板腺功能障碍者等。

6. **印迹细胞学检查** 获取角结膜表层细胞标本,处理后观察细胞形态,通过测定结膜杯状细胞数量、观察角膜上皮层是否存在杯状细胞,以判断角膜结膜化程度,用于干眼的诊断。

7. **干眼仪(tearscope plus)或者泪膜干涉成像仪(tear film interferometry)检查** 通过光学干涉摄影了解泪膜脂质层的状态。适合于脂缺乏型干眼患者。

三、眼压测定

眼压(intraocular pressure,IOP)测定有直接测量法、指测法、眼压计测量法三种方法。直接测量法不适用于临床。临床常用的指测法及眼压计测量法是间接测量眼压的方法。

1. **指测法** 指触眼压需要凭触感的软硬程度经验性估计眼压,适用于不能配合眼压计测量的患者。

2. **眼压计测量法** 分为压平式和压陷式两种。

(1)压平式眼压计:通过对眼球施加外力将一定角膜表面压平来测量眼压,以Goldmann眼压计为代表,因其可不考虑眼球容积的改变,也不受球壁硬度的影响,而成为国际公认的眼压测量"金标准"。

临床上常用的非接触眼压计,是利用压缩空气喷向受检人角膜表面的脉冲力,将角膜压平一定面积,这种方式不适于角膜异常患者、注视困难患者及高眼压患者。

(2)压陷式眼压计:以Schiotz眼压计为代表,用压针通过置于角膜表面的脚板,测量角膜压陷深度,角膜压线深度经杠杆传至指针(换算)得到眼压数值。

通常认为正常眼压范围为:10~21mmHg。

四、眼影像学检查

(一)眼球前节检查

1. **外眼及前节照相** 主要用于资料保存及治疗前后对照,多用于观察疾病演变及疗效。

2. **角膜检查**

(1)裂隙灯显微镜(biomicroscopy):利用光线折射原理可以较精细地观察眼前节部(如眼睑、结膜、角膜、巩膜、角巩膜缘、前房、虹膜、瞳孔、晶状体及前部玻璃体)微小病变及外眼病变。通过荧光素钠对角膜染色可以在裂隙灯显微镜下更清楚地观察角膜上皮缺损的形态,有助于准确判断角膜炎症浸润或角膜损伤的程度。用于角膜炎、角膜溃疡、青光眼、眼外伤等疾病的诊断及治疗。

(2)角膜曲率计:用于验配角膜接触镜、计算屈光手术量及人工晶体度数。

(3)角膜地形图(corneal topography):以不同颜色区分角膜屈光程度及角膜上皮细胞的改变,可以直观、详尽地获得角膜曲度的定性及定量信息。

(4)共聚焦显微镜(confocal microscope):能观察到角膜各层的三维立体图形加实时变化及角膜内皮细胞显微镜检查。

3. 前房检查

(1)裂隙灯下检查前房深度、透明度[有无丁达尔现象(Tyndall phenomenon)]、积血、积脓、异物等。

(2)前房角检查:①前房角镜(gonioscope)最常见的异常发现包括周边前粘连、新生血管形成、小梁网色素过度沉着、外伤性房角异常和发育异常等。采用 Scheie 房角宽窄分类法,将房角分为宽房角、窄房角。②通过超声生物显微镜(ultrasound biomicroscope,UBM),从切面方向观察房角结构,有无粘连、遮挡、异物及房角后退。

4. 虹膜检查 裂隙灯下观察虹膜颜色、纹理、有无新生血管、萎缩、结节、囊肿、粘连,有无虹膜根部离断、缺损、震颤和膨隆现象。使用前房角镜、UBM 检查可以更容易了解虹膜前、后粘连及虹膜根部离断、虹膜萎缩、缺损的确切范围;UBM 还可以测量虹膜结节、囊肿的大小。

5. 瞳孔检查 关注瞳孔的形状、大小、位置、对称度、边缘整齐情况,瞳孔区有无渗出物、机化膜及色素,瞳孔的直接对光反射、间接对光反射、近反射是否存在。

6. 晶状体检查 关注晶状体的透明度、颜色、位置、形态、有无异物。

7. 巩膜检查 通过视诊可观察巩膜颜色、结节、葡萄肿等,关注压痛及张力(眼压)。

巩膜炎与结膜炎的鉴别:巩膜表面麻醉后用棉签推动结膜,以充血血管的深度来判断;结膜充血可推动,巩膜充血则不然。

(二)眼球后节检查

1. 眼底检查 借助检眼镜或裂隙灯显微镜可以观察到眼底血管(CRVO、CRAO、渗出、出血、视网膜脱落)、视盘(水肿渗出、苍白萎缩)等。还可进行眼底照相,记录肉眼可见病变的图像资料(照片)。

2. 眼底血管造影 分为荧光素眼底血管造影(fundus fluorescein angiography,FFA)和吲哚菁绿血管造影(indocyanine green angiography,ICGA)两种。基本原理是:用特定波长的光线激发能发荧光的物质,通过观察其在视网膜血管及脉络膜充盈的时间和形态,以及是否有渗漏及血管外潴留等现象对眼部疾病进行辅助诊断。

(1)FFA:采用荧光染料荧光素钠快速注入静脉血管后游离在血液中的荧光素钠(约20%)被波长在 465~490nm 的紫蓝色光波激发而产生波长在 520~530nm 的黄绿色荧光。利用装有滤光片的高速照相机或摄像机进行拍摄(或录像),可以实时了解视网膜血管的充盈时间和形态。

FFA 还可以检测臂 - 视网膜循环时间(通常为 10~15s),分为前动脉期、动脉期、动静脉期、静脉期、静脉后期。异常可见充盈缺损、渗漏、异常血管结构及视盘荧光增强。

(2)ICGA:利用可较好地穿透血色素及渗出物的大分子含碘荧光染料(吲哚菁绿),更适合于脉络膜造影。方法同 FFA。ICGA 的臂 - 视网膜循环时间为(14.74±4.52)s。异常表现为持续异常高荧光、低荧光(遮蔽、无灌注、血管萎缩)。

(3)眼底自发荧光(fundus autofluorescence,FAF):通过观察荧光物质(主要为脂褐质类物质,至少可以产生 10 种荧光图以促发产生自发荧光)在眼底组织的分布状况,间接判断视网膜色素上皮细胞和视网膜光感受器细胞的功能状态。

(三)超声检查

超声波在屏幕上以波形(A 超)或图像(B 超)的形式显示病灶的位置、大小、形态及与周围组织的关系等信息,无创且价格低廉,为屈光间质混浊的眼内病变及眶内病变的首选检查方法。

(1)超声生物显微镜(UBM):利用超高频超声技术,观察眼前节断面图像的一种影像学检查装置。所呈现的眼前段图像分辨率可达 50μm(相当于光学显微镜分辨率水平)。

适用于①眼前节生物学测量,如角膜、前房、瞳孔、前房角、虹膜及晶状体的测量;②角膜病变及睫状体、后房、晶状体及周边玻璃体疾病的检查;③了解巩膜病变及程度。

巩膜炎 UBM 影像学特征:①单纯表层巩膜炎可见表层巩膜普遍增厚,而巩膜本身没有改变。②结节性巩膜炎可见结膜下局限均匀低回声区,与表层巩膜低回声界限清晰可辨。③弥漫性巩膜炎可见巩膜回声弥漫增厚,较正常巩膜回声低。在增厚的巩膜组织中可见斑点状低回声区,提示在血管周围或巩膜组织中存在炎性细胞浸润和水肿。④结节性巩膜炎可见结节部位巩膜局限水肿增厚,内部呈较弱回声区,与正常巩膜组织界限清晰。在炎症进行期,UBM 显示巩膜变薄。坏死性巩膜炎,早期病变呈弥漫的低回声,呈斑点状,巩膜明显增厚。病情加重时,UBM 可见巩膜小洞,或在巩膜组织中形成更弥漫的低回声改变。⑤葡萄膜炎患者可以观察虹膜与角膜及晶状体粘连的具体部位及范围,房角开放程度,瞳孔有无阻滞、膜闭和闭锁;观察周边玻璃体混浊的形态。

(2)光学相干断层成像(optical coherence tomograghy,OCT)技术:可对活体眼组织显微结构进行非接触式、非侵入性的断层成像,分辨率高,可观察眼前节(角膜、前房、房角)及后节(视网膜、脉络膜)的形态结构。

OCT 与 UBM 对眼前段的检查效果相近,可以区分角膜 6 层结构,观察前房深度、房角形态、房角开放程度;OCT 的眼后节检查可以区分显示玻璃体、玻璃体后皮质、视网膜前间隙、内界膜、神经纤维层、神经节细胞层、内丛状层、内核层、外丛状层、外核层、外界膜、肌样体区、椭圆体区、光感受器外节、嵌合体带、视网膜色素上皮 /Bruch 膜复合体、脉络膜毛细血管层、脉络膜 Sattler 层、脉络膜 Haller 层、脉络膜巩膜连接,共 20 个层次结构。临床上主要用于角膜病变及眼底后极部病变的检查、诊断、随访观察和治疗效果评估等方面。

(四)眼 CT 检查

根据 X 线穿透不同组织程度的差异,来显示眼眶病变的位置及其与周围组织的位置关系。图像清晰、解剖学标志明确、病变定位准确、易发现骨折及组织钙化、区分金属与非金属物,尤其能够显示眼眶上部、下部及眶尖处的病变。对视网膜母细胞瘤具有特征性诊断价值。

（五）眼 MRI 检查

MRI 的成像原理为氢核成像。主要用于眼内肿物及眼眶软组织病变的显示,其灵敏度优于 CT。对于颅眶沟通的肿物、眼肌病变、视神经病变及海绵窦区病变的解剖定位较好。

第四节　非复发性多软骨炎风湿病的眼部损害

一、风湿病眼部损害的分类

眼睛是高度分化的结缔组织,是自身免疫病常见的受累器官。几乎每一种风湿免疫病均可以累及眼睛,风湿病的眼部受累可涉及眼睛的各个部位(角膜、巩膜、葡萄膜、视神经及眼眶内组织),并可为首发症状。因此,风湿眼病临床表现复杂,但不具有特异性。然而,一些风湿病的眼部损害具有诊断提示性。临床上可以将风湿眼病粗略分为三大类:

第一类为眼部受累作为特定风湿病诊断条件之一的炎性眼病。如:与 SpA 相关的急性前葡萄膜炎,与 BD 相关的各类葡萄膜炎,与 pSS 相关的干燥性角结膜炎,与 RP 相关的各种眼炎,与 DM 相关的眼睑向阳疹(Gotrron 皮疹),与眼尿道关节炎综合征(Reiter 综合征)及川崎病(Kawasaki)相关的结膜炎,与经典 Cogan 综合征相关的非梅毒性间质性角膜炎等。

第二类为常伴随或提示风湿病存在的眼病。如:SLE 相关的眼视网膜病变(棉絮样渗出);AAV 相关的眼部炎症,其眼眶受累最具有特征性;与 IgG4-RD 相关的泪腺疾病;还有 PAN 相关的多部位受累;与 JIA 相关的角膜改变及虹睫炎;与 Steven-Jonsen 综合征和眼型类天疱疮相关的眼结膜受累;与多发性硬化(MS)相关的视神经炎等。

第三类为少见的伴发风湿病的炎症性眼病。如:SpA 相关的非虹膜睫状体炎眼部受累,结节病、结核风湿症(Poncet 综合征)等的眼部前节受累,RA 的巩膜受累,GCA 相关的缺血性视网膜改变,还有 SSc、TA 及诸多不明原因的炎性眼病。

二、关节炎与炎性眼病

1. **类风湿关节炎(RA)**　RA 的眼部表现包括眼干燥症、角膜炎、巩膜炎及葡萄膜炎。干燥性角结膜炎(keratitis sicca)最常见,约占 85%。抗 CCP 抗体与 RA 的眼部受累相关。边缘性角膜炎为典型的 RA 角膜病变,提示血管炎的存在;严重者可致角膜溶解、角膜穿孔或眼球摘除。此类患者的 5 年生存率及角膜移植物的预后均较差。1% 的患者还可伴有各型巩膜炎,以弥漫性巩膜炎最常见;一些患者可以没有明显炎症亦可出现巩膜变薄。穿孔性巩膜软化少见。RA 患者伴葡萄膜炎或视神经改变的少见。

幼年型特发性关节炎(juvenile idiopathic arthritis,JIA)的主要眼部疾病是前葡萄膜炎,发病率为10%;多见于病程1年内及4年以上病程的患者。此类患者存在非特异性抗眼虹膜和睫状体的抗体,其与眼睛的结合部位与葡萄膜炎的并发症有关而与其严重度无关。

2. **脊柱关节炎(SpA)** SpA的眼部表现主要是复发性AAU,发生率为20%~30%,约半数AAU与HLA-B27抗原相关,而后者相关的疾病最常见的即SpA。眼部疾病可为SpA的首发表现。除AAU外,还可有后葡萄膜炎、巩膜炎、眶内炎性假瘤及视神经改变等非虹睫炎眼部改变。

反应性关节炎(ReA)的眼部损害比例最高。在ReA诊断时,所有患者均有眼部损害。

三、系统性血管炎与炎性眼病

眼部血管及其病变是体内唯一能用肉眼直接观察到的(如葡萄膜炎患者的眼底改变)病变。所有类别的系统性血管炎疾病均可以累及眼睛,并且都需要积极治疗,尤其是单一器官受累的眼血管炎。

1. **大血管炎相关性眼部病变** 以大动脉炎(TA)和巨细胞动脉炎(GCA)为代表。

TA的眼底缺血发生率为44.9%。主要表现为短暂性视网膜、脉络膜或视神经缺血。最常见的症状是一过性黑矇(25.6%),可为首发症状。TA的视网膜血管病变发生率为13.5%,主要改变为视网膜血管扩张和微血管瘤形成、后期形成动静脉吻合、外周视网膜血管无灌注和视力损害。还可有继发于肾血管性高血压的视网膜病变,占30.8%。

GCA的主要表现为颞动脉供血区域的缺血症状,可为TA的一部分。50岁以上老年人多见。GCA相关的眼部表现为前缺血性视神经病变(anterior ischemic optic neuropathy,AION)或视网膜动脉缺血或阻塞;亦可出现短暂缺血综合征,如一过性黑矇、视力模糊或复视。典型GCA所导致的视力丧失是永久性的,发生率为14%~20%。

2. **中血管炎相关性眼部病变** 以结节性多动脉炎(PAN)和川崎病(KD)为代表。

PAN眼部受累的发生率为10%~20%。可为首发症状,表现以视网膜病变最常见,还可有巩膜炎、边缘性角膜溃疡、非肉芽肿性葡萄膜炎、视网膜血管炎、眶内炎性假瘤及与颞动脉炎相关的视网膜中央动脉阻塞(CRAO)等。伴有肾脏受累的患者还可见高血压性视网膜病变。还有视盘水肿、肌萎缩和眼外肌麻痹的报道。

KD几乎均发生于5岁以下儿童,多见于东亚人群。KD的典型眼部表现:90%的患者起病后2~4天出现双侧结膜充血;2/3有双侧急性非肉芽肿性虹膜睫状体炎,但没有后粘连。还可有浅层点状角膜炎、玻璃体混浊、视盘水肿;严重者可出现全眼炎、视神经炎、眼眶蜂窝织炎。应关注该病心脏受累的致命危险。

3. **小血管炎相关性眼部病变** 以ANCA相关性血管炎(AAV)为代表。ANCA相关性血管炎的眼部表现在GPA更常见。

GPA的眼部受累发生率为28%~56%,8%~16%为首发症状。眼的任何部位均可累及。眼前节是常见受累部位,以边缘性角膜炎和坏死性巩膜炎最常见。眼后节受累表现为视网膜血管炎和葡萄膜炎。视神经是最常见的受累脑神经,表现为缺血性视神经病变、视神经眶内段受压,或与后巩膜炎相关或继发于血管炎。86%患者的眼眶受累是因鼻旁窦和鼻咽部病变扩展所致,原发于眼眶的血管炎次之。尽管 GPA 的眼部表现缺乏特异性,但双侧眼眶受累(突眼)多具有提示性。亦可见视神经周围炎及泪腺炎、鼻泪管阻塞及眼眶内组织受累。

EGPA 的眼部受累有多种眼部表现,如浅层巩膜炎、边缘性角膜溃疡、葡萄膜炎、缺血性视神经病(眼后节及脉络膜视网膜动脉受累)和脑神经麻痹,后者预后差且易误诊。

4. 变应性血管炎相关性眼部病变 以白塞病和 Cogan 综合征(CS)为代表。

白塞病的眼部损害常见,占 28.4%~45.1%。典型眼部损害为反复发作的葡萄膜炎。1/3 为首发症状,余在发病后 2~3 年内累及眼睛。最常见的眼部表现是非肉芽肿性葡萄膜炎。可以单眼受累,随时间延长多为双眼受累。眼的前后节均可受累,以视网膜血管炎最多见,常伴有视网膜缺血、黄斑水肿和渗出;还可见到视神经炎、巩膜炎、白内障及青光眼等。70% 的白塞病眼病可导致失明,失明的主要原因是缺血性血管炎所致的视网膜和视神经损害。

CS 的特点是眼部炎症、听力受损及前庭病变。30 岁左右青年多见;典型表现为非梅毒性间质性角膜炎和感音性听力丧失;除间质角膜炎外,CS 的眼部表现亦可有结膜炎、巩膜炎、葡萄膜炎、视网膜血管炎、脉络膜炎等非典型表现。该病或可独立存在,或是 RP 的一部分。

5. 与系统性疾病相关血管炎眼部病变 以系统性红斑狼疮(SLE)为代表。

SLE 可以累及眼球的各个部分,通常提示 SLE 的病情活动,以视神经受累和视网膜血管栓塞对视力的影响最大。34.6% 的 SLE 患者有眼部疾病,仅 25% 有症状。视网膜血管受累(棉絮样)伴或不伴静脉怒张和小动脉狭窄的发生率次于眼干燥症,占 29%。SLE 患者出现视网膜血管病变是病情全身活动及中枢神经系统病变的标志,即使没有全身病情活动的迹象也必须采取积极治疗。此类患者的 ACL 阳性率较高。脑神经包括视神经和三叉神经的受累通常是由于缺血性损害所致。视盘水肿可继发于 CRVO、局部缺血、颅内压增高以及高血压。巩膜受累占 2.4%。眼周及眼眶疾病相对少见;眶内组织受累需要组织活检。

另外还要关注抗风湿病药物对眼睛的损害,如激素相关的后囊白内障及开角型青光眼、HCQ 相关的视网膜病变等。

四、其他自身免疫病相关的眼部受累

1. **原发性干燥综合征(pSS)** 典型眼部表现是干燥性角结膜炎。90% 以上为 40~60 岁的女性,98% 的患者在就诊前已有眼干 10 年以上,仅 31.1% 患者有干眼主诉,25% 患者有眼部表现。严重眼干燥症可以导致角膜炎、角膜溃疡、感染,甚至穿孔。13% 患者伴有影响视力的眼部损害;累及视力者伴有系统性症状的概率增高 3.9 倍,以外周神经病变、间质性肾炎及血管炎最常见,但 55% 影响视力的干燥综合征患者初诊时被漏诊。还可有视神经改变。男性患者(占 9%)的眼及全身表现较女性严重。儿童患者的腮腺炎、神经系统及肾脏系统受累及非特异系统表现(发热、淋巴结肿大)较多,而口干、眼干少见,且只有少数患者符合成人的诊断标准。不伴有腮腺炎者的内脏受累较多见,结合腺体活检可以提高诊断符合率。

2. **结节病(sarcoidosis)** 结节病 95% 的病变在肺部,眼部受累位于皮肤、淋巴结之后,为病情活动的一种肺外表现。首发占 20%~30%,病程中占 25%~60%。急性者多见于中青年女性,慢性者多见老年人。肉芽肿性前葡萄膜炎最常见(70%);后节受累表现为中间葡萄膜炎、玻璃体炎、视网膜血管炎和/或视神经受累。蜡泪滴、囊样黄斑水肿及静脉周围炎是最常见表现。眶内组织及眼睑受累见于少数患者(8%~27%)。国际眼结节病协会认可的 7 个支持眼结节病的征象为:①羊脂状角膜后沉着物/小肉芽肿样角膜后沉着物和/或虹膜结节(Koeppe/Busacca);②小梁网(TM)结节和/或虹膜周边粘连;③雪花样珍珠串样玻璃体混浊;④多发脉络膜/视网膜损害(活动性和/或萎缩性);⑤结节性和/或节段性外周静脉炎(有或无蜡滴样)和/或患眼视网膜大动脉瘤;⑥视盘结节/肉芽肿/或实性脉络膜结节;⑦双眼患病。

3. **抗磷脂抗体综合征(APS)** 无论原发(约 5%)还是继发,APS 均可有诸多眼和神经系统异常,并可为首发症状。眼部表现包括:视网膜动脉和/或静脉阻塞、缺血性视神经病变、一过性黑矇、复视。视网膜血管阻塞最常见,多见于年轻患者。双眼发病者预后差。抗磷脂抗体及抗心磷脂抗体(而非狼疮抗凝物)与视网膜中央静脉阻塞明显相关。但临床亦存在血清抗磷脂抗体阴性的 APS。

4. **硬皮病(SSc)** SSc 的眼部表现并不少见,且异质性高。眼睑皮肤改变(51.1%)和角结膜炎(48.9%)最常见;28.9% 伴视网膜微血管改变;13.3% 伴青光眼;眼睑皮肤改变多见于弥漫性 SSc 及年轻患者;视网膜微血管改变与高血压视网膜改变难以区分,但与年龄和严重的甲皱微循环改变类型相关。国内的报道亦见眼球各部位受累的特点。

5. **IgG4 相关疾病(IgG4 related diseases,IgG4-RD)** IgG4-RD 多累及眼眶或眼副器。40% 的眼眶疾病为 IgG4-RD。硬化性泪腺炎、眶内神经增粗和硬化性眶内炎症为其三个特点。一项回顾性研究显示:眼部受累占 17.0%,其中,泪腺受累占 68.4%、软组织受累占 57.9%、眼外肌受累占 36.8%、眼睑受累占 21.1%、视神经受累占 10.5%、眼眶骨受累占 10.5%、单神经炎占 10.5%、双侧受累占 57.9%、眼外表现占 78.9%。所有患者对激素的治疗反应良好,但 2/3 复发;72.2% 需要激素和/或免疫抑制剂的长期治疗。眶内 IgG4(+)与纤维化较多、淋巴增生、浆细胞和静脉炎的病理改变特点相关。IgG4(+)为提示存在眼外系统受累的标志。

部分患者可以发展为淋巴瘤,以黏膜相关淋巴瘤中的边缘区淋巴瘤多见。

五、自身免疫性视神经病变

自身免疫性视神经病变(autoimmune optic neuropathies,AON)是一组以视神经受累为主要表现的疾病,为神经免疫和风湿免疫的交汇点,包括单次孤立性视神经炎(solitary isolated inflammatory optic neuritis,SION)、复发性孤立的性视神经炎(recurrent isolated optic neuritis,RION)、慢性复发性炎症性视神经炎(chronic relapsing inflammatory optic neuritis,CRION)、视神经脊髓炎(neuromyelitis optica,NMO)、多发性硬化相关视神经炎(multiple sclerosis optic neuritis,MSON)及未分类视神经炎(UCON)。MSON 在白人多见,视力恢复较

好；而 SION、RION、CRION 及 NMO 多见于其他人种，易反复发作，视力恢复差。MS 的视觉问题不仅是视神经炎，还包括核间性眼肌瘫痪及眼球震颤。

对任何形式的 ON 均应检测血清抗 AQP4 抗体，结合 CSF 中生物标志物及头颅和脊髓影像学资料综合判断。目前的分类主要依据临床表现、治疗反应和 AQP4 的存在。应注意区分特定风湿病的存在。早期使用激素和免疫抑制剂是主要的治疗药物。生物制剂的使用改善了患者的预后。

六、风湿眼病的鉴别诊断

风湿眼病的鉴别诊断需要包括至少 8 个方面的疾病：①炎症性（inflammatory），指非感染、非肿瘤性的原发性自身免疫病。临床上，尽管一些风湿病具有自身免疫病特征性的自身抗体阳性标志，但自身抗体检测阴性不能做出排除诊断。②感染性（infectious）和③浸润性（infiltrative，特指侵袭性肿瘤性疾病）是鉴别诊断中最重要的需要排除的两大类疾病，临床医生应给予充分考虑。④创伤性（injurious）最常见，也最容易鉴别，但不应忽略脆弱患者的轻微外伤史。⑤医源性（iatrogenic）需要认真对待，加以避免。常见于外科手术、创伤或药物性。⑥遗传性（inherited），如代谢性（metabolic）或营养不良性（dystrophic）疾病。⑦缺血性（ischemic），眼部的缺血性改变见于任何眼部血液循环损伤的疾病，常见于较大血管如颈动脉病变或颞动脉病变所致的眼部缺血和小血管病变缺血如视网膜动静脉血管病变等。⑧特发性（idiopathic），即原因不明者或目前检查手段不能发现其原因者。

风湿眼病的鉴别诊断关键点：一是要发现多系统受累的证据，尤其是眼部邻近器官的受累（表 8-4）；二是要发现可检测到的自身抗体。然而，检测不到自身抗体不能完全排除风湿免疫病。

表 8-4　提示风湿眼病的伴随症状

部位		临床表现	专科诊断	临床特点	鉴别要点
耳	外耳	外耳廓、外耳道口红肿、痛	耳廓软骨膜炎	反复发作	内耳及气道检查
	中耳	耳闷、耳痛、耳溢	分泌性中耳炎	反复发作	气道及风湿检查
	内耳	耳聋、眩晕	梅尼埃病	反复发作	气道及风湿检查
鼻	外鼻	鼻尖、鼻梁痛	鼻炎	较隐匿	内耳及气道检查
	内鼻	鼻塞、流涕	鼻炎、鼻窦炎	反复发作	风湿检查
喉	黏膜	溃疡	阿弗他溃疡	难治	风湿及肿瘤检查
	声门下	干咳、憋气	声门下狭窄	难治	内耳及气道检查
气管	气管	管壁增厚、钙化、管腔狭窄	气管狭窄	难治	内耳及风湿检查
	肺实质	结节、包块、空洞	结核、肿瘤	抗生素无效	五官及风湿检查
	肺间质	条索、网状影	肺间质病变	除外感染	感染及风湿检查

续表

	部位	临床表现	专科诊断	临床特点	鉴别要点
皮肤		脱屑样皮损	银屑病	类银屑病	皮肤外表现
		结节红斑	结节红斑	类结节红斑	结核及风湿检查
		过敏紫癜	紫癜	紫癜样皮损	风湿、血管炎检查
		面颊部红斑、光过敏	日光性皮炎	日晒部位皮损	风湿、血管炎检查
		雷诺现象	雷诺病	肢端外表现	风湿、血管炎检查
		坏疽	坏疽	难治、全身表现	风湿、血管炎检查
		慢性溃疡	慢性溃疡	难治、全身表现	风湿、血管炎检查
		网状青斑	网状青斑	全身表现	风湿、血管炎检查
		上眼睑紫罗兰色皮疹	皮肌炎	易被忽视	风湿检查
		关节伸面皮疹	皮肌炎	易被忽视	风湿检查
关节	小关节	手及腕部小关节	RA	查 RF,抗 CCP	风湿检查
		手指远端关节	PsA	皮肤指甲病变	风湿检查
	骶髂关节	下腰部	SpA	查 HLA-B27	风湿检查
	大关节	下肢(膝踝)关节	SpA	全身表现	风湿检查
		单关节	关节炎	全身表现	风湿检查
		关节伸面结节	类风湿结节	易被忽略	风湿检查
口腔	黏膜	反复溃疡	BD	口腔外症状	风湿检查
	牙齿	牙齿变黑残根、龋齿	pSS	查 SSA、SSB	风湿检查
	唾液	干燥	pSS	易被忽略	全身及风湿检查
肾脏	尿液异常	蛋白尿、血尿、低比重尿	各种肾病	肾炎	风湿检查
	肾功能异常	血肌酐增高、GFR 降低	各种肾病	原因不明	全身及风湿检查
肝脏	胆管	黄疸	肝胆、血液病	查 AMA-M2	全身及风湿检查
	肝细胞	肝功能异常	各种肝病	原因不明	全身及风湿检查
胃肠	肠道	腹痛、腹泻、消瘦	IBD、BD	查 ANCA	肠镜及风湿检查
	胰腺	胰腺	IgG4-RD	查 IgG4	影像及风湿检查
血管	大血管	无脉症、血管杂音,血压变化	TA,梗死	血压改变	影像及风湿检查
	小血管	相应器官功能异常	局部器官病变	查 ANCA	影像及风湿检查
神经	颅脑	头痛、眼眶	颅压高	原因诸多	全身及风湿检查
	外周神经	四肢麻木、感觉异常	外周神经病	非特异性	全身及风湿检查
	脊髓损害	相应节段病变或瘫痪	脊髓神经病	非特异性	全身及风湿检查
	脑神经损害	相应神经支配区域器官异常	脑病、脑血管病	非特异性	全身及风湿检查

七、多学科协作

澳大利亚眼科学者分析了 2 619 例葡萄膜炎(前葡萄膜炎 59.9%、中间葡萄膜炎 14.8%、后葡萄膜炎 18.3%、全葡萄膜炎 7.0%)患者发现:37.2% 患者的葡萄膜炎与眼外器官疾病有关;关节表现占 10.1%;非感染性全身疾病(如 BD、结节病或多发性硬化)占 8.4%;感染性疾病占 18.7%,49.4% 的前葡萄膜炎患者 HLA-B27(+);后葡萄膜炎患者病因与眼弓形虫(29%)和多灶性脉络膜炎(17.7%)相关。提示:眼科医生、风湿科医生、感染科医生、神经科医生及肿瘤科医生均应熟悉葡萄膜炎的鉴别诊断并加强协作。

第五节　复发性多软骨炎的眼部受累

1952 年,一位学者报道了 1 例伴关节炎、软骨病理改变及虹膜睫状体炎的患者。由于严重虹膜炎伴继发性青光眼,最终导致眼球萎缩而失明。此为一例目前可以回顾性诊断为 RP 的患者。以"relapsing polychondritis"为关键词,在 PubMed 上查到最早 RP 眼部受累的(法文)报道见于 1961 年。

第一个准确描述 RP 眼部表现的是美国学者。1965 年由 Rucker 和 Ferguson 报道了 1 例 41 岁女性患者,以左眼急性眼球突出伴复视及畏光而就诊,检查见突眼 5mm,左外直肌受累(或第六对脑神经麻痹所致),眼底、头部 X 线、视神经通路及鼻窦未见异常。鼻咽部活检显示非特异性炎症;8 天后发生双耳廓红肿;10 天后发生右眼突出,16 天后出现前巩膜炎;再次激素治疗后好转。实际上,此例为一例以眼部受累为首发症状的 RP 患者。

第一个 RP 眼损害的病例队列研究见于 1967 年,研究团队总结了 7 例患者的眼部体征,包括:前巩膜炎、类似于 Coats 病的渗出性视网膜病变、巩膜角膜炎伴进展性巩膜变薄、虹膜炎,结果显示:RP 的眼部受累高达 65%,以眼部受累为首发表现的占前三位。本病可累及眼睛的各个部位,表现为突眼、眼睑肿、眼外肌麻痹、巩膜炎、结膜炎、角膜浸润、边缘溃疡性角膜炎、角膜变薄或穿孔、虹膜睫状体炎、白内障、视网膜病变、渗出性网脱和视神经炎,有时为多种眼部损害共存。在诸多类型的眼部受累表现中,以巩膜炎和结膜炎最常见,47% RP 患者可出现上述改变,18% 可为首发症状。典型表现为巩膜炎、边缘溃疡性角膜炎、葡萄膜炎和突眼。前巩膜炎较后巩膜炎更为常见,可表现为弥漫性、结节性或坏死性巩膜炎。此类患者巩膜组织活检可显示血管炎、细胞渗出和血管壁组织有免疫球蛋白沉着。

RP 的眼部受累通常较轻,可以作为首发症状,常迁延不愈或反复发作;而葡萄膜、神经受累易致盲;伴有眼部炎症性疾病的患者通常伴有其他 RP 症状,但亦可作为首发症状出现数年之久。

1. **眼睑**　早在 1986 年 Isaak 报道的患者中,约 10% RP 患者可表现为眼睑组织受累。

其中,9例患者表现为眶周眼睑水肿,3例表现为双侧眼睑水肿,其中2例呈类似蜂窝织炎的外观。个别RP患者还可发生上睑下垂同时伴有结膜水肿,出现类似炎性假瘤的临床特征。

2. **结膜** 结膜病变为RP诊断条件之一。可为单纯结膜炎、结膜粉黄色斑及球结膜水肿。多为双侧非特异性。可发生结膜下出血。可伴有轻度的角膜结膜瘢痕。如同时伴有干燥综合征,患者的干眼症状会较为严重。1例病程较长的RP患者结膜发生鱼肉状肿物,病理组织学检查显示呈反应性淋巴细胞增生。Yu等报道了1例闭塞性微血管病变导致慢性滤泡性结膜炎的RP患者。

3. **角膜** 可为单纯角膜炎、边缘溃疡性角膜炎(PUK)(图8-2)、角膜变薄及角膜溶解(穿孔)。PUK与多种自身免疫病相关,典型特征为在角膜周边部位出现新月形、坏死性炎症病灶。曾有报道在一例RP患者的血清中检测到针对角膜内皮的循环抗体(免疫荧光法)。严重的角膜周边薄变可致角膜穿孔,甚至发生感染性眼内炎。部分RP患者可出现角膜上皮、基质的炎症浸润和角膜水肿,这部分患者通常多伴有巩膜炎。RP患者发生角膜炎症浸润可伴有前房积脓,应注意和感染性角膜炎鉴别诊断。

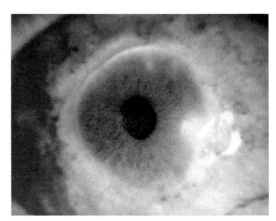

图8-2 边缘溃疡性角膜炎

RP患者中PUK的发病率低于10%。双眼进行性PUK可导致角膜穿孔、眼内炎,严重者需要双眼眼内容剜除。使用糖皮质激素治疗前,应常规进行角膜溃疡组织刮片培养,除外感染性病因所致。

部分RP患者的角膜病变还可表现为不典型Cogan综合征:如1例62岁女性卵巢癌患者出现间质性角膜炎、全葡萄膜炎、双侧SNHL及耳廓软骨炎;尽管耳廓病理活检不典型而诊断为CS,但此例已经符合RP诊断标准。

4. **巩膜** 巩膜炎为RP诊断条件之一。各种类型巩膜炎(弥漫性巩膜炎、结节性巩膜炎及坏死性巩膜炎)是RP最常见的眼部损害类型,发生率约为47%。通常与眼外表现伴行(尤其是耳鼻软骨炎、内耳损害及关节)。浅层巩膜炎通常表现为眼红,不伴疼痛;而巩膜炎多伴有明显的眼痛(图8-3)。严重的巩膜炎可以出现巩膜软化(可回顾性提示诊断)、巩膜穿孔(图8-4)。同RA、GPA、BD和PAN相类似,坏死性巩膜炎可作为RP患者发生系统性血管炎的首发症状。治疗上需要大剂量激素,60%患者需要免疫抑制剂。

2016年西班牙学者报道了13例RP伴巩膜炎患者,并与113例其他自身免疫病伴巩膜炎进行了比较,提示与RP相关巩膜炎的特点为:双侧(92.3%)、弥漫性(76.9%)、反复发作(84.6%)、视力下降(46.2%)、前巩膜炎(38.5%)、坏死(23.1%)、边缘性角膜溃疡(15.4%)、视神经炎(15.4%)及眼压增高(30.8%);69.2%的患者同时伴有RP之外的CTD,包括系统性血管炎等,并且先于 RP 平均 9(2~21)年发病。类似患者需要积极治疗。1990 年报道的 RP 伴活动性巩膜炎的临床特点及眼组织免疫病理特点提示:结膜及巩膜的病理所见符合血管炎改变。

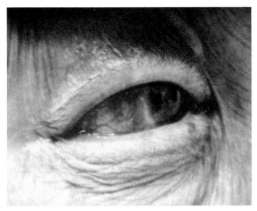

图 8-3　巩膜炎

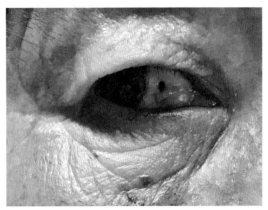

图 8-4　巩膜穿孔

5. **葡萄膜**　葡萄膜炎为 RP 诊断条件之一。约 25% 的 RP 患者可发生葡萄膜炎,多表现为前葡萄膜炎或巩膜葡萄膜炎,部分前葡萄膜炎患者可伴有前房积脓。

6. **晶状体**　RP 患者可发生与眼内炎症或激素相关的晶状体后囊下皮质混浊(白内障)。

7. **视网膜**　多表现为视网膜血管炎(图 8-5)、脉络膜视网膜炎。约 8% 的 RP 患者可出现包括棉絮斑、视网膜内出血在内的不同特征的视网膜病变。部分 RP 患者可发生伴有视网膜血管炎的中央或分支视网膜静脉阻塞。既往文献中也有发生视网膜中央动脉阻塞、渗出性视网膜脱离、脉络膜脱离、脉络膜视网膜炎和视网膜炎症浸润的临床报道。可能与其他眼内炎症的发病机制类似,部分 RP 患者可发生黄斑囊样水肿。

8. **眼眶**　4% 的 RP 患者可表现眼球突出,可能与眼球后部组织的炎症有关。Tucker 等对 1 例 RP 患者进行活检,眶内组织呈伴有淋巴细胞增生的慢性炎症。眼外肌(尤其是外直肌)(图 8-6)或脑神经(尤其是第三对和第六对脑神经)受累导致眼外肌麻痹,出现复视。眼外肌麻痹可能与眼外肌发生血管炎或支配神经受损有关。个别 RP 患者还可发生上睑下垂、眶周眼睑水肿和结膜水肿,类似炎性假瘤的临床特征。眼眶炎性假瘤的出现应及时进行 GPA 的排查,后者为最常见的原因。

9. **视神经**　RP 视神经损害的临床特征包括缺血性视神经病变,其中包括缺血性视神经病变、视神经水肿。其中缺血性视神经病变的发生机制考虑与全身血管炎相关。4% RP 患者可发生视神经炎,4% RP 患者发生与巩膜炎相关的视神经水肿。

10. **其他损害**　RP 的其他眼部损害包括泪囊炎(可能与鼻骨塌陷有关)、全眼球炎、青光眼、视野受损(可能与大脑枕叶或视放射神经纤维梗死有关)。

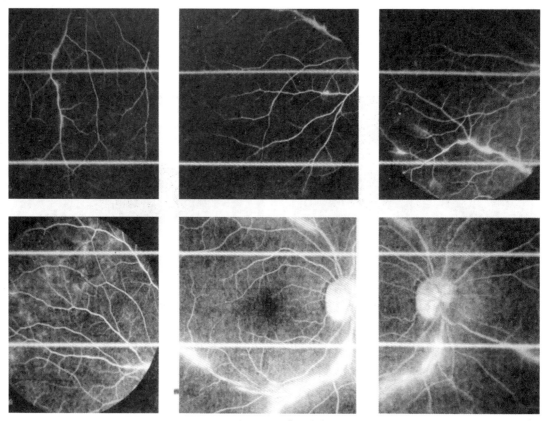

图 8-5 视网膜血管炎

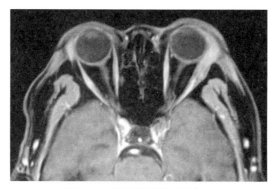

图 8-6 眼肌增粗伴泪腺肿大

【病例分享】

患者,男性,50 岁。4 个月前感冒后出现眼红伴活动后气短,外院肺 CT 示片状阴影,肺灌注通气扫描后疑肺栓塞,予以溶栓治疗后气短症状改善。2 个月前出现耳鸣伴听力下降,外院诊断为突发性聋,激素等治疗效果欠佳;后因耳痛,疑中耳炎予以抗生素治疗仍无效。2013 年 2 月 27 日来我院眼科诊断为巩膜炎,耳科诊断为 SNHL,经风湿科会诊疑 RP 收入院。

入院查体：一般情况好，血压正常，无发热。皮肤、淋巴结、心肺肝脾、四肢关节均未见异常；化验：WBC $4.5×10^9$/L、Hb 137g/L、Plt $185×10^9$/L、ESR 28mm/h、CRP 9.12mg/L、RF、ANA、ANCA 均阴性；肝肾功能正常；CT 示颈部气管壁增厚；右乳突炎；CT 双肺多发条索影，与当地检查所见相似。肺功能：肺一氧化碳弥散量 55%；纯音测听示双侧重度 SNHL；前庭功能异常，冷热试验 CP=44%；耳声发射为双侧平线；声导抗右耳为 C 型曲线，鼓室压力 –325daPa，右耳正常；1 000Hz 生反射阈值未引出；听觉诱发电位及耳蜗电图均示右耳异常；诊断为 RP。

经激素联合免疫抑制剂治疗 4 个月，听力基本恢复。截至目前多次复查，听力保持稳定，巩膜炎未再发作、肺 CT 及肺功能无明显变化。

【点评】

本例中年男性，以眼红起病，伴胸闷气短。发现肺部异常后治疗重点为肺栓塞（忽略眼红的问题）。之后出现耳聋，影响工作后才引起重视。来我院检查时，有经验的耳科接诊医师将眼红及耳聋联系在一起，想到风湿病的可能。经我科进一步检查发现气管壁增厚而确诊为 RP，经激素及免疫抑制治疗，眼红消失、听力改善，肺实质病变及气管病变未见变化。患者有规律的定期复查，坚持药物治疗，病情保持稳定。

（曹绪胜　姚　宁　王振刚）

第九章
关节病变

第一节 关节的解剖结构与功能

一、骨与关节

人体骨架由 260 块骨骼组成。骨与骨之间借助结缔组织、软骨或骨连接在一起,这一结构称之为关节。关节在运动系统(骨、关节、骨骼肌)的协调下,发挥着支撑、保持及运动作用。

1. **关节结构**　关节由关节囊、关节面和关节腔构成。关节面由一层滑膜覆盖于关节透明软骨上。关节囊则由包绕关节的周围软组织(韧带、肌腱)构成。关节腔则是相邻关节面之间与关节囊所形成的有限间隙,内含少量滑液。

2. **关节类型**　关节为骨与骨之间的一种连接方式。

(1)依据关节的连接方式分为:①直接连接(又称不动或微动链接),见于颅骨、肋骨、脊柱及骶骨等部位;②可动链接(滑膜关节),为身体大部分关节的构成,具有相应功能范围、几乎无摩擦力的活动。

(2)按照关节大小分为:①大关节[如肩关节、肘关节、髋关节、膝关节(图 9-1)、踝关节];②小关节(如手部及足部的诸关节)。

(3)按照关节分布部位分为:①外周关节(如四肢关节);②中轴关节(如脊柱关节)。

3. **关节的物理力学**　关节最重要的生理参数是单位负重:即关节所承受的力 / 负重分布区。关节的保护有 3 种机制:①将关节受力分散到周围软组织、韧带和肌肉;②关节面的适应性,使接触面不随负重增加而不恰当的加大;③软骨松质骨单位的依从性。

不同关节的不同生理要求,决定了此 3 种力量消散机制的相互关系。

4. **关节内温度及压力的改变**　未负重关节主动运动时,由于滑膜下组织血流增加而使关节内温度增加约 1℃。关节内压力常低于大气压力而使关节面相互依赖;关节积液时,关节内压力增高而不同程度地影响着关节功能。

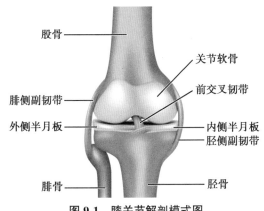

图 9-1 膝关节解剖模式图

二、关节软骨的病理生理

1. **关节软骨的退行性改变** 软骨退变的机制尚不清楚。生物力学损伤(如外伤)可以直接或间接的通过在软骨和其他关节组织中产生细胞因子和软骨基质降解蛋白酶,参与骨关节炎中软骨的破坏。

关节的退行性变与年龄相关。然而,软骨总的细胞构成、滑液成分、胶原及氨基葡萄糖的总量并不随年龄而改变。软骨的退变包括三个方面:①蛋白聚糖中的核心蛋白的蛋白酶解;②核心蛋白及连接蛋白的非酶化作用;③透明质酸的自由基或透明质酸酶裂解。目前认为:软骨的退行性变与炎症相关。因此,关节疾病(炎症变化)可以引起关节一系列的病理生理改变。

在 OA 中,软骨细胞通过自分泌 - 旁分泌方式产生分解因子和合成因子,在周围软骨基质结构的改变中发挥重要作用。尽管有证据表明软骨在炎症环境中有反应并参加自身基质的降解,但在 RA 中软骨破坏主要发生在与滑膜血管翳相连的区域。这是由于滑膜细胞中蛋白酶的释放和激活,部分发生在能与关节液中多形核中性粒细胞分泌的基质降解酶直接作用的软骨表面。除了蛋白酶的直接作用,RA 滑膜组织通过释放细胞因子及其他介质间接作用于软骨细胞,使其功能下降而导致软骨丢失。

2. **滑膜及关节囊的病理改变** 滑膜衬里的细胞具有吞噬和清除滑液中软骨碎片的作用。滑膜中的淋巴系统可以加强大分子物质的清除。滑膜炎症时,上述清理机制失去作用,致使水、纤维蛋白、细胞因子、抗体、炎症细胞及一些酶进入关节腔增加。

正常人体软骨亦会发生免疫损伤。RP 患者软骨成分成为免疫攻击的易感部位,导致系统性炎症和局部组织损伤的持续。目前尚不清楚该病的起始因素是如何使炎症反应扩大甚至导致软骨破坏的过程。几种动物模型有助于阐述 RP 的发病机制,提示 Ⅱ 型胶原、matrilin-1 可以诱导软骨炎,其中细胞因子及免疫细胞、补体均在发病中发挥了重要作用。在遗传易感人群的软骨微小损伤或由于感染 / 刺激因子与软骨结构存在分子模拟现象,可能触发一系列类似其他自身免疫病的炎症反应。

第二节 关节的常见症状及疾病

一、常见症状和体征

1. **关节痛** 关节痛为关节任何部分病变所致的疼痛症状；客观检查没有炎症和/或滑膜炎改变。

2. **关节炎** 关节炎则为与各种原因所致的关节相关软组织炎症体征，如红、肿、热、痛、滑膜炎等；骨痛为骨骼病变所致的疼痛而非关节相关组织病变所致。

3. **晨僵** 为一种关节活动不灵活的感觉，多在长时间关节不活动时发生，如睡醒后；与关节内组织充血肿胀而致关节腔空间变小相关。

4. **关节积液** 为过量的关节腔积液；依据关节腔积液的性质可以初步判断关节炎性质。

5. **关节畸形** 由于骨骼破坏或肌腱疾病致关节正常形态改变，多伴随着关节的活动受限。

不同疾病的关节受累各有其特点，但关节病变的症状和体征没有特异性。

二、常见的关节疾病

1. **非感染性关节炎** 是一类慢性、具有关节受累的全身疾病。慢性关节炎关节的各个部分均可受累，如滑膜、软骨和肌肉等。关节炎的病理变化始终遵循着滑膜炎、软骨破坏及关节僵直这一进程。

慢性非感染性关节炎的发病、发展过程可分为4个阶段：

（1）滑膜炎：病理变化为滑膜充血、水肿、增厚；关节内渗液增多，关节周围软组织肿胀。滑膜炎早期伴有诸多炎性细胞浸润，并分泌大量炎症因子，导致关节结构破坏；中后期伴有包括成纤维细胞在内的细胞增生，而逐渐出现关节纤维僵直。

（2）血管翳形成及软骨破坏：增生的滑膜形成片状、绒毛状组织，称之为血管翳。此沿着软骨表面生长、蔓延、侵入并破坏软骨，并使软骨下骨板发生改变。

（3）纤维性关节僵直：此阶段，软骨已经破坏，滑膜炎减轻，但纤维增生加重，致使关节内压力增加、关节面粘连、关节运动受限。

（4）骨性关节僵直：关节内纤维组织增多，并出现钙化、骨化，形成骨组织。

2. **皮下结节** 与关节炎相关的皮下结节多发生在前臂背面、尺骨鹰嘴下数厘米处，发生率约15%。纤维结节中央为类纤维蛋白变性区，周围有炎症反应带，含有放射状排列的大单核细胞。多见于伴高滴度 RF 的类风湿关节炎患者。

3. **腱鞘炎** 又称弹响指、扳机指。腱鞘炎是指腱鞘因反复、长期机械摩擦而引起的慢性无菌性炎性改变。手指屈肌腱鞘部位最常见。主要表现为患者在屈、伸活动过程中，在掌指关节掌侧感觉酸胀、疼痛,活动时感到阻力。产生机制为:长期慢性屈肌腱鞘炎导致腱鞘的炎性狭窄而产生活动阻力。关节活动时需用力才能克服此阻力。严重者,用力活动时会出现局部"弹响"。

第三节 关节病的检查

一、物理检查

1. 关节的查体主要依靠望诊和触诊。一些关节疾病的体征具有提示性,如手 OA 的 Herberden 结节、布夏尔结节(Bouchard node),RA 的尺侧偏斜畸形等。当然,这些体征均是关节疾病的晚期表现;另外,还需结合病史。

(1)关节的外观很重要。关节急性炎症的体征——红与肿,需经有经验的医生经"望诊"查证。由于关节病变所导致的关节运动障碍(如步态或活动受限)也需要由医生查证。

(2)关节的触诊是关节疼痛程度、关节压痛点、是否有积液、关节弹响的不可替代的重要手段。

临床上,关节疾病查体同样需要详细病史、伴随症状、仔细体格检查、关节检查;另外,影像学检查(X 线 /CT、MR)是基本手段,还包括血清学检查、关节镜及关节穿刺抽液检查。

2. 关节炎(痛)的检查及鉴别诊断需要考虑以下因素:

(1)受累关节的类型:脊柱关节炎多为大关节受累,类风湿关节炎多为小关节受累。

(2)受累关节数目:炎症性关节炎多为多关节受累,痛风或感染多为少关节受累。

(3)受累关节部位:脊柱关节炎多为中轴关节受累,类风湿关节炎多为外周关节受累。

(4)对称与否:炎症性关节炎多为对称性关节受累,痛风或感染多为非对称性关节受累。

(5)关节炎(肿伴积液)或关节痛:较严重的炎症性关节炎多伴有关节积液。

(6)患者性别及发病年龄:骨关节炎多见于老年患者,痛风关节炎多见于男性。

(7)是否伴有畸形:晚期类风湿关节炎多有关节畸形、红斑狼疮及复发性多软骨炎患者多无关节畸形。

(8)病程及其发作急缓:回纹症及痛风关节炎多为持续数天的急性发作。

(9)家族史:脊柱关节炎可有家族史,并为诊断条件之一。

(10)起病前诱因:食用海鲜啤酒多为痛风关节炎急性发作的最常见诱因。

二、影像学检查

关节的影像学检查十分重要。X 线平片可以观察到关节骨及关节间隙的改变;关节的 CT 检查可以更加细致地观察到关节及骨改变;双能量 CT 的技术应用为晶体性关节炎的鉴别诊断提供了很好的手段;关节的 MR 检查可以发现关节积液、滑膜炎、肌腱附着端炎及骨髓水肿等改变。

近年,关节的肌肉骨骼超声检查为关节的滑膜改变提供了一个新的探测途径。

三、血清学检查

血清学检查可以为关节炎的病因、疾病活动性及鉴别诊断提供帮助。

四、其他

有时还需要进行关节穿刺、关节镜及滑膜活检,以排除感染及特殊类型的关节病。常见风湿病关节受累的特点见表 9-1。

表 9-1　各种常见风湿病关节受累的特点

疾病	临床表现
RA	小关节、多关节、对称、伴晨僵、手近侧指间关节 / 掌指关节 / 手腕受累,X 线平片显示关节边缘骨破坏
OA	老年、肥胖、活动时痛 / 休息缓解、负重关节多见,X 线平片见软骨下硬化、骨质增生等
PsA	牛皮癣、非对称关节受累、手 DIP 受累、指甲营养不良及顶针样改变,X 线平片示铅笔帽样改变
SPA/AS	家族史、虹膜炎、炎性背痛、HLA-B27(+)、附着端炎、下肢关节炎、骶髂关节炎
AS	骶髂关节炎、竹节样骨桥、椎体方变、骨质疏松
痛风	急性发作、常见第一足趾受累、血尿酸高、饮食诱因、X 线平片示穿凿样、秋水仙特效
Reiter 综合征	泌尿系感染史、青年男性、单关节炎、下肢关节,X 线平片示逗点状、脊柱不对称骨桥
SLE	无骨破坏、多系统损害、多种自身抗体阳性
pSS	口眼干燥、自身抗体、无骨质破坏、可有骨质疏松
SSc	硬皮症、ANA 强阳性、肺损害、可有骨质吸收(指节变短)

第四节　非复发性多软骨炎
风湿病的骨关节病变

大多数风湿病可累及骨关节,其中最常见的是骨关节炎、类风湿关节炎和脊柱关节炎,这些关节炎均伴有关节结构及功能的破坏。

1. **类风湿关节炎**　RA 的关节受累主要表现为滑膜炎,以对称性的小关节受累为主,亦可有大关节受累;多见于中年女性,慢性病程,典型表现为对称性手小关节肿痛,可造成关节畸形、功能障碍,实验室检查类风湿因子、抗 CCP 抗体阳性,病情活动可血沉增快、C 反应蛋白增高。X 线检查关节端骨质疏松、关节边缘起始的骨破坏,严重时可有典型的"天鹅颈"及"纽扣花"样外观畸形改变。

2. **脊柱关节炎**　包括强直性脊柱炎、银屑病关节炎、炎性性肠病关节炎及反应性关节炎,典型代表是强直性脊柱炎,共同的病理基础为肌腱附着点炎。本病以青年男性多发,以中轴关节如骶髂及脊柱关节受累为主,虽有外周下肢关节病变,但多表现为下肢大关节,为非对称性的肿胀和疼痛,并常伴有棘突、大转子、跟腱、脊肋关节等肌腱和韧带附着点疼痛。关节外表现多为虹膜睫状体炎、心脏传导阻滞及主动脉瓣闭锁不全等。X 线平片可见骶髂关节侵袭、破坏或融合,脊椎角的方变、椎前韧带钙化及"骨桥"形成,至晚期的"竹节样"改变。RF 阴性,HLA-B27 抗原阳性。有明显的家族发病倾向。

典型的银屑病性关节炎的鉴别点为皮肤改变及外周关节受累时的"铅笔帽"样改变。

反应性关节炎:感染后的关节炎,起病前的感染病史,RF(−);ReA 临床不典型要考虑 RP。

3. **骨关节炎**　主要表现为关节软骨的退行性改变、以大关节及负重关节受累为主;多见于中、老年人,起病过程大多缓慢。手、膝、髋及脊柱关节易受累,而掌指、腕及其他关节较少受累。病情通常随活动而加重或因休息而减轻。晨僵时间多小于半小时。双手受累时查体可见 Heberden 结节和 Bouchard 结节,膝关节可触及摩擦感。不伴有皮下结节及血管炎等关节外表现。类风湿因子多为阴性,少数老年患者可有低滴度阳性。X 线平片表现为:软骨下硬化、关节骨质增生、关节间隙狭窄。

4. **痛风性关节炎**　痛风性关节炎的骨破坏具有"穿凿样"特点,不伴有破坏部位周边的炎性改变。但应注意与"假痛风"关节炎的鉴别诊断。

5. **其他常见风湿病**　如系统性红斑狼疮、干燥综合征等均可有骨关节表现。一般为非侵蚀性关节炎改变。

第五节　复发性多软骨炎的骨关节表现

在复发性多软骨炎患者中,关节症状是除耳廓软骨炎之外的第二常见的临床表现。33% 作为首发症状出现,50%~75% 在病程中出现。由于缺乏特征性临床表现及实验室检测指标,这部分患者的误诊率非常高。

1976 年的研究显示:RP 的关节受累近半数(8/19)为首发;症状明显者占多数(11/19);关节表现可为游走性、非对称性、无结节性、非侵蚀性和 RF 阴性;大、小及胸骨旁关节均可受累;甚至已经存在慢性多关节炎或相关风湿病多年。

一、复发性多软骨炎关节受累的特点

1. **大小关节均可受累**　最常见的外周关节受累为掌指关节、近端指间关节、腕关节、膝关节等；其次为踝、腕、跖趾关节及肘关节。骶髂关节及肋骨的受累也有报道。2001 年英国学者报道的一例老年女性患者，对称性大关节受累 6 周后出现声嘶，就诊时已经有明显鞍鼻畸形。

2. **寡关节或多关节受累**　一般表现为非对称性、不定期发生的、游走性的血清阴性的关节炎，急性的单关节炎或多关节炎（类似于类风湿关节炎），不伴关节破坏；可持续数周至数月，甚至可以自然缓解。1998 年德国学者总结 14 例符合 Michet 标准的 RP 患者显示：关节炎的发生率为 70%（首发 2 例、病程中 10 例；多关节炎 6 例、单关节炎 4 例），以非对称性关节炎为主；关节炎的出现与其他部位的软骨炎及实验室指标无关；HLA-DR4（+）6/7 例，为其易感因素。实际上，不伴关节炎的关节痛很常见。亦可存在肌腱炎、腱鞘炎、附着端炎及肌痛等。如果有关节破坏，提示伴发类风湿关节炎。

3. **受累部位**　关节症状的持续时间依据软骨炎的发作时间而不同，或可先于关节炎数年出现。

（1）中轴关节：患者出现严重的背痛、驼背及晨僵，如 RP 合并银屑病关节炎、Reiter 综合征和强直性脊柱炎。这些患者还可同时伴有虹膜炎、视神经炎、IBD 及主动脉受累，或可 HLA-B27（+）。如果出现脊柱关节放射学改变，提示 RP 以与脊柱关节炎伴发。RP 脊柱受累的报道最早见于 1969 年，国外已有多个 RP 合并骶髂关节受累的报道。通常 RP 的脊柱受累症状不严重。这些报道初步探讨了 RP 和 SpA 之间可能的关系，但是缺乏较大样本的临床及基础研究的证实。

国内报道了 5 例 RP 合并脊柱关节炎的病例。这 5 例病例均为男性，年龄 34~60 岁，均以炎性腰背疼为首发表现，之后才陆续出现 RP 的典型表现，最终得以确诊。5 例中 4 例 HLA-B27 阳性，均存在 CT 或者 MRI 显示的骶髂关节面骨质破坏或者存在骶髂关节炎改变而符合脊柱关节炎的分类标准，故诊断为 RP 合并脊柱关节炎。然而，究竟是 RP 累及骶髂关节还是合并存在脊柱关节炎，目前尚难定论。

（2）胸肋关节：最具有特征性的肋软骨炎为胸骨旁关节（如胸骨柄、胸锁关节及肋软骨缘）的疼痛及局部压痛；有时可有局部肿胀，高度提示 RP。在严重病例，此部位的软骨炎可以导致肋骨脱位及胸部塌陷畸形。

4. **关节破坏**　RP 的关节受累为非侵蚀性的。如果伴有骨关节的侵蚀性改变，一般认为与 RA、脊柱关节炎（如银屑病关节炎）、AS 或其他风湿性疾病伴发。亦有 RP 患者自身抗体阴性、不符合 RA 分类（诊断）标准的广泛的小关节侵蚀性改变的个案报道。笔者认为：RP 的骨关节侵蚀性病变可能与 RP 的病程相关。但是基于当时的技术所限，导致患者关节破坏的原发病待商榷。

二、复发性多软骨炎关节表现的意义

RP 可以出现全身表现，如在疾病复发阶段，全身症状如关节痛、发热、食欲不振及体重下降常见。1995 年西班牙学者在 14 例符合 Damiani 和 Levine 标准的 RP 研究中发现:外周关节受累最常见;关节症状的出现与非关节的软骨炎无关,与发病年龄、病程、复发次数及疾病严重度(受累器官数目及致命性)无关;但伴关节炎 RP 患者的病程较长、器官受累数目较多及预后较差。

国内关于 RP 关节受累研究仅为个案报道。2014 年国内学者报道了 1 例误诊为 RA 的 RP 病例。该病例为以多关节肿痛起病,之后出现呼吸困难、耳廓软骨炎及鞍鼻表现,行气管镜提示气管塌陷,最终诊断为 RP,该患者血清学均阴性,关节病变为非侵蚀性,故之前的关节病变考虑为 RP 的前期症状。国内亦有复发性多软骨炎并发银屑病关节炎的个例报道。2015 年国内报道的数据表明:RP 以关节软骨起病者占 15.3%,虽低于高加索的病例研究,但在整个病程中的关节病变仍占复发性多软骨炎累及全身脏器的第二位(77.9%),与高加索人及印度北部的报道相近。

已有文献描述了 RP 关节受累表现的临床特点,但由于患者例数较少、所涵盖的关节受累类型有限,尤其是以关节症状起病的患者可以表现为对称性多关节肿痛而酷似 RA 或中轴关节受累而酷似脊柱关节炎,有时,影像学及血清学检查不能提供可靠地证据而延误早期诊断,因此,对这部分患者进行谨慎的鉴别诊断及随诊是非常必要的。

2016 年美国学者报道 1 例 45 岁女性 RP 患者伴颞下颌关节滑膜软骨瘤的患者,经关节镜、关节成形术及病理证实的一种第二少见的软骨瘤。滑膜软骨瘤是一种增殖性及进展性滑膜疾病,为一种不同大小的软骨及钙化的松软组织,可以导致关节功能受损及关节囊变大。本病通常累及大关节。其发病机制可能与 RP 相关的自身免疫相关。由此可见,对 RP 软骨破坏机制的了解仍然很少。

【病例分享】

患者,女性,44 岁。间断腰背痛伴晨僵 20 年,活动后缓解,无放射痛。7 年前于我院查 HLA-B27 阳性,骶髂关节平片提示双侧骶髂关节面模糊,骶髂关节 CT 检查未见明确病变,曾考虑脊柱关节炎的诊断,未规律诊治。之后上述症状渐加重,伴右侧足跟痛,臀区交替痛,弯腰及起立困难,并出现颈部僵硬感,静息时憋气感等,美沙拉秦治疗有效。既往:3 个月前发现反复镜下血尿,于肾科就诊考虑隐匿性肾小球肾炎。

1 年前,间断双眼痛伴眼干、畏光及听力下降,5 个月前接触甲醛气体后出现咳嗽、咳白黏痰,咽喉部肿痛;外院诊断为咳嗽变异性哮喘。4 个月前出现声嘶,严重时失音,间断头晕,无耳廓红肿及鼻背部肿痛。我院喉镜检查提示喉炎。于我科就诊,血常规正常,ESR、CRP 正常,RF、ANA、ANCA 均阴性;喉 CT 见气管壁点状钙化,纯音测听提示双侧感音神经性聋,前庭功能检查提示左侧水平半规管功能减弱,诊断为 RP。

经激素及免疫抑制剂治疗后喉部症状明显改善,维持治疗 1 年余,病情稳定。

【点评】

该患者炎性腰背痛伴足跟疼,HLA-B27 阳性,但骶髂关节影像检查未见明确病变,依据最新的中轴型 SpA 分类(诊断)标准,SpA 诊断明确。之后出现喉部软骨病变及声嘶,检查发现:气管壁钙化、双耳听力下降及前庭功能异常,因此,符合 1986 年 Michet 诊断标准而诊断为RP。

本例为AS与RP两者合并存在、先后发生，容易造成误诊。因此，已有风湿病的患者出现五官受累症状时应警惕RP的存在。

（高 圆）

第十章
皮肤病变

第一节　皮肤的解剖与功能

　　被覆于体表的皮肤是人体最大的器官,主要由表皮、真皮和皮下组织构成,除汗腺、皮脂腺、毛发等器官外,含有丰富的血管、淋巴管、神经、肌肉等组织(图 10-1)。除具有屏障、吸收、感觉、分泌、排泄、体温调节、物质代谢等多种功能外,还是一个重要的免疫器官,对维持人体内环境稳定至关重要。

　　参与皮肤免疫功能的成分包括免疫细胞和免疫分子两部分。

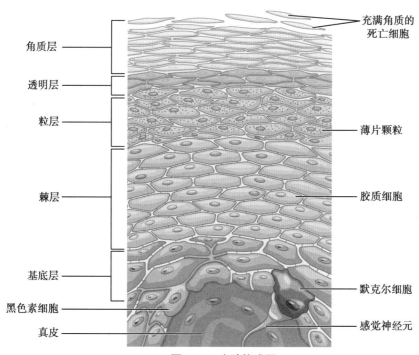

充满角质的
死亡细胞

角质层

透明层

粒层　　　　　　　　　　　　　　　　　　　　　　　薄片颗粒

棘层　　　　　　　　　　　　　　　　　　　　　　　胶质细胞

基底层

黑色素细胞　　　　　　　　　　　　　　　　　　　默克尔细胞

真皮　　　　　　　　　　　　　　　　　　　　　　　感觉神经元

图 10-1　皮肤构成图

一、免疫细胞

参与皮肤免疫反应的细胞主要包括：

1. **角质形成细胞**　具有合成和分泌白介素、干扰素等细胞因子的作用，还可通过表达MHC-Ⅱ类抗原、吞噬并粗加工抗原物质等方式参与外来抗原的呈递。

2. **淋巴细胞**　主要为T淋巴细胞，其中表皮内淋巴细胞以$CD8^+T$细胞为主，占皮肤淋巴细胞总数的2%。

3. **朗格汉斯细胞**（Langerhans cell，LC）　LC一种可被氯化金着色的树突状细胞。LC主要在表皮，占表皮细胞总数的3%~5%；少量分布在真皮。LC属于抗原呈递细胞，其表面表达MHC-Ⅱ类抗原，在将外来抗原呈递给$CD4^+Th$细胞方面至关重要；另外，LC在免疫监视、免疫调节、免疫耐受、皮肤移植物排斥反应、接触性超敏反应、调控T淋巴细胞的增殖和迁移等方面亦发挥着重要作用。

4. **内皮细胞**　主要分布在真皮血管，可分泌细胞因子、参与炎症反应及组织修复。

5. **肥大细胞**　主要分布在真皮乳头血管周围，主要参与Ⅰ型超敏反应。

6. **巨噬细胞**　主要分布在真皮浅层，参与创伤修复及非特异免疫反应。

7. **成纤维细胞**　主要分布在真皮，参与维持皮肤免疫系统的稳定。

8. **真皮树枝状细胞**　真皮树枝状细胞是真皮免疫系统的重要组成部分；在参与抗原提呈的同时，还可分泌多种细胞介质如肿瘤坏死因子、白介素等。真皮树枝状细胞在正常皮肤血管周围分布很少，但在过敏性接触性皮炎、银屑病、斑秃、蕈样肉芽肿皮损中遍及真皮乳头。此外，真皮树枝状细胞具有活跃的吞噬功能。

二、免疫分子

存在于皮肤的主要免疫分子包括：

1. **细胞因子**　在适宜刺激下，皮肤内多种细胞均可合成和分泌白介素、肿瘤坏死因子、干扰素、胸腺生成素等各种细胞因子。

2. **黏附因子**　可介导细胞与细胞间或细胞与基质间相互接触或结合。病理状态下黏附因子表达增加，可作为某些疾病的监测指标。

3. **其他因子**　如皮肤表面存在的分泌型IgA（sIgA），在皮肤局部的特异性防御机制中起作用。sIgA通过阻抑黏附、溶解细菌、调理吞噬、中和病毒及毒素等作用，构成皮肤局部抗感染及抗过敏的屏障。补体通过溶细胞杀菌、免疫吸附促吞噬、溶解免疫复合物、充当过敏毒素及促介质释放等发挥生理和病理效应，参与皮肤免疫反应。

第二节 皮肤的主要症状和疾病

一、主要症状和体征

1. **症状** 主要为局部感觉症状,如有瘙痒、疼痛、烧灼、麻木等,可以伴有全身症状如畏寒、发热、食欲不振、关节疼痛等。

2. **体征** 主要为皮损,分为原发性皮损和继发性皮损两类。临床上,有时很难区分。

(1)原发性皮损:为皮肤本身病变所致。①斑疹:局限性皮肤颜色改变,与周围皮肤平齐,无隆起及凹陷,直径小于1cm;直径大于1cm时称之为斑片。分为红斑(局部真皮毛细血管扩张、充血)、出血斑(毛细血管破裂后红细胞外渗到真皮内)、色素斑(表皮或真皮色素增加、减少或消失)。直径小于2mm时称淤点,大于2mm称瘀斑。出血斑及色素斑均压之不褪色。②丘疹:局限性、实质性、直径小于1cm的表浅隆起性皮损。③斑块:为丘疹扩大或较多丘疹融合而成,直径大于1cm,中央可有凹陷。④风团:为真皮浅层水肿引起的暂时性、隆起性皮损。呈红色或苍白色,周围常有红晕,大小不一,形态不规则。皮损发生快,此起彼伏,数小时可消退,消退后不留痕迹,常伴巨痒。⑤水疱和大疱:水疱为直径小于1cm的局限性、隆起性、内含液体的腔隙性皮损;直径大于1cm者称大疱。⑥脓疱:为局限性、隆起性、内含脓液的腔隙性皮损,可由细菌或非感染性炎症引起。⑦结节:为局限性、实质性、深在性皮损,呈圆形或椭圆形,可隆起于皮面,需触诊方可查出,有一定硬度或浸润感。⑧囊肿:为位于真皮或更深位置的含有液体或黏稠物及细胞成分的囊性皮损,可隆起于皮面。

(2)继发性皮损:为皮肤外疾病所致。①糜烂与溃疡:糜烂为局限性表皮或黏膜上皮缺损形成的红色湿润表浅创面。溃疡为局限性皮肤或黏膜缺损形成的深达真皮或更深位置的创面,其基底部常有坏死组织附着,边缘可陡直、倾斜或高于周围皮肤。②鳞屑:为干燥或油腻的角质细胞的层状堆积,由表皮细胞形成过快或正常角化过程受干扰所致。③皮下出血:皮下出血常见于造血系统疾病、重症感染、某些血管损害性疾病以及毒物或药物中毒。结缔组织病的皮下出血病理机制多为血管炎。分为瘀点(直径小于2mm)、瘀斑(直径3~5mm)和血肿(片状出血并伴有皮肤显著隆起)。④抓痕与苔藓样变:抓痕为线状或点状的表皮或深达真皮浅层的剥脱性缺损,常为搔抓、划破和摩擦所致。苔藓样变为因反复搔抓、不断摩擦导致的皮肤局限性增厚。⑤萎缩:因表皮厚度或真皮和皮下结缔组织减少所致,为皮肤的退行性变。表皮萎缩常表现为皮肤变薄,半透明,表面有细皱纹呈羊皮纸样,正常皮沟变浅或消失;真皮萎缩表现为局部皮肤凹陷,表皮纹理可正常,毛发可能变细或消失,皮下组织萎缩则表现为明显凹陷。⑥瘢痕与裂隙(皲裂):瘢痕为真皮或深部组织损伤或病变后由新生结缔组织增生修复而成。皲裂则为线状的皮肤裂口,可深达真皮。⑦痂:由皮损中的浆液、脓液、血液与脱落组织、药物等混合后凝结而成。⑧浸渍:皮肤角质层吸收较多水分导致表皮变软变白,常见于长时间浸水或处于潮湿状态下的皮肤。

二、常见的皮肤疾病

1. **皮肤病的分类** 皮肤病的种类较多,病因复杂、表现多种多样。然而,皮肤病的分类尚不统一。可依据病因分为感染、非感染,还有一些与过敏、肿瘤及遗传因素相关。

2. **皮肤病与全身病** 就皮肤病与全身疾病的关系而言,某些皮肤损害可以是一个"症"或一个病。

结节红斑、网状红斑、甲周红斑、雷诺现象、血管炎样皮疹、紫癜样皮疹、反复口腔溃疡等均可能与风湿病相关;一些典型的皮肤损害有助于特定风湿病的诊断,如与SLE相关的蝶形红斑及盘状红斑、与皮肌炎相关的戈谢病、晚期硬皮病的肢端硬化及面部改变。但多数风湿病的皮肤损害为非特异性,要结合临床、实验室检查,并与皮肤病本身的表现相鉴别。

多种疾病可以出现肢端皮肤硬肿,需注意鉴别。

嗜酸性筋膜炎:皮损常突然发作,为弥漫性水肿,继而硬化与下部组织紧贴,患处凹凸不平,呈橘皮样外观,外周血及组织病理嗜酸性粒细胞增高。

成人硬肿病:皮损多从头颈向肩背部和双上肢近端发展,手足常不受累,皮肤呈弥漫性非凹陷性肿胀、发硬,其特点为真皮深层肿胀和僵硬,局部无明显色素沉着,无雷诺现象,无萎缩及毛发脱落表现,无内脏受累,除部分患者合并糖尿病,部分有自愈倾向。

第三节 皮肤病变的检查

一、物理检查

1. **视诊** 皮肤疾病的外观特征十分重要,也是最基本的。结合皮损的大小、颜色、形状、硬度、高度、厚度、湿度、基底、脱屑或结痂、边缘、内容物、分布、与周围组织关系及其变化,才能做出正确诊断。有经验的皮肤科医生结合病史,仅凭望诊即可做出诊断,如荨麻疹、带状疱疹等。

2. **触诊** 有手指检查、划痕试验、玻片压诊检查、鳞屑刮除检查、感觉检查、滤过紫外线检查等,各有检查目的及用途。

二、病理检查

借助显微镜,观察皮损部位细胞学形态,适合于大疱性、水疱性、病毒性皮肤病和皮肤肿瘤性疾病(如基底细胞癌)的诊断。一些伴有皮肤损害的全身疾病可因全身表现不典型而进行皮肤病理检查而确诊,如皮肤型淋巴瘤。

三、细菌学及寄生虫检查

感染性皮肤病的鉴别诊断十分重要。适合于皮肤真菌感染、麻风、性传播疾病及疥螨的诊断。

四、皮肤试验

主要用于过敏性疾病的诊断,如速发型过敏(如划痕试验、点刺试验)和迟发性反应(如贴斑试验、结核菌素试验等);还可用于感染性疾病(如结核菌素试验、麻风菌素试验、念珠菌素试验、荚膜组织胞浆菌素试验等)的诊断。

五、血液检查

用于了解皮肤外疾病线索,如血常规、肝肾功能、自身抗体检查等。

第四节 非复发性多软骨炎
风湿病的皮肤病变

风湿病皮肤受累很常见,表现各异、种类繁多。一些皮肤病变具有特征性或诊断提示性,如蝶形红斑、戈谢病疹、肢端硬化等;另一些则为非特异性,如血管炎样皮损、光过敏、脱发、结节红斑等。

1. **系统性红斑狼疮** SLE 的皮肤表现多种多样。

(1)特征性的皮疹包括:①蝶形红斑。面颊和鼻梁部水肿性的蝶形红斑。②盘状红斑。扁平或微隆起的富有黏着性鳞屑的盘状红斑或斑块,剥去鳞屑可见其下的角栓和扩大的毛囊口,后见中央萎缩、色素减退,周围多色素沉着。皮损常累及面部,特别是鼻背、面颊,亦可在其他部位,头皮受累可致永久性瘢痕性脱发。

(2)非特异性皮疹包括:①血管炎样皮疹。甲周、指/趾末端的紫红色斑点、瘀点、丘疹性毛细血管扩张和指尖点状萎缩等血管炎样损害。②狼疮发。额部发际毛发干燥,参差不齐,细碎易断。③亚急性皮损。多累及躯干上部的暴露部位,如面、颈、上胸、肩背、上肢等,主要表现为丘疹伴鳞屑和环形红斑。

还可有口/鼻黏膜溃疡、雷诺现象、大疱、网状青斑、荨麻疹、紫癜、结节红斑、光过敏等。

2. **皮肌炎** DM 的皮肤表现多种多样。

特异性皮损:包括①向阳疹。以双上眼睑为中心的水肿性紫红色斑片,可累及面颊及头皮,特异性高。②Gottron 征。指间关节、掌指关节、肘、膝伸侧及内踝处的扁平紫红色丘疹，表面可有鳞屑。③暴露部位皮疹。对称融合的紫红色斑，累及手背、指背、手臂伸侧、三角肌区，肩后部和颈部（披肩征），颈前和上胸部 V 字区（V 征），面部和前额中央，耳前，头皮等。慢性者皮肤萎缩，毛细血管扩张，色素沉着或减退。④技工手。双手外侧掌面皮肤角化、裂纹、粗糙脱屑。

非特异性皮损如：指甲两侧呈暗紫色充血皮疹，甲根皱裂有毛细血管扩张，甲裂可有不规则增厚，甲缘梗死灶，指端溃疡、坏死，雷诺现象，网状青斑，多形性红斑等。慢性患者有时出现多发角化性小丘疹，斑点状色素沉着，毛细血管扩张，轻度皮肤萎缩和色素脱失，称为血管萎缩性异色病性皮肌炎。

DM 的皮肤改变还可以有诸多非典型皮肤改变。

3. 硬皮病 SSc 分为局限型及系统型。各自的皮肤表现均具有特异性。

（1）局限型 SSc：以皮肤损害为主，无全身症状。初期皮肤水肿、僵硬，呈斑状或线状分布，无雷诺现象。可有以下类型：

1）硬斑病：好发于躯干的一种圆形、椭圆形、拇指大至手掌大斑块。初始淡红色，而中央部带有光泽硬化、边缘部特有炎症性红晕称为 lilae 轮。有进行性的色素沉着或脱失，局部皮肤凹陷。数年后可自行消退。

2）多发性硬斑病：发生于四肢、面部或躯干硬斑病合并有带状硬皮病、关节痛、RF（+）、抗 ENA 抗体（+），发部皮损常留有局限性永久性脱发。

3）线状硬皮病：多发于四肢伸侧，前额等部位线状皮肤硬化、萎缩、凹陷、伴有色素脱失。

4）剑伤性硬皮病：多发于前额近正中部向头皮延伸呈刀砍形，局部明显凹陷。

5）伴颜面偏侧萎缩性硬皮病：面颊部、四肢、偏侧性萎缩，无自觉症状。如果发生在颜面部偏侧性萎缩伴同侧舌萎缩，称为面部偏侧萎缩［又称帕里 - 龙贝格综合征（Parry-Romberg syndrome）］。

（2）系统型 SSc：皮肤损害累及范围大，甚至全身，伴有内脏多器官系统疾病，病情较重。本病的标志性损害临床上分为肢端型和弥漫型。肢端型占系统型硬皮病的 95%，多先有雷诺现象，皮肤硬化常自手、面部开始，病程进展较缓慢；弥漫型仅占 5%，无雷诺现象和肢端硬化，开始即为全身弥漫性硬化，病情进展较快，多在 2 年内发生全身皮肤和内脏广泛硬化，预后差。①"面具脸"临床表现为：四肢、面部常首先出现雷诺现象，继而面部及指 / 趾皮肤硬化、萎缩尖鼻，轻者可自行恢复。开始为水肿期，面部四肢水肿性硬化，压之无凹陷。继而硬化期，皮肤坚实发亮，灰黄色似蜡样，面部表情淡漠呈假面具颜貌，鼻尖变尖，开口受限，舌系带变短，手指僵硬。②手指尖细，指端常有糜烂、溃疡。③活动受限，胸部皮肤受累可影响呼吸运动。出汗少，皮脂分泌缺乏。最后发展至萎缩期，皮肤萎缩。出现色素沉着或脱失，并有毛细血管扩张，有时在四肢皮下、肌肉内可以出现钙沉着。

依据 2013 年 ACR/EULAR 发布的 SSc 分类标准，还需除外以下疾病：肾硬化性纤维化、硬斑病、嗜酸性粒细胞筋膜炎、糖尿病相关的硬肿病、硬化性黏液性水肿、硬化性肌痛、卟啉病、苔藓、移植物抗宿主反应、糖尿病性手关节病变。

4. **白塞病** 白塞病为一种变应性系统性血管炎，以反复口腔溃疡为特征，可伴阴部溃疡等多种皮损、眼部损害、神经系统损害及血管病变等。除针刺反应外，皮肤改变以结节性红斑为多见，亦为非特异性。

5. **混合型结缔组织病** 该病常有高滴度的抗 U1RNP 抗体和斑点型的 ANA，几乎所有患者均有雷诺现象和指肿胀硬化，常合并存在肺纤维化、食管蠕动功能减低、肌炎、滑膜炎等硬皮病、多发性肌炎、系统性红斑狼疮、类风湿关节炎四种弥漫性结缔组织病的症状，同时抗 SM 抗体及抗 Scl-70 抗体阴性，硬皮病一般不应同时混合有多个结缔组织病的临床表现。高滴度的 U1RNP 抗体对二者的鉴别甚为关键。

第五节 复发性多软骨炎的皮肤病变

最早记载有 RP 皮肤损害的病例见于 1975 年。法国学者描述了一位 23 岁的女性 RP 患者，在每次软骨炎发作时均伴有口腔及阴部类似于阿弗他（aphtha）样皮肤黏膜损害，曾有一次类似于水疱脓疱及结节红斑样皮疹出现。此病例存在两个可能性：一是 RP 与 BD 的重叠；二是 RP 的皮肤黏膜 BD 样损害。

1985 年有作者报道：皮肤损害作为 RP 首发表现者占 25%~50%；多表现为红斑肿痛，为皮肤间接受累表现；皮肤的直接受累表现为血管炎、结节红斑或非特异性皮疹；血清中针对胎儿天然（而非变性）Ⅱ型胶原抗体及其循环免疫复合物为其发病机制的始发因素。

RP 的皮肤损害发生率为 30%~40%，特点如下：

1. **皮损类型多种多样** 2001 年法国学者回顾性地总结了 200 例符合 Michet 标准的 RP 患者的皮肤损害及其病理表现，59 例具有皮肤或黏膜活检资料。73 例慢性皮炎或伴皮肤损害的相关疾病（血液系统疾病 24 例、结缔组织病 22 例）；在其余 127 例患者中 45 例（35.4%）伴有皮肤损害：口疮 21 例（aphtha 口腔溃疡 14 例、复合性溃疡 7 例）、四肢结节 19 例、紫癜 13 例、丘疹 10 例、无菌性脓疱 9 例、浅静脉炎 8 例、网状青斑 7 例、四肢溃疡 6 例、趾（指）端坏死 4 例。

2. **皮肤组织病理以血管炎为主** 法国学者的研究显示：RP 的皮肤损害血管炎 19 例（白细胞破碎性 17 例、淋巴细胞性 2 例）、中性粒细胞浸润 6 例、皮肤血管栓塞 4 例、节段性脂膜炎 3 例、微小病变 2 例。伴与不伴皮肤损害在性别比例、发病年龄、软骨炎发作频率、风湿病症状、眼、内耳、肾、动脉及静脉受累方面没有差异；但与 127 例不伴骨髓增生异常综合征（MDS）的 RP 患者相比，伴 MDS 的 22 例 RP 患者的皮肤损害概率（91% vs 35.4%，$p<0.000\,1$）、女性发病率（男 vs 女：18/4 vs 44/83，$p<0.000\,1$）、首发软骨炎年龄［(63.3 ± 14) vs (41.4 ± 17)，$p<0.000\,2$］均明显增高；提示：尽管 RP 患者的皮肤损害并不少见，尤其是伴有 MDS 的患者，但皮肤表现多为非特异性，有时与 BD 或 IBD 所见的皮肤损害相似，伴皮肤损害的老年 RP 患者应注意潜在的血液系统疾病（如 MDS）。

3. **皮肤损害的非特异性** RP 的皮肤损害多种多样,缺乏特异性。60% 的患者均有口腔溃疡,其中 1/3 的患者合并外阴溃疡。1/3 的 RP 患者伴有皮肤改变,包括口腔溃疡及外阴溃疡、结节红斑、紫癜、无菌性脓疱、丘疹、浅静脉炎、网状红斑、皮肤溃疡、趾端坏死、中性粒细胞性皮肤病(持久隆起性红斑,Sweet 综合征、荨麻疹和血管性水肿),多见于伴有 MDS 的 RP 患者。

结节是常见的皮肤损害,多为四肢结节性红斑样损害,病理表现为间隔性脂膜炎、小血管血栓形成、中性粒细胞破碎性血管炎、深层中性粒细胞浸润。紫癜的病理可见白细胞破碎性或淋巴细胞性血管炎。皮肤溃疡可出现在四肢,常由小静脉炎或血栓形成引起。

4. **可有伴发病** 当 RP 与其他结缔组织合并时很难区分为哪种疾病所致。当 RP 与 MDS 或克罗恩病合并存在时,皮肤受累高达 90% 以上。MDS 的常见皮肤损害为皮肤血管炎和中性粒细胞性皮肤病,克罗恩病的常见皮肤损害为肉芽肿病灶、口腔溃疡、中性粒细胞性皮肤病、血管炎、荨麻疹和营养不良等相关病灶。由此可见,MDS 及克罗恩病与 RP 存在相似的皮肤损害。

5. **RP 皮肤损害的出现时间** 法国学者的研究显示:皮肤损害作为首发症状者 15 例(12%)、与软骨炎同时出现 23 例、不与软骨炎同时出现 22 例;皮肤损害可以出现在 RP 之前 2 个月(表现为 Sweet 综合征,皮损病理为中性粒细胞浸润)到半年(皮肤性结节性多动脉炎,不伴内脏损害)。半数的 PR 皮肤损害与软骨炎的发生同时出现,提示皮肤损害是 RP 的临床表现的重要组成部分。但由于 RP 的皮肤损害并无特异性,故 1986 年 RP 标准并未纳入。

6. **RP 皮肤损害的临床意义** 主要为提示存在其他疾病,如 BD、IBD、血管炎、银屑病、MDS 等。

(1)MAGIC 综合征:伴发阿弗他口腔及阴部溃疡、无菌性脓疱、浅静脉炎时提示白塞病的存在。

(2)伴发血管炎:概率约为 30%。RP 的皮肤表现可以是血管炎样皮损、弥漫性光化性或日光性皮炎(动脉炎)或离心性环形红斑。皮疹组织活检的病理表现可为:白细胞破碎性血管炎、网状红斑、结节红斑、皮肤角化症、脂膜炎(皮肤病理为节段性或小叶性改变伴血管炎)。

(3)RP 伴银屑病:RP 的发生与银屑病的病程无关联,并且多数 RP 伴银屑病患者的病情较轻。

(4)副肿瘤综合征:多见于 MDS 或其他血液系统疾病。即伴皮肤损害者应常规排查 MDS,后者在 60 岁以上的男性多见。但伴 RP 的 MDS 预后与不伴 RP 者相似。

2002 年法国学者报道 1 例 64 岁男性患者以脓疱皮疹及口腔溃疡为首发症状;皮肤活检显示为不伴白细胞破碎的血管炎;2 年后出现耳廓软骨炎反复发作而确诊为 RP。患者具有 MDS 病史。

2007 年西班牙学者报道了 1 例表现为结节红斑及葡萄膜炎的 RP 伴低度淋巴浆细胞性淋巴瘤的患者,对激素及 CD20 单抗治疗反应良好。

2011 年法国学者报道了 10 例(男性 9 例、女性 1 例,平均年龄 63.7 岁)伴皮肤病变 RP 患者的临床、皮肤病理及预后。显示:所有患者均伴有躯干上部紧张固定的荨麻疹样环形丘疹;7 例发生于软骨炎之前平均 23 个月。皮损病理检查为淋巴细胞性血管炎、不伴白细胞破碎性血管炎,重复皮疹活检的结果一致。所有患者均有血液学异常:4 例为 MDS,经口服激素治疗后均有效,4 例患者激素减量后皮损复发;5 例死亡。提示:环形固定的荨麻疹样丘疹或许具有 RP 特征性,且伴血液学改变者预后不良。

2016 年日本学者一项对 239 例 RP 患者的皮肤损害及其预后的研究显示:33(14%)例伴有皮肤损害,23 例同时伴有皮肤及皮肤外损害。5 例伴 MDS 的 RP 患者均有包括 Sweet 综合征在内的皮肤表现,仅其中 1 例死于 MDS。5 例伴 BD 的 RP 患者均有皮肤损害;伴皮肤损害 RP 患者的死亡率为 15%,稍高于全日本 RP 队列(9.2%),并稍高于不伴皮肤损害的 RP 患者。应进一步研究伴 MDS 及 BD 的 RP 发病机制。

2017 年加拿大皮肤病学家提出了从皮肤病角度诊断 RP 的诊断思路及处理原则,值得重视。

【病例分享】

患者,女性,37 岁。26 年前无明显诱因出现眩晕、恶心、呕吐、右侧耳鸣,外院考虑"梅尼埃病"。近 2 年来反复口腔溃疡,每年 3 次以上,伴"毛囊炎"样皮疹。入院前 7 个月出现多发胸肋关节肿痛、骶髂关节、双膝关节、耻骨附近及足跟疼痛,行 MRI 示膝关节滑膜增生;后出现双耳廓疼痛伴肿胀,下肢出现瘀斑样皮损,双眼发红、疼痛,眼科考虑巩膜炎。患者曾于多家医院就医,未能有明确诊断。曾不规范使用激素及生物制剂(TNFi)治疗。

2017 年 7 月就诊于我院,查血常规正常,ESR、CRP 正常,RF、ANA、ANCA 阴性;肺部 CT 可见气管壁增厚。PTA 检测为双耳 SNHL;前庭功能:CP=51%;诊断为 RP 伴 BD(Magic 综合征)。

调整激素及免疫抑制剂治疗后症状好转。出院后,患者服药不规律。2018 年出现胸腔积液,结核病院诊断为结核性胸腔积液,予以四联抗结核治疗,半年后胸水好转。2019 年 8 月随诊,一般情况尚好。

【点评】

患者存在耳廓软骨受累、关节炎、眼炎、前庭功能异常,复发性多软骨炎诊断明确。结合反复口腔溃疡及皮疹、关节痛,白塞病诊断亦明确。因此,本例应为 Magic 综合征(RP+BD)。

病程中出现双下肢瘀斑,考虑为血管损害所致。有学者认为:复发性多软骨炎的病理基础为血管炎。当小血管或毛细血管受累时可表现为紫癜、坏死性丘疹、水肿性红斑等。当皮肤的中等或较大的动脉受累时还可导致坏疽形成。目前的临床实际问题是:哪些皮肤改变可以划归为与 RP 相关。

患者曾(自行、不规范)使用大剂量激素及生物制剂治疗,为之后的"结核性胸膜炎"埋下伏笔。

实际上,本例还存在一个较明显的治疗依从性差的问题,表现在反复于多家医院就诊、始终未能连贯性治疗、随意(自行和不规范)使用及改变药物(激素及生物制剂)剂量等,也是治疗效果不佳及发生药物相关并发症(结核性胸膜炎)的重要原因。

（王艳妮）

第十一章
心血管病变

第一节　心血管系统的解剖与功能

一、心脏的解剖结构

心脏是由2个心房和2个心室构成的中空泵血器官,是维持体循环和肺循环的重要器官。

(一)心脏腔壁的主要结构

心脏的腔壁由心内膜、心肌及心外膜组成(图11-1)。

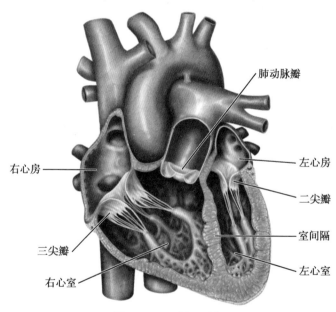

图11-1　心脏解剖模式图

1. **心内膜**　心内膜为衬在心腔内面的一层光滑的薄膜,由单层内皮细胞构成,内膜下组织含成纤维细胞、弹力纤维以及胶原纤维。

2. **心肌**　由心肌细胞束构成,其外有一层结缔组织和脂肪组织,其规律的收缩与舒张构成了心脏的"泵"功能。

3. **心外膜**　位于心脏的最外层,即心包脏层,含有神经末梢。

心瓣膜在引导血液向前流动、防止回漏中发挥着重要作用。正常的血流方向为:右心房将上、下腔静脉汇入的静脉血液经三尖瓣泵入右心室,之后经肺动脉瓣泵入肺动脉;在肺内进行气体交换(肺循环)后变为动脉血;再经2个肺静脉泵入左心房,再经二尖瓣泵入左心室。左心室的血液经上方的主动脉瓣流入主动脉,进入体循环,为人体重要脏器提供血液供应。

(二)心脏的血管

心脏本身的血管包括冠状动脉、冠状静脉和淋巴管,位于心外膜脂肪的疏松结缔组织内。

1. **冠状动脉**　冠状动脉分左、右二支,发自主动脉根部、主动脉瓣的上方,为心肌提供氧气和营养物质。左主干分为左前降支和回旋支,前降支沿室间沟向心尖部走行,向室间隔前三分之二、前乳头肌的心尖部及左心室前壁供血。右冠状动脉沿右房室沟走行,向右心室及下壁后壁和室间隔后三分之一供血。

2. **冠状静脉**　冠状静脉的分布与冠状动脉相似,心肌毛细血管的血液经冠状窦口流入右心房。

3. **淋巴管**　心脏的淋巴液通过心内膜下结缔组织中的网状管道引流到心外淋巴管丛、淋巴管,最后汇入纵隔淋巴丛,进入胸导管。

(三)心脏的传导系统

心脏冲动传导系统包括窦房结、房室结、房室束和浦肯野纤维。窦房结(一小块特殊分化的心肌纤维)是正常的起搏点,位于上腔静脉入口与右心房后壁的交界处,房室结位于房间隔下后部的心内膜下。房室结的远端是希氏束,从后面传入室间隔,在室间隔内分成左束支和右束支,其分支发出浦肯野纤维到达心室。

二、主动脉的结构

由于RP主要影响主动脉根部,这里主要介绍主动脉。主动脉的管壁由三层结构组成。管腔面为内膜层,由覆于内弹力膜上的内皮细胞组成,是血管与循环血的屏障。中层由平滑肌细胞、基质胶原和弹力纤维组成。胶原具有承受张力的功能,使血管有一定的硬度对抗压力负荷,弹力纤维使血管具有膨胀性,并可弹性回缩。外膜主要由胶原纤维、外周血管神经和滋养血管组成。

第二节　常见心血管病变及临床表现

一、临床表现

1. 胸痛和胸部不适　依据其部位可分为心源性(心绞痛、心包炎)、肺源性(胸膜炎)及胸壁源性(肋骨、肋软骨、肋神经、胸壁软组织)。

(1)以心源性最常见,如冠状动脉疾病、心肌病、心瓣膜病变、心包炎及主动脉瘤(主动脉夹层动脉瘤)及肺栓塞等。典型心脏缺血性胸痛的表现为压榨性、伴濒死感,多在劳累、激动时发生,休息、吸氧或服用硝酸甘油可以迅速缓解。

(2)肺源性的胸痛则与呼吸运动相关、定位不清。

(3)胸壁源性胸痛多具有局限性、刺痛或钝痛特点,可能与胸部活动有关,有时疼痛较剧烈。不典型骨折:具有骨质疏松病史或不利因素(如老年、女性、长期服用激素等),有或无外伤史、局部触痛,疼痛部位位于肋骨而非关节处,可与胸部活动相关。

(4)肋间神经痛的疼痛范围与神经分布相关,具有针刺、火烧或放电样特点,局部皮肤可有感觉或痛觉过敏现象;带状疱疹的胸痛与肋间神经痛类似,局部皮肤出现水疱样皮疹即可鉴别,具有免疫力降低疾病或长期服用激素或免疫抑制剂者应提高警惕。

病史是辨别胸部不适的最重要的方法,接诊患者时应注意问诊心血管疾病危险因素、既往史和家族史。

2. 心悸　一种自觉心脏跳动的不适感或心慌感。期前收缩时由于代偿间歇之后的心室收缩较强,心脏的搏动距前一次搏动间歇较短,引起心悸。常见于心律失常、心力衰竭等,亦可为心理疾病的表现。

(1)心律失常引起的心悸:心律失常分快速和慢速两型。①快速心律失常多因自律性提高和引起折返的单向传导阻滞所致;因舒张期缩短致心室充盈量减少;收缩期心室内压力上升速率增快,使心室肌和心瓣膜的紧张度突然增加而出现心悸。②缓慢心律失常多因自律性的降低或传导阻滞所致。因舒张期延长致心室充盈量增加;心肌收缩力代偿性增强而导致心悸。

(2)各种原因的心力衰竭可引起心悸。心衰时,心肌收缩功能受损、心脏泵血功能下降、后负荷增加、心室充盈受损、射血分数减低,心脏会启动代偿机制,心率加快、心搏增强,而使患者感到心悸。

(3)身心疾病:由于"心悸"以主观感觉为主,因此,可为心理疾病(如焦虑症)的躯体化表现之一。

3. 呼吸困难(气短)　指主观感觉空气不足、呼吸费力,客观上表现为呼吸运动用力。常有心源性(心脏缺血、心力衰竭)和肺源性(气道、肺实质)两大原因。

（1）左心衰相关呼吸困难的特点为：有导致左心衰的基础病因，如瓣膜性心脏病、高血压以及动脉粥样硬化等；呼吸困难在活动后加重，休息后可以减轻；卧位时明显，坐位或立位时减轻；病情较重者，常采取端坐体位。查体：两肺闻及湿啰音，心率加快，可有奔马律。左心衰竭发生的主要原因是肺淤血和肺泡的弹性减低，导致肺活量减少，气体弥散功能减低，血氧浓度降低，刺激牵张感受器，通过迷走神经反射使呼吸中枢兴奋。

严重体循环淤血所致的右心衰也可导致呼吸困难。多见于先天性心脏病或由左心衰发展而来。查体：肝脏可淤血肿大，可出现腹腔积液及胸腔积液。由于右心房和上腔静脉压力升高，刺激压力感受器反射性兴奋呼吸中枢，血氧含量降低，乳酸及丙酮酸等代谢产物增多，刺激呼吸中枢。

（2）肺源性呼吸困难：参见 RP 的呼吸系统损害章节。

4. **水肿** 为心功能不全的表现之一。左心衰竭多发生肺水肿；右心衰竭的水肿一般见于身体低垂部位，为对称性、凹陷性。由于体循环淤血，有效循环血量减少，肾脏的血流量减少，继发醛固酮增多引起水钠潴留及静脉淤血，毛细血管静水压升高，组织液回流减少导致水肿发生。

5. **咳嗽** 在左心衰引起肺淤血或肺水肿时，由于肺泡和支气管内有浆液性或血性渗出，可引起咳嗽、咳粉红色泡沫样痰。肺栓塞时也可出现咳嗽、胸痛的症状。

二、常见疾病

1. **风湿性心脏病** 主要表现为心脏瓣膜损害导致的血流动力学异常。病程较长者可以导致心功能衰竭。二尖瓣受累较常见，因此，左心受累较多见。心脏听诊在二尖瓣听诊区可闻及二尖瓣狭窄和 / 或关闭不全相关的心脏杂音。超声心动图检查可以发现较特异的瓣叶增厚、挛缩，二尖瓣口变形和狭窄等心瓣膜异常图形而明确诊断。

2. **肺源性心脏病** 肺源性心脏病是由于肺部疾病导致的心脏负荷增加和功能衰竭。主要是右心室超负荷所致，因此，三尖瓣受累较多。心脏检查可见肺动脉压增高、右心室肥厚、右心扩大等异常。结合长期肺病病史，诊断不难。

3. **先天性心脏病** 依据心脏发育缺陷的部位不同而有多种先天性心脏病类型和临床表现，如动脉导管未闭、房间隔缺损、法洛四联症等。

4. **冠状动脉粥样硬化性心脏病（简称冠心病）** 冠心病是由于冠状动脉粥样硬化，导致心肌缺血、缺氧而引起的心脏病。主要临床表现为心绞痛和心肌梗死。冠心病患者可有主动脉钙化等表现。

5. **高血压性心脏病** 高血压相关的心脏病为血压长期增高导致左心负荷加重、心力衰竭所致。结合高血压病史、左心肥厚、左心腔扩大即可诊断。

6. **梅毒性主动脉炎** 该病的病变可从升主动脉蔓延至主动脉根部，导致主动脉瓣环扩大、瓣膜卷曲、缩短及主动脉反流；还可累及冠状动脉开口。需与 RP 主动脉及冠状动脉受累相鉴别。

第三节　心血管病变的检查

心脏的基本检查为体格检查：初步判断心脏大小、形态、心率及心律、是否有心脏杂音及血管杂音等。在体格检查的基础上，应采取必要的心脏辅助检查。包括：

1. **心电图**　常规心电图可监测心率、心律、传导时间以及波形的变化，有助于各种心律失常、房室肥大、心肌缺血、心肌梗死的诊断。24 小时动态心电图（Holter）可连续记录24~72 小时的心电图变化，提高对各种心律失常、心肌缺血的诊断准确性，有助于寻找临床症状如晕厥、胸痛的病因。心电图运动负荷试验的原理是通过运动增加心脏负荷而诱发心肌缺血，在运动过程中连续监测心电图的变化，可进一步提高冠心病的诊断敏感性。

2. **胸片**　主要用于评估①心腔的大小；②心脏疾病所致的肺部变化；③大血管的扩张。成人正位胸片中的心影宽度应不超过两侧肋骨内缘之间最大宽度的 50%。胸片对动脉瘤、夹层动脉瘤及主动脉瓣疾病具有一定的提示意义。左心衰时，可有肺纹理增加、肺水肿或胸腔积液的表现。

3. **超声心动图**　超声心动图可检测心室腔大小、心室壁运动、心腔内团块、血液分流及反流等，还可检测各个瓣膜的形态、运动功能及赘生物。在评估左心室收缩（射血分数）及舒张功能以及根据三尖瓣反流的流速和跨瓣压差估测肺动脉压力方面功能独特。当轻度的心室腔扩大或心室肥厚时，患者可无症状。

4. **计算机断层扫描**　用于评估大血管、心包和心肌组织的结构，能准确诊断主动脉夹层和动脉瘤，能清晰显示心包积液、心包增厚及钙化，也可检测到局限性心肌肥厚、室壁瘤及心腔内血栓。

冠状动脉 CT 血管造影（CTA）通过静脉注射造影剂、在造影剂到达靶器官时进行计算机断层扫描，可以借助软件对图像进行后处理和三维重建，可清晰显示冠状动脉走行、管腔有无斑块及狭窄、有无钙化，也可用于支架植入术后或冠状动脉搭桥术后的评估。

5. **磁共振成像**　磁共振成像可以评估软组织的细微结构。心脏磁共振成像（CMR）在动脉瘤及夹层动脉瘤、大动脉炎等主动脉疾病诊断中具有肯定的作用，也被用于评估左、右心室的质量和容积、血管内血栓、心肌病及心脏肿瘤，还可根据结果计算射血分数以及心指数等，用于心功能的评估。

6. **核素成像**　采用放射性标记的示踪剂和照相机探测器评估心功能，得到的图像可反映示踪剂在心血管的分布情况，主要用于评估心肌灌注。核素技术可观察到血流通过的心脏和大血管的情况，定位和定量分析心肌缺血和心肌梗死，评估心肌代谢。可用于冠状动脉病变范围和程度的评估、心肌活力的检测、心肌病的鉴别诊断等。心血管的影像学检查可以发现早期的无症状心血管病变。

7. **心导管检查**　心导管检查是经血管送入导管以检测心血管疾病的一种有创检查方

法,主要包括导管测压和导管造影检查。导管测压可用于测量各心腔的压力、计算心输出量及血管阻力。导管造影检查广泛应用于冠状动脉疾病、主动脉及其分支疾病的诊断,可明确病变的部位、性质(狭窄、闭塞或动脉瘤)以及严重程度。右心导管检查术是评估肺动脉高压的"金标准"。值得指出的是,对于超声估测肺动脉高压的患者应进一步完善右心导管的检查,由于超声多普勒所估测的肺动脉压为肺动脉收缩压,所以一般而言,超声多普勒所估测肺动脉压高于右心导管检测的肺动脉压。

第四节　非复发性多软骨炎风湿病的心血管受累表现

心血管系统受累在风湿病中比较常见。除了系统性血管炎以外,SLE、RA及SpA患者的心血管病发病率均高于一般人群。此外,肺动脉高压也是风湿病患者不可忽略的严重心血管并发症。

1. **大动脉炎(Takayasu arteritis,TA)**　好发于40岁以下青年女性。TA的病变主要累及主动脉及其一级分支。依据受累动脉分为头臂型、胸腹动脉型、主肾动脉型、肺动脉型及混合型;临床表现为相应受累器官的缺血性改变,如无脉、血管杂音、间歇性跛行。慢性血管壁炎症导致的血管腔狭窄和闭塞,也可有动脉瘤形成。大血管受累影像学改变(狭窄、扩张等)为重要的诊断依据;约有1/3的患者出现心脏受累,以主动脉根部扩张导致主动脉反流最为常见。小部分患者会出现冠脉受累,主要表现为开口处狭窄。TA也可发生心肌炎,心包炎较罕见。夹层动脉瘤较少见。RP导致的大动脉改变主要发生在升主动脉及其根部,同时可伴主动脉瓣膜改变而导致主动脉反流;RP可以与TA同时存在。

2. **巨细胞动脉炎(giant cell arteriti,GCA)**　好发于50岁以上人群,女性多见,主要累及颈动脉的颅内分支。颞动脉供血区疼痛为主要临床表现。GCA也可累及主动脉及其分支,晚期病变可形成主动脉瘤或夹层动脉瘤。

3. **白塞病(Behcet disease,BD)**　白塞病可累及全身所有血管,包括大、中、小动脉和静脉。典型的临床表现为反复口腔溃疡、外阴溃疡和眼葡萄膜炎,还可有皮肤病变(假性毛囊炎、痤疮样皮疹、结节红斑以及针刺反应阳性)、神经系统损害及血管系统受累等。依据其主要临床表现,分为眼白塞、脑白塞、肠白塞及血管白塞四型。10%~20%患者可合并大、中血管病变,是致残致死的主要原因。心脏病变最多见的表现为主动脉根部扩张和主动脉瓣反流,还可出现心腔内的血栓,以右心多见,严重者需要外科干预。此外,白塞病还可导致冠状动脉瘤及心肌梗死的发生。心肌和心包也可受累,心律失常也不少见。本病缺乏特异性实验室检查项目。需要和RP心血管受累相鉴别,BD与RP同时存在时称为MAGIC综合征。

4. 结节性多动脉炎（polyarteritisnodosa,PAN） 主要影响中小动脉。临床表现为多器官受累,HBsAg(+)、血压增高、皮肤网状青斑、肾损害、消瘦,还可出现关节肌肉疼痛、网状青斑、肾脏损害单发或多发神经炎。动脉活检可见血脉壁炎症改变,病理以"局灶性、节段性"全层坏死性炎症为主要特点。典型的影像学表现有肾和肠系膜动脉的串珠样多发动脉瘤、血管扩张以及局灶性闭塞。与乙型肝炎病毒感染密切相关;心血管系统受累的主要表现为心肌缺血、心肌病和高血压,也有冠状动脉瘤的报道。

5. 系统性红斑狼疮（systemic lupus erythematosus,SLE） 系统性红斑狼疮心血管受累的表现是多方面的,可出现心包炎、心包积液、狼疮性心肌炎,可影响心脏传导系统、心瓣膜病变为 Libman-Sacks 心内膜炎,可导致瓣膜反流。SLE 患者更可能出现心血管病危险因素,如高血压、高脂血症以及长期应用糖皮质激素等,长病程的 SLE 患者动脉粥样硬化的发生率高。因此,SLE 患者出现胸闷、胸痛等症状时还需考虑存在冠状动脉疾病的可能。

6. ANCA 相关性血管炎（ANCA associated vasculitis,AAV） AAV 的心脏受累可以表现为心肌炎、心肌梗死、心力衰竭、心包炎以及心包积液,也可出现心室结构的改变。在各型 AAV 中,最常见心脏受累的是嗜酸性肉芽肿性多血管炎,表现为心肌炎、心肌肥厚、心力衰竭、心包炎、心包积液、冠状动脉炎、瓣膜病、心腔内血栓,甚至猝死,也可出现室性和室上性心律失常。其机制可能是血管炎相关的缺血和嗜酸性粒细胞的心肌浸润。肉芽肿性多血管炎的心脏受累并不多见,其中约 50% 表现为心包或冠状动脉炎,此外也可出现心肌受累、心内膜炎的报道。显微镜下多血管炎的心血管受累并不常见,可见于有多系统受累的患者,主要表现为心包炎、心衰、心肌病变及心律失常,极少数患者出现心肌梗死。

7. 类风湿关节炎（rheumatoid arthritis,RA） RA 心血管受累是 RA 患者死亡的首要原因。RA 患者的心血管事件发病率升高,且独立于传统危险因素。由于机体长期慢性的炎症负荷,导致患者发生动脉粥样硬化的概率显著高于非 RA 人群。此外,RA 患者普遍存在心室收缩和舒张功能的受损。RA 患者中传导阻滞和房颤的发生率也高于一般人群。所以,RA 的治疗应考虑到对心血管疾病的影响。

8. 脊柱关节炎 强直性脊柱炎（ankylosing spondylitis,AS）和银屑病关节炎（psoriatic arthritis,PSA）患者冠脉病变的发生率显著高于一般人群。脊柱关节病心血管受累的主要表现为升主动脉炎和主动脉瓣关闭不全、传导异常、心肌肥厚和心包炎等。主动脉炎和动脉扩张是导致主动脉关闭不全的主要原因。

9. Cogan 综合征 Cogan 综合征主要表现为非梅毒性角膜炎、前庭系统受损和主动脉病变,最常见的为主动脉炎、主动脉瘤以及主动脉瓣关闭不全。主动脉病变是 Cogan 综合征最严重的表现,也是该病主要的死亡原因。需结合临床表现,注意查找软骨炎存在的依据,与 RP 进行鉴别。

10. 肺动脉高压（pulmonary hypertension,PAH） PAH 是指海平面静息状态下,右心导管检测的肺动脉平均压 ≥25mmHg,同时肺毛细血管楔压 ≤15mmHg,需除外左心疾病和血栓栓塞性疾病。多种自身免疫病可合并发肺动脉高压,以系统性硬化、混合型结缔组织病、SLE、肌炎及皮肌炎、干燥综合征及 RA 较多见。PAH 是自身免疫病的严重并发症,也是增加患者死亡率的因素之一。目前认为肺小动脉内皮损伤导致血管舒缩失衡、血管重塑可能是主要发病机制,其他如免疫复合物沉积、炎症、血管痉挛、低氧血症、肺间质病变等也是相关因素。

第五节　复发性多软骨炎的心血管受累

RP 伴心脏损害的报道少见。最早的 RP 伴心脏损害(主动脉关闭不全)病例由日本学者于 1966 年发表在 *Japanese Heart Journal* 上。1967 年美国学者报道了 RP 患者合并主动脉瓣关闭不全及主动脉瘤的病例。1977 年文献报道了(12 年间)4 例 RP 血管受累:1 例为主动脉受累、2 例为中及大血管累及、1 例为皮肤黏膜血管炎。

一、复发性多软骨炎心血管受累的特点

1. 发生率　7.1%~25% 的 RP 患者合并心血管病变。2016 年日本学者报道:RP 心脏受累的发生率为(17/239)7.1%,男性为主;临床表现包括急性心肌梗死或心绞痛(2.5%)、心瓣膜疾病(2.1%)、主动脉瘤或主动脉炎(1.7%)。

2. RP 心血管受累疾病包括:以主动脉瓣受累为主的心瓣膜疾病、主动脉瘤、主动脉夹层、节律及传导紊乱、心包炎、心肌炎及心肌坏死。瓣膜受累可见于 RP 疾病的任何阶段,预后较差,严重者需要手术治疗。文献报道的心瓣膜疾病的发生率约为 9%。

如果包含主动脉根部受累在内的血管受累,25% 的 RP 患者表现有炎症性血管疾病。另外,有心脏受累的 RP 患者神经系统受累、耳廓病变及肾脏受累明显高于无心脏受累的 RP 患者。大概三分之一的 RP 患者合并系统性血管炎。眼眶内的炎性假瘤以及耳蜗、迷路受累亦可能是血管炎的表现。

(1)心瓣膜损害:以继发于主动脉根部扩张、主动脉瓣环逐渐扩大所导致的主动脉瓣膜疾病最常见,可见于 5% 的 RP 患者,通常伴发升主动脉瘤。直接的炎症性瓣膜损害或黏液样软化少见。然而,一些 RP 患者瓣膜病理检查提示瓣膜本身也可出现炎症性改变。

重度主动脉瓣反流亦可迅速发生,并伴发严重房室传导阻滞。一篇报道显示一位 33 岁男性患者因关节痛、右耳软骨炎和鼻梁塌陷确诊 RP;1 个月后出现了发作性晕厥,心率 50 次 /min,心电图示窦性心动过缓和 Ⅰ 度房室传导阻滞,并有发作性室性自主节律和完全性心脏阻滞;超声心动图无异常发现;予以心脏起搏器治疗。4 周后患者突然出现声嘶和气短,同时耳软骨炎症和鼻梁塌陷发作;超声心动图提示重度主动脉瓣关闭不全和轻度二尖瓣关闭不全;患者行主动脉瓣置换术。病理显示多核白细胞为主的坏死性炎症导致瓣膜严重破坏。北京协和医院吴庆军等(主动脉瓣关闭不全的复发性多软骨炎伴溃疡性结肠炎 1 例)报道了一名 27 岁的男性患者,由于发热、右耳外耳道和左耳耳廓肿痛、流涕、痰中带血和气短的症状就诊。查体发现主动脉瓣听诊区和心尖部可闻及舒张期杂音;该患者有溃疡性结肠

炎病史；超声心动图示左室增大、主动脉瓣无冠瓣冗长、左冠瓣短小伴闭合不良、主动脉瓣见中 - 大量反流。激素联合环磷酰胺治疗 1 周后患者耳部肿痛明显好转。4 周后激素减量；环磷酰胺 6 个月后改为硫唑嘌呤；随访 3 年病情平稳；复查超声心动图未见心脏病变加重。

(2) 其他瓣膜损害：二尖瓣膜损害的报道少见。有 2%~3% 的 RP 患者合并二尖瓣反流。在 Michet 的报道中，主动脉反流及二尖瓣反流的发生率分别为 4% 和 2%。二尖瓣受累可以单独发生。1997 年一篇报道显示一名 42 岁男性 RP 患者因为心衰入院；超声心动图发现二尖瓣中 - 重度反流，二尖瓣后叶腱索断裂。2014 年一篇报道显示一名 20 岁 RP 患者出现进行性加重的心绞痛，超声心动图提示二尖瓣脱垂和严重的反流、左主动脉窦部有一囊状的动脉瘤、同时有少量心包积液以及心功能的下降（射血分数 44%）。CTA 提示主动脉瘤压迫冠状动脉旋支。患者行 Bentall 手术联合左室流出道重建以及二尖瓣置换手术。二尖瓣病理提示纤维蛋白样坏死，周围组织细胞包绕。术后经大剂量糖皮质激素及环磷酰胺治疗，患者的疾病活动得到了有效控制。墨西哥的一项多中心临床观察报道了 11 名 RP 患者，其中仅有 1 名患者出现三尖瓣反流。

(3) 继发性主动脉瘤：是第二常见的心血管损害，主动脉的改变起源于主动脉炎，累及动脉中层，表现为新生血管增加、单核细胞浸润、胶原量增加、弹性纤维组织减少及硫酸化黏多糖减少。RP 的主动脉瘤较多见，通常位于并局限于主动脉根部和升主动脉，发生率约为 7%。与 RP 相关的（由于主动脉根部的扩张）主动脉反流多发生在疾病的晚期，但亦可"早期"出现。其主要发生机制为缓慢进展的主动脉炎的炎症及和动脉中层的逐渐破坏，升主动脉的受累可以导致主动脉反流和左心室衰竭；并且具有主动脉破裂的风险。亦可为多发的动脉瘤而累及腹主动脉；腹主动脉受累可以无临床症状，但可导致致命性破裂，动脉损害向其他大动脉及腹主动脉延伸的情况少见。

(4) 心律失常与传导阻滞：4%~6% 的 RP 患者可出现 I~Ⅲ度房室传导阻滞，其机制主要是由于心脏传导系统的炎症和纤维化。主动脉根部或主动脉瓣环的炎症亦可导致心脏传导阻滞或其他心律失常的发生。心律失常也可见于部分心脏结构正常的 RP 患者。1985 年法国学者报道了 1 例急性心包炎伴房颤的 50 岁 RP 患者，肌肉疼痛、关节周围皮下结节及耳软骨炎在 2 周内发生，UCG 发现左心室向心性肥厚。2007 年一篇报道显示一名双眼、右耳肿胀伴发热的患者心电图提示 I 度房室传导阻滞，超声心动图检查显示心脏结构正常；1 周后出现 Ⅱ度二型房室传导阻滞；3 天后又出现了完全性房室传导阻滞，予以起搏器植入治疗。2008 年一篇报道显示一位 40 岁女性患者，在右耳肿痛 1 周后出现严重的头晕症状，心电图发现完全性传导阻滞，交界性心率 32 次 /min，心房率 100 次 /min，ESR 60mm/h，继之出现多关节肿痛，予以泼尼松 20mg/d 治疗 2 天后心电图转为窦性心律，患者所有症状均有所缓解。外耳软骨组织发现中性粒细胞浸润和纤维蛋白，符合 RP 诊断。1991 年英国学者报道的一例致命性完全性传导阻滞、急性主动脉功能不全及血管塌陷的病理结果显示：心脏传导系统的纤维化、主动脉瓣的坏死性炎症、冠状动脉炎。

(5) 心肌炎：RP 导致心肌受累十分少见。一篇 RP 合并巨细胞心肌炎（giant cell myocarditis,

GCM)的报道认为其发生机制与 RP 自身免疫紊乱有关。2013 年一篇报道显示一名 83 岁患者由于呼吸困难就诊,心电图提示Ⅲ度房室传导阻滞,血清学检查发现肌酸激酶(CK) 2 790IU/L,肌酸激酶同工酶 240U/L,天冬氨酸转氨酶 550IU/L,乳酸脱氢酶 1 665IU/L。超声心动图提示前壁运动减弱,拟诊为心肌梗死,但冠脉造影未发现冠脉病变。患者最终死亡。尸检发现心肌水肿;免疫组化染色发现心肌组织有以淋巴细胞和巨噬细胞为主的炎症细胞浸润。因此,心肌炎可能是导致该患者死亡的直接原因。

(6)冠脉受累及心肌梗死:RP 的冠状动脉受累较少见。有时是无意中发现的。

2006 年另一篇个例报道显示一名 26 岁女性 RP 患者由于严重主动脉瓣关闭不全而行主动脉瓣置换术;术中发现升主动脉增厚,冠状动脉开口小于正常。主动脉瓣病理提示慢性炎症改变。术后患者由于耳软骨炎复发而应用了糖皮质激素;术后 6 个月,患者出现急性胸痛;心电图提示急性前壁和侧壁心肌梗死。冠状动脉造影显示左、右冠状动脉分别狭窄 75% 和 90%。2008 年一篇个例报道显示一名 30 岁男性由于左耳肿胀被诊断为 RP,激素治疗后好转;在后来的 5 年里,先后有数次左耳炎、鼻梁肿痛及葡萄膜炎发作,再后出现气短和疲劳。心电图显示下壁导联 Q 波;超声心动图提示主动脉轻度反流;CTA 提示主动脉根部和升主动脉管壁非对称增厚,右冠状动脉和左主干开口处重度狭窄。心脏 MRI 检查提示患者下壁和下间隔心内膜下心肌梗死;腹部 CTA 发现右髂外动脉近端管腔 50% 狭窄。

(7)其他类型的心血管损害:包括心包炎、类似于 TA 的大血管炎伴狭窄及栓塞、主动脉以外的主动脉瘤等。

二、复发性多软骨炎心血管损害的可能机制

RP 的心血管受累机制不清。血清中可以出现非特异的Ⅱ型胶原抗体。病理可见瓣叶出现胶原和弹力组织破坏,主要是继发于主动脉根部本身扩张所导致的机械应力作用,也有原发性瓣膜损害的证据。主动脉病变主要表现为炎症和纤维化改变,升主动脉中层出现囊性坏死。RP 合并主动脉炎患者的主动脉管壁增厚可达 5mm,内膜表面不规则。病理染色可见主动脉内膜纤维化,呈急性和慢性炎症,大部分中层弹力组织破坏,被血管肉芽组织和灶性坏死区取代。滋养血管增生、内皮肿胀,周围有炎症细胞包绕,以淋巴细胞为主,滋养血管延伸至主动脉壁全层。中膜和内膜有局部聚集的中性粒细胞微脓肿。外膜则表现为灶性淋巴细胞聚集和纤维化。病理未见到有巨细胞、嗜酸性粒细胞和肉芽肿形成。RP 患者反流的主动脉瓣主要病理表现为急性和慢性炎症,病理检查可以发现瓣膜和瓣环有大量炎症细胞浸润,主要以多形核白细胞为主。主动脉瓣病理切片也提示纤维组织和坏死区的中性粒细胞、嗜酸性粒细胞、淋巴细胞、巨噬细胞浸润。

一名 45 岁有 16 年 RP 病史的男性患者,因关节痛加重和 CRP 升高,在激素、硫唑嘌呤治疗的基础上予以利妥昔单抗治疗。1 个月后,该患者出现重度主动脉瓣关闭不全,但其心功能及主动脉根部均正常;冠状动脉造影检查提示左主干和冠状动脉均有明显狭窄,接受了主动脉瓣修复和冠脉搭桥手术。然而,该患者主动脉瓣病理并未显示有炎症细胞的

浸润。

三、复发性多软骨炎心脏损害的临床意义

1. **RP 患者的传统心血管疾病危险因素多、病变范围广** 2017 年一篇涉及 RP 心血管受累及其危险因素及 RP 性别差异(仅有 1990—2016 年单中心 30 例 RP 患者)的横断面研究发现:与 60 例年龄、性别、民族、体重指数匹配的健康对照组比较,RP 患者高血压(53.3% vs 23.3%,p=0.008)、糖尿病(16.7% vs 3.3%,p=0.039)的发病率较高;尽管发病特征男女相似,但随诊过程中,男性患者的听力、前庭、葡萄膜炎发病较多(预后差、残疾多),接受 CTX 治疗也较多。

2. **误诊率高、预后差** 国外报道:RP 的心脏受累多见于老年男性,是 RP 第二位的死亡原因。RP 伴心脏损害患者的死亡率为 35%;通常隐匿发生,可以缓慢进展,亦可迅速恶化,多在严重时被发现。心血管症状作为 RP 的首发表现时很难考虑到 RP 的原因,提示:RP 的心脏损害有可能被低估。

3. **定期随诊** RP 患者的心血管受累评估应每 6 个月重复一次,尤其注意有无轻 - 中度主动脉瓣及二尖瓣增厚和反流。如果出现,则需应用免疫抑制剂进行治疗,并再次进行超声心动图评估。

【病例分享】

患者,男性,22 岁。4 年前双眼肿痛、发红,渐加重。外院诊断为巩膜炎,予以激素治疗后好转。3 年前出现双耳溢,渐双耳廓红、肿、痛,外院耳廓软骨活检考虑为耳廓软骨炎,予以激素治疗后,症状好转,但激素减量后再次复发。后经肺部 CT 检查发现气管壁增厚,诊断为复发性多软骨炎,加用免疫抑制剂治疗。于外院复诊时,发现颈动脉炎及主动脉瘤(资料不详)。之后在逐渐减量期间仍时有眼红、耳闷发生。无心慌气短。为进一步诊治,于2017 年 6 月来我院就诊。来我院前 1 周自行停药。

入院查体:体温正常,心率 96 次 /min,血压 130/90mmHg。双眼结膜轻度充血;双耳廓皮肤发红、质软、轻度菜花样;鞍鼻畸形;心律齐,未闻及病理杂音;双肺(-);肝脾不大、四肢关节、皮肤黏膜未见异常。化验:血常规正常;ESR 67mm/h,CRP 125.5mg/L;RF、ANAs、ANCA 均阴性;尿 RBC 10/HP;肝肾功能正常;纯音测听示双耳 SNHL,以右耳为重;前庭功能正常;我院 B 超显示:双颈总动脉中、内膜增厚,双肾动脉未见狭窄;肺部 CT:气管壁增厚;升主动脉及主动脉弓明显增宽;CTA 显示:左锁骨下动脉起始段、双颈动脉近端、主动脉弓壁增厚;主动脉弓呈瘤样扩张。因此,RP+TA 诊断明确。予以激素 +CTX 治疗后,血沉及CRP 降至正常。失访。

【点评】

大血管炎时,管壁增厚或管腔扩张是一个相对慢性的过程,而管腔狭窄程度并未影响重要脏器供血。因此,一些心血管疾病的早期,患者无明显不适。例如 TA、RA、糖尿病等可出现无症状心肌缺血。

RP 伴大血管受累不多见。实际上,仅从大血管受累而言,本例可以诊断为大动脉炎;大

血管炎与 RP 的关系尚不明确。类似病例应积极治疗,但治疗不能改变大血管受累的结构改变。严重的大血管病变需要手术治疗,基于手术难度较大、预后难愈预测,掌握好在疾病非活动期进行手术是十分必要的。

（潘丽丽）

第十二章
肾　病

第一节　肾脏的解剖与功能

肾脏是泌尿系统的重要组成部分,还是一个内分泌器官。肾脏的实质部分主要解剖结构分为皮质及髓质两大部分。位于肾单位及集合管之间的组织为肾间质。(图 12-1)。

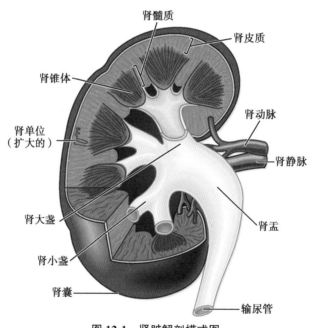

图 12-1　肾脏解剖模式图

一、肾脏的基本功能单位

肾单位由肾小体(肾小球及肾小囊)和与之相连的肾小管(近端肾小管、髓袢和远端肾小管)组成。肾小球位于肾脏皮质部分,每个肾脏约有 100 多万个肾单位。

1. **肾小球**　肾小球为入球小动脉逐级分支形成的袢状毛细血管,主要功能是形成原尿。肾小球的毛细血管由内皮细胞、基底膜和上皮细胞组成。肾小球系膜为位于肾小球毛细血管小叶中央部分毛细血管间的结构,具有多种生理功能,如对毛细血管袢的支持作用、血浆大分子物质的转运通道、通过其舒缩作用调节毛细血管的血流量、通过自分泌及旁分泌途径参与肾小球炎症反应、参与肾小球基底膜的修复与更新、肾素的分泌作用。

肾小球旁器位于出入球小动脉及远端肾小管之间。肾小球旁器内的球旁细胞及球外系膜细胞则是分泌肾素的主体,而肾小球旁器的血管和致密斑的接触面积是控制肾素分泌的结构基础。

2. **肾小管**　肾小管是细长迂回的上皮性管道,具有重吸收和排泌的功能。近端小管的直部、细部段和远端小管的直部连接成"U"字形(髓袢),是尿液物质交换及重吸收的重要场所,但远端肾小管对缺血特殊敏感,易受损伤。

二、肾脏的血液供应

肾脏由发源于腹主动脉的肾动脉供血。肾动脉的二级分支(肾段动脉)之间缺乏吻合支,之后的四级分支(弓状动脉)之间亦没有吻合支,六级分支即为入球小动脉。入球小动脉粗而直,出球小动脉细而弯曲,从而形成约为 2 倍的压力差。肾髓质的毛细血管网亦有明显的节段性。

安静时,每分钟有 1~1.2L 血液流经肾脏,相当于心输出量的 1/4。在肾皮质区血流量相对恒定,以维持肾小球的正常滤过率,而髓质区的血流随血压波动。

第二节　肾病的常见症状与类型

一、常见症状

肾病的症状为非特异性。

1. **尿量改变**　健康人每日的正常尿量为 1.6L 左右,少于 0.4L 或多于 3L 均为异常。影响尿量的因素有很多,比如流经肾脏的体液总出入量、肾脏功能、心脏功能、药物的影响以及抗利尿激素的调节等。

2. **排尿异常**　尿路刺激征如尿急、尿痛和尿频,常见于下尿路(膀胱和尿道)感染。

(1)尿潴留:由于尿路梗阻或神经因素致使尿液滞留在膀胱内。

(2)尿失禁:即尿液不自主地从尿道流出。多见于膀胱逼尿肌和括约肌之间的失平衡。

3. **血尿**　即尿中红细胞超过 3 个 / 高倍视野,分为镜下血尿和肉眼血尿(出血量超过 1ml/L)。血尿的原因很多(肾小球源性、非肾小球源性、全身疾病源性),约 98% 为泌尿系统疾病所致,如各种肾炎、感染、结石、肿瘤等。

4. **蛋白尿** 即尿中蛋白含量超过 150mg/24h，为肾小球基底膜通透性增加所致。分一过性蛋白尿和持续性蛋白尿，后者为病理状态。病理性蛋白尿多系各种原因的肾小球病变所致。

5. **血压增高** 当肾小球缺血时，球旁器肾素分泌增加导致血压增高。

6. **肾功能异常** 由于肾脏具有强大的储备能力（可以代偿 50% 的肾小球损失），因此，临床常用的肾功能检查正常时，不能完全除外肾脏的器质性损害及肾功能受损。影响尿形成过程的因素包括肾血流量、肾小球滤过率、肾小管重吸收及排泌。肾功能异常表现为血肌酐增高、尿比重下降、血压增高。

二、常见疾病

1. **肾小球肾炎** 经典的肾小球肾炎是链球菌感染后的肾小球病变；典型临床表现为晨起眼睑水肿、蛋白尿、血尿及血压增高；然而，这些均是非特异的，诸多其他原因所致的肾小球改变的临床及病理相似性较大，需要临床医生缜密鉴别。

2. **肾病综合征** 典型临床表现为大量蛋白尿（>3.0g/24h）、低蛋白血症（<3.0g/dL）、高度水肿及高胆固醇血症，其中以大量蛋白尿最重要，为严重肾病的结果，可由各种累及肾脏的疾病所致。

3. **IgA 肾病** 以镜下血尿为主要表现，临床症状较轻。本病以非特异性肾病（肾小球基底膜 IgA 沉积）诊断为准，多与慢性感染相关，一些风湿病如 SpA 亦可出现类似改变。

4. **间质性肾病** 实质为肾小管损害，临床表现多为尿量改变、低比重尿、尿 pH 改变；尽管可由一些疾病（如原发性干燥综合征）所致，但不宜忽略药物（如利尿剂、NSAIDs 等）性肾间质损伤。

5. **肾血管疾病** 肾血管病变多见于动脉硬化、大动脉炎及某些先天性疾病。然而，一些小血管炎疾病累及肾脏更多见，如 AAV、过敏紫癜等。

第三节 肾病的检查

肾病有其特殊性，其病理学及功能状态对临床的诊断、治疗及药物选择有重要的指导意义。

一、肾损害的定义

肾损害的定义为：肾脏病理异常或存在肾损害标志如血液、尿液及肾脏影像学异常。累及肾脏的疾病较多，因此，肾病的鉴别诊断十分重要。主要依靠病史、肾外表现、实验室检查、服药史及必要的肾脏（穿刺）病理。

慢性肾病（CKD）的定义：肾损害连续 3 个月以上，有或无 GFR 降低。肾损害指：肾脏的结构或功能异常,表现为下列之一:①肾病理形态学异常;或②具备肾损害的指标,包括:血、尿成分异常或肾脏影像学检查异常;GFR<60ml/(min·1.73m²)连续三个月以上,有或无肾损伤表现。仅 GFR 60~90ml/(min·1.73m²)一项不能诊断 CKD,因为正常老年人、婴儿、素食者、单侧肾均可引起肾脏灌注下降等。

二、肾病的检查

肾病的确诊主要依靠:

1. **尿液检查** 尿液检查是肾病的基本检查。血尿、蛋白尿提示为肾小球病变;尿比重改变提示肾小管病变。发现血尿时应关注尿片中红细胞的形态,以确定红细胞的来源(肾病变部位)。

2. **血液检查** 肾病的血液检查十分重要。一方面,血液中的肌酐、尿素氮、血钾、肌酐清除率测定均有助于对肾功能不全失代偿的发现和肾损害程度分级;另一方面,还可以进行肾病的病因检查。肾功能分级参见表 12-1。

表 12-1 慢性肾病分期及治疗计划

病期	GFR [ml/(min·1.73m²)]		诊疗计划
1	正常或增高	≥90	CKD 病因的诊断及治疗、合并疾病、延缓疾病进展
2	轻度降低	60~89	评估疾病进展及其速度
3	中度降低	30~59	评价、治疗并发症
4	重度降低	15~29	准备肾脏替代治疗
5	肾衰竭	<15	肾脏替代治疗(透析、移植)

3. **肾脏影像学检查** 肾脏影像学检查有助于判定肾脏大小、形态以及肾血管、肾盂及输尿管情况。

4. **肾功能检查** 肾功能分为肾小球(滤过)功能和肾小管(浓缩和重吸收)功能两部分。临床常用的肾小球功能测定指标为肌酐清除率(肾小球滤过率);常用的肾小管功能检查为检测远端肾小管功能的氯化铵试验。另外还可以检测尿中某些物质如葡萄糖,以检测其重吸收功能。

5. **肾穿刺活检** 肾脏病理检查在判断肾病性质、程度、疾病活动度、指导治疗及判断预后方面十分重要。如 SLE-LN 的不同治疗方案需要参考肾脏的病理改变类型而定,参见表 12-2。

三、肾病的诊断要求

完整的肾病诊断还要求同时对其并发症、合并症进行评估:

表 12-2 狼疮肾炎(LN)的病理分型

分型	标准
Ⅰ型(轻微系膜性 LN)	肾小球形态学正常。免疫荧光系膜区可见免疫复合物沉积,不伴肾损伤临床症状
Ⅱ型(系膜增生性 LN)	系膜细胞增生或基质增加,伴系膜区免疫复合物沉积;电镜或免疫荧光可能孤立性上皮下或内皮下沉积物
Ⅲ型(局灶型 LN)	<50% 肾小球表现为毛细血管内或血管外节段或球性细胞增生,通常伴有节段内皮下、伴或不伴系膜区免疫复合物沉积
Ⅳ型(弥漫性 LN)	>50% 肾小球表现为毛细血管内或血管外节段或球性细胞增生,伴弥漫内皮下、伴或不伴系膜区免疫复合物沉积
Ⅴ型(膜型 LN)	光镜或免疫荧光或电镜见球性或节段性上皮下免疫复合物沉积,肾小球毛细血管壁弥漫性增厚
Ⅵ型(晚期硬化性 LN)	>90% 肾小球硬化,残余肾小球无活动性病变

注:如果光镜或免疫荧光或电镜见肾小球上皮侧有广泛(>50% 血管袢)免疫复合物沉积,诊断为Ⅲ+Ⅴ型或Ⅳ+Ⅴ型。

1. **肾病的诊断** 如 IgA 肾病、药物过敏性间质性肾炎等。
2. **肾功能的评估** 如 CKD 3 期。
3. **与肾功能相关的并发症** 如肾性高血压、肾性贫血等。
4. **合并症** 如心血管疾病、糖尿病等。

还应对肾功能丧失的危险因素、心血管并发症的危险因素做出评估。

第四节 非复发性多软骨炎风湿病的肾脏受累

肾脏是风湿病常见的受累器官,最常见于 SLE、pSS、AAV 及 RA 等。

1. **SLE 的肾损害**(lupus nephritis,LN) SLE 疾病不同时期的肾脏受累可高达 90% 以上。LN 主要由于 SLE 发病过程中形成的循环免疫复合物在肾小球基底膜的沉积激活补体系统所致,亦可有原位的免疫复合物形成,主要为 ds-DNA 与抗 ds-DNA 抗体成分。病理表现特征是病变的多样性:不同患者之间、不同肾小球之间、同一肾小球的不同节段之间均不相同。肾小球细胞增生、炎症细胞浸润及免疫复合物(免疫球蛋白)沉积是不同类型 LN 的共同特征。LN 有许多特异的病理表现可与原发性肾炎相鉴别。光镜检查的特异性表现为:苏木精小体、核碎裂、纤维素样坏死及透明血栓。免疫荧光检查的特异性表现为:各种免疫球蛋白及补体阳性(尤其是 C1q 及 C4),表现为"满堂亮"现象。电镜下的特异性表现为:广泛的大块电子致密物沉积。

LN 的临床表现,从无任何临床症状及表现的亚临床型 LN 到终末期肾病。肾炎表现可以先于肾外表现,或出现在 SLE 活动后的一定时期内。表现为不同程度的蛋白尿、血尿、白细胞尿、管型尿、水肿、高血压及肾功能不全等。具有缓解与复发交替出现的特征。

诊断分为临床诊断和病理诊断两部分。2018 年 WHO 狼疮肾炎病理分型参表 12-2。

治疗目的为:控制 LN 病情活动、预防复发、防治并发症,三者同样重要。遵循个体化、联合用药和分期(诱导期、缓解期)治疗的原则,依据肾脏病理类型,选择用药,以达到最大化的治疗获益和最小化的药物副作用之间的平衡。保护肾功能及延长寿命为远期目标。

2. 干燥综合征的肾损害 干燥综合征为一种以外分泌腺体为主要靶器官的自身免疫病,肾脏受累的主要表现为间质性肾炎(远端肾小管酸中毒),发生率高达 76%。多表现为亚临床型,临床没有明显的酸碱平衡紊乱表现,需要进行氯化铵试验才能发现。依据不同的发病机制,可以给予激素及免疫抑制剂治疗。通常需要终生补钾治疗。

3. 类风湿关节炎的肾损害 与 RA 相关的肾脏损害发病率不清。可以分为原发性、肾淀粉样变及继发性(如药物性)三大类。临床上可有多种肾脏受累的表现,需要依据不同的情况给予个体化治疗。

4. 系统性血管炎相关肾损害 肾脏受累为全身型 GPA 的特点。GPA 与 RP 具有类似的眼及 ENT 表现,临床需要进行鉴别诊断,但已存在较多的两者并存的现象。诊断需要结合临床表现、受累器官的病理及血清 ANCA 的检测。而 MPA 则以肾损害为主要表现之一。

AAV 肾损害的治疗需要免疫抑制剂[如 CTX 或吗替麦考酚酸酯(MMF)]联合激素或 CD20 单抗、分期(诱导期及缓解期)治疗。GPA 的肾损害与该病的死亡率相关。

5. 大动脉炎(肾型) 主要表现为肾动脉缺血导致的严重高血压及相应临床表现。

第五节 复发性多软骨炎的肾脏病变

1. RP 肾损害的发生率 RP 的原发性肾脏受累非常少见。在 PubMed 上检索到的最早的、由法国学者报道的 RP 肾小球损害见于 1977 年,但此例很可能不是首例报道。

美国梅奥诊所在 1943—1984 年间收集到 129 例复发性多软骨炎资料,其中 29 例伴有肾脏受累。此组患者均为老年人,较多伴有关节炎及肾外血管炎,其生存率(与不伴肾损害者相比)预后明显差;另据报道:RP 患者血清肌酐增高的概率为 10%,尿液检查异常的概率约为 26%。尽管少见,但的确存在并具有潜在进展性,甚至可以发生在没有伴发系统性疾病(如 SLE、系统性血管炎)的情况下,后者可称之为继发性伴发病的肾脏受累。

2. RP 肾受累的病理特点 1981 年美国学者报道的 1 例类似病例的肾活检的免疫荧光检查还显示循环免疫复合物、免疫球蛋白及补体成分的存在,电镜检查显示有电子致密物沉积,提示其免疫参与的发病机制。美国梅奥诊所的研究中有 11 例患者有肾活检资料。肾活检的病理改变主要为:轻度系膜扩张和细胞浸润、节段性坏死性肾小球肾炎伴新月体形成；电子显微镜显示主要在肾小球系膜区有小量电子密度物沉积。免疫荧光检查显示主要在肾小球系膜区的 C3 或 IgG 或 IgM 微弱沉积；47 例死亡患者中有 13 例尸体解剖资料，其中 10 例有肾脏尸体解剖资料，其中，6 例在梅奥诊所初诊时即有肾受累的依据；尸体解剖显示，此 10 例患者均没有急性肾血管炎或节段性坏死肾小球肾炎依据，但 8 例有不同程度的血管及肾小球硬化、节段性系膜增生、肾小管减少和间质性淋巴细胞浸润。

在其他有限的文献病例报道中涉及 RP 相关肾损害的肾脏病理改变包括：系膜扩张、IgA 肾病、肾小管肾间质性肾炎及阶段坏死性新月体肾小球肾炎。常见轻度系膜增生，亦有 IgA 肾病及小管间质性肾炎的报道。然而，寡免疫复合物坏死性肾小球肾炎伴上皮增生的存在提示伴发血管炎。

3. **RP 肾受累的临床表现**　肾病表现多为非特异性。RP 肾受累患者可出现血尿及轻度蛋白尿，轻度肾功能异常。肾脏病理及免疫荧光所见为 IgA 肾病。经激素治疗后，血尿及蛋白尿消失。韩国报道 1 例 49 岁男性 RP 患者伴有肾病综合征，肾组织活检证实为膜性肾病，患者对激素联合环孢素治疗反应良好。

4. **RP 肾损害的临床意义**　伴有肾脏受累患者的预后较差，10 年生存率仅为 30%。免疫抑制治疗相关的感染副作用及难以检测到的停药后疾病复发为此类患者死亡的主要原因。另外，RP 伴肾脏损害亦可见于其他疾病。梅奥诊所的研究中只有少数本组患者及文献报道的患者符合仅局限于肾脏的"pure-RP"临床表现。由于 RP 和 WG 均有类似的器官受累（如关节、皮肤、眼睛、气管、肾脏、鼻），因此，在不能检测 ANCA 的情况下，既往资料中的 RP 肾脏受累有被高估的可能性。

1981 年法国学者报道的 1 例通过耳廓软骨活检确诊的慢性萎缩性多软骨炎患者出现肾小球病变伴肾病综合征及肾功能损害。生前没有肾组织活检资料，尸体解剖资料显示心、肾、肺的淀粉样变。

5. **RP 肾损害的治疗**　免疫复合物的沉积可能为与 RP 相关肾小球损害的发病机制。一些患者经单独使用糖皮质激素治疗即可获得疾病的完全缓解；另一些患者则需要加用免疫抑制剂，以控制病情或减轻激素副作用和维持缓解。

1978 年，英国学者报道的 3 例 RP 伴急性进展性新月体肾小球肾炎患者，经激素联合免疫抑制剂及抗凝药物治疗效果良好。该文作者依据该病多系统受累、肾脏损害及对治疗反应良好的特点，推测肾脏受累的原因可能与结节性动脉周围炎有关。1984 年报道的 1 例 16 岁女性患者，在 RP 过程中出现镜下血尿及严重肾功能不全。肾活检显示节段性增殖型肾小球肾炎伴坏死及新月体形成。免疫荧光检查显示为免疫复合物导致的肾损害。经大剂量激素治疗后肾功能好转。

【病例分享】

患者，男性，58 岁。2007 年发现高血压，当时血压已达 180/100mmHg，伴少量蛋白尿；予以对症降压治疗。同前出现耳鸣、耳聋，无眩晕及耳廓红肿，未诊治。2010 年因恶心发现肾功能不全，在我院肾脏病科就诊，诊断为终末期肾病。之后开始透析及促红素治疗。2016

年 4 月出现睾丸痛伴肿胀,B 超提示附睾炎;2016 年 5 月饮食后痰中带血,无声嘶、憋气,ENT 科检查为会厌炎,抗生素治疗后好转。2016 年 12 月出现双膝肿痛及活动受限;2017 年 3 月发现甲亢,在外院予以甲状腺切除手术治疗;2017 年 4 月来我院风湿科就诊。否认血尿及肾炎病史;查体:一般情况可,慢性病容;心肺未见异常,四肢关节未见明显肿胀、畸形。化验:血 WBC 5.2×10^9/L,Hb 105g/L,Plt 135×10^9/L,Cr 672μmol/L,ESR 49mm/h,CRP 正常,RF、ANA、ANCA 均阴性;X 线片示双膝退行性改变;核医学全身骨扫描检查示第七后肋放射性增高区;纯音测听示感音神经性聋;前庭功能异常;收入我院风湿科。复诊外院肺 CT 资料发现:气管壁增厚、钙化明显。

诊断为复发性多软骨炎,慢性肾病终末期,透析治疗中。予以对症治疗。失访。

【点评】

本例以高血压伴耳鸣、耳聋为首发表现。虽然发病时已有少量蛋白尿,但高血压似乎是一个合理解释。之后,肾病进展较迅速而进行透析治疗。由于缺乏详细病史资料,推测肾病加重较快的原因与慢性肾炎相关的可能性更大,同时又缺乏及时的相关诊治措施,直到出现关节痛而就诊于风湿科时,病史已达 10 年之久。风湿科医生通过复诊肺 CT 影像胶片资料,发现早已存在的气管钙化,结合内耳检查所见而确诊。尽管给予了激素治疗,关节症状控制良好,但对肾脏损害而言为时已晚。

不少患者(尤其是老年患者)常可以发现气管壁钙化,多数学者认为无临床意义。然而,就像老年人的动脉硬化斑块不会"无缘无故的发生"一样,应结合临床病情,综合考虑"无症状"气管壁钙化的意义。本例的肾损害存在高血压相关因素,但结合其进展过程及内耳、关节和气道病变,RP 相关的可能性是存在的。

(王振刚)

第十三章
神经系统病变

第一节　神经系统解剖及功能

一、神经系统组成

神经系统是一个复杂的神经纤维和神经元的集合。从解剖上可分为中枢神经系统和周围神经系统两部分。

1. **中枢神经系统**　中枢神经系统由脑和脊髓组成。脑由大脑半球、小脑和脑干构成。大脑半球的外层（灰质）由细胞体（神经元）组成，内部（白质）由轴突形成束或通路构成；脑室则是充满脑脊液的空间。小脑包括两个侧叶和中线部分。脑干包括中脑、脑桥和延髓。脊髓位于椎管的上三分之二部分，大致呈圆柱形，在中心通道的横截面上呈圆形到椭圆形。

2. **周围神经系统**　是指脑和脊髓以外的所有神经结构，由感觉神经元、神经节（神经元簇）和神经纤维组成，相互连接或与中枢神经系统相连。

二、神经的种类及反射弧

1. 根据所连中枢部位不同分为 12 对脑神经（依次为：嗅神经、视神经、动眼神经、滑车神经、三叉神经、展神经、面神经、听神经、舌咽神经、迷走神经、副神经、舌下神经）和 31 对脊神经（依次为颈神经、胸神经、腰神经、骶神经、尾神经）。(图 13-1)

2. 从支配器官上讲，神经系统可分为躯体的（随意成分）和自主的（非随意）内脏神经系统。躯体神经系统由连接大脑、脊髓、肌肉和皮肤感觉接收器（反射弧）的神经构成，完成此部分神经系统的随意或反射性动作；而自主神经系统调节身体的某些过程，如血压、呼吸频率，其作用是无意识的。

3. 从功能上，中枢神经系统是身体的主要控制中枢和信息感知中枢；周围神经系统的主要成分是神经纤维，担负着与身体各部分的联络工作，起传入和传出信息的作用。将来自外界或体内的各种刺激转变为神经信号向中枢内传递的纤维称为传入神经纤维或感觉神经;向周围的靶组织传递中枢冲动的神经纤维称为传出神经纤维或运动神经。感觉神经、运动神经和神经中枢三者形成一个完整的工作单位——"反射弧"。

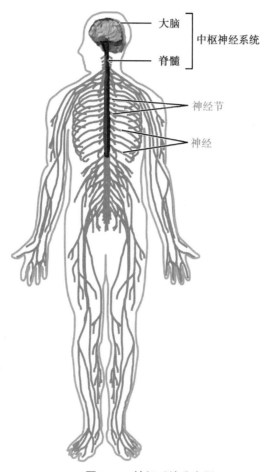

图 13-1　神经系统分布图
蓝色示外周神经系统

4. 脑的血液供应由颈动脉系统和椎基底动脉系统负责。颈(内)动脉系统及其分支(眼动脉、后交通动脉、前脉络膜动脉、大脑前动脉、大脑中动脉)供应大脑半球前 3/5 部分的血液,椎基底动脉系统(椎动脉、基底动脉、小脑上动脉、小脑前下、后下动脉及大脑后动脉)主要供应大脑后 2/5 部分(枕叶和颞叶底部)、丘脑后半部、脑干、小脑的血液。两侧大脑前动脉由前交通动脉相互沟通、大脑中动脉和大脑后动脉之间由后交通动脉沟通,在颅底形成一个基底动脉环(Willis 环)。

供应大脑的血液占心搏出量的 16%~17%。脑对缺血、缺氧十分敏感:血流完全中断 30s 后,脑代谢开始改变;60s 神经功能停止活动;300s 后开始一系列变化,最后导致脑死亡。

第二节　神经系统疾病的常见症状与类型

一、常见症状

神经系统的功能强大、复杂,目前尚未被完全认知,神经系统相关的症状包罗万象。

1. **头痛**　为神经系统疾病的常见症状,可为全头痛、偏头痛;部位固定或变换不定,可位于颅内或颅外;头痛的病因十分复杂,除支配感觉的三叉神经损害外,脑炎或脑膜脑炎、血管病变、肿瘤、脑出血等都可导致头痛;此外,头痛病因的鉴别诊断还需要除外五官疾病以及全身疾病,其中包括各种风湿病。

头痛诊断可参考定期发布的头痛分类国际标准。

2. **眩晕**　眩晕患者感觉自身和/或周围物体旋转或者异常运动。除前庭器官受累(如良性发作位置性眩晕)外,中枢神经系统疾病是重要的原因之一。两者的鉴别诊断十分重要,除仔细鉴别临床表现外,还需要参考影像学及功能学检查:中枢性眩晕可能表现相对更轻,Dix-Hallpike 试验阴性。外周性眩晕(前庭疾病)的相关检查参见耳科检查。

3. **脑神经麻痹**　十二对脑神经损害可单发或多发。分别表现为视物模糊甚至全盲、视野缺损、色觉异常(视神经损害);视物成双、瞳孔异常(眼球运动神经);面部感觉障碍及咀嚼肌瘫痪(三叉神经),偏侧额纹变浅或消失、闭眼力弱、鼻唇沟变浅(面神经);耳聋、耳鸣、眩晕、平衡障碍及眼震(听神经);声音嘶哑、吞咽困难或呛咳、咽部感觉丧失、咽反射消失等(舌咽、迷走神经);肩下垂、胸锁乳突肌及斜方肌萎缩、转颈和耸肩乏力(副神经)等。

4. **感觉异常**　浅感觉(麻木、针刺样/烧灼样/放电样疼痛、温度觉、蚁行感)异常多见于外周神经受累;深感觉(运动觉、位置觉、振动觉)和复合感觉(形体觉、定位觉、两点辨别觉)多与中枢神经系统受累相关;还需关注与内脏器官受累相关的放射性痛(自主神经受累)。

5. **瘫痪**　为运动神经受累导致,可表现受累神经相关的局部(肢体瘫痪、偏瘫、截瘫)或全身性瘫痪。肢体瘫痪需要与肌肉病变鉴别;全身瘫痪需要除外电解质紊乱(如低血钾)所致。

6. **意识障碍**　表现为不同程度觉醒状态异常,提示脑部较严重的损害,与网状上行激活系统和大脑皮质的广泛损害有关。

7. **认知障碍**　表现为对外界事物的识别、认知功能不全,轻重不一。多见于各种原因的大脑功能减退。

二、常见疾病

1. **脑血管病**　包括短暂性脑缺血发作(transient ischemic attack,TIA)、脑梗死(cerebral infarction,CI)、脑出血及蛛网膜下腔出血等。多突然起病、迅速达峰,出现符合受累血管供血区的神经系统缺失症状。动脉硬化时血栓形成和心源性栓塞是 TIA 和 CI 最常见的原因。

按照受累血管及症状,可分为前循环缺血综合征及后循环缺血综合征。前者为颈动脉系统供血系统受累,常见症状有失语、失认、计算不能、偏瘫、偏身感觉障碍、凝视麻痹、偏盲等。大面积半球梗死时,还可出现意识障碍、恶心、呕吐等颅内压增高症状。反复多次脑梗死以及影响关键部位的患者可出现血管性认知功能障碍,甚至痴呆。后者为椎基底动脉供血系统受累所致,常见症状为眩晕、复视、偏盲、头晕、构音障碍、吞咽困难、跌倒、共济失调等。脑干网状激活系统以及呼吸、循环中枢受累时,病情危重,可出现昏迷,甚至危及生命。

TIA 是由脑供血不足引起的一过性或短暂性、局灶性脑或视网膜功能障碍。临床症状多突然发作,持续数分钟至 1h,最长不超过 4h。不遗留神经功能缺损症状和体征。

脑出血:蛛网膜下腔出血为出血性脑血管病,常见病因为高血压、动脉瘤破裂。除上述神经系统症状外,还可伴有剧烈头痛、恶心、呕吐、瞳孔散大等颅内压增高、甚至脑疝表现,可危及生命。

2. 周围神经病　是指脊神经及其分支损害。表现为肢体末梢或神经分布区疼痛、麻木、感觉缺失,痛觉、温度觉、振动觉及关节位置觉均可受累;伴肌肉萎缩及无力、腱反射减退或消失;还可引起自主神经障碍,表现为无汗、竖毛障碍、直立性低血压,严重病例可出现无泪、无涎、阳痿及膀胱直肠功能障碍等。

病因有多种,如糖尿病、酒精中毒、多种风湿病、格林-巴利综合征、莱姆病等。

3. 脱髓鞘病　是发生在脑和脊髓的,以髓鞘的破坏、崩解和脱失等为主要病理特征的疾病,常特指中枢神经系统特发性炎性脱髓鞘疾病。常见表现为视力下降、肢体偏瘫或截瘫、二便障碍、共济失调、认知功能损害以及心理精神障碍,少见症状有失语、胼胝体失联综合征、癫痫、昏迷等。

多发性硬化是本类疾病的代表,常表现为复发缓解过程,具有时间多发性、空间多发性,反复发作可致残。

视神经脊髓炎谱系疾病亦可反复发作,以视神经及脊髓受累为主要特点。症状常重于多发性硬化,激素治疗反应相对较差,是高度致盲、致残性疾病。

还有急性播散性脑脊髓炎(ADEM)、脑桥中央髓鞘溶解症等亦属于本类疾病。

另外还有神经系统变性病(如阿尔茨海默病,帕金森病)、神经系统感染性疾病(如脑炎、脑膜炎、脑膜脑炎、脑脊髓炎等)、肌肉病以及神经肌肉离子通道病、营养障碍性疾病等。

上述疾病的病因中,风湿免疫疾病不是少数,临床上应仔细排查。

第三节　神经系统疾病的检查

神经系统疾病的诊断比较复杂,一般遵循"先定位、后定性"的原则,通常需要有经验的神经科医生根据病史及查体所采集信息决定检查项目。结合病史、体征、血清学检查及脑脊液检查(包括病原学、病理学、生化、免疫、基因检查)以及神经系统影像学检查(CT、MR、PET)等,在鉴别诊断的基础上确定病因。

一、病史采集和体格检查

1. **病史采集**　详细的病史采集十分重要。一般情况下,准确的病史信息及发病特点对于诊断及进一步检查具有导向性,如急性发作提示卒中或炎症,慢性、隐袭起病提示肿瘤、遗传病或变性病等。查体是病史的重要补充和验证,但仅仅通过病史采集对诊断的帮助作用有限。

2. **体格检查**　查体主要包括高级皮质功能(意识、语言、记忆、计算力、认知等)和神经分布范围(脑神经及四肢外周神经)的运动、感觉及神经反射(深浅反射、病理征、脑膜刺激征等)的检查。

尽管体格检查有助于神经系统损害部位的定位,但无助于病变的定性。因此,如果通过病史不能得出诊断,查体也未必能得出诊断。

二、常用辅助检查

1. **血清学检查**　包括一般项目、肝肾功能、电解质、炎症指标、自身抗体、感染指标、肿瘤指标等。

2. **脑脊液检查**　腰穿检查可测定脑脊液压力,并留取脑脊液,可用于检测炎症、脱髓鞘、感染或其他异常。怀疑脑炎者可行自身免疫脑炎相关抗体检测、脑系感染病原学或相关免疫学检查;有视神经或脊髓炎症状出现可选择抗 AQP4 抗体、抗 MOG 抗体;有脑神经损害时,可检测抗神经节苷脂抗体等。

3. **脑电图**　通过测定自发的有节律的生物电活动以了解脑功能状态,是证实癫痫并对其分类的客观手段。对区分脑器质性或功能性病变、弥漫性或局限性损害、脑炎、中毒性和代谢性等各种病因引起的脑病有辅助诊断价值。

4. **肌电图及神经传导速度**　可通过记录周围神经电生理活动帮助诊断及鉴别神经源性和肌源性损害、检测亚临床病灶、补充临床定位诊断。

5. **诱发电位**　视觉、听觉及躯体(感觉、运动)系统受到刺激后,在脊髓、脑干或大脑皮质所记录到的一组神经元或神经束的电位活动。

6. **CT 扫描**　对脑出血、脑梗死、脑积水、脑炎等疾病的诊断和鉴别有帮助。急诊怀疑急性脑血管病患者,CT 是最基本的鉴别出血和梗死的手段。

7. **磁共振成像(MRI)**　与 CT 扫描相比,MRI 能提供多方位和多层面的解剖学信息,图像清晰度高,无放射性损害,可清晰观察脑干、后颅窝、脊髓病变,脑白质及灰质有明显对比度。广泛用于脑血管疾病、脱髓鞘疾病、脑炎及脑系感染、变性疾病等。

8. **正电子发射断层扫描(PET)**　是一种可测量细胞或组织代谢的同位素显像技术,常用于肿瘤、癫痫、帕金森病、痴呆等鉴别及研究。目前 PET 对于神经系统炎症性疾病的诊断已有较大帮助。

9. **组织活检** 包括脑组织、肌肉及周围神经活检。结合组织化学、免疫组化及 DNA 等技术,可提高病理诊断价值。

第四节 非复发性多软骨炎风湿病的 神经系统表现

风湿病的神经系统症状多种多样。不同风湿病的神经系统受累概率变异亦很大,与原发病病理机制不同相关,其中最常见的为周围神经病、脑血管病、癫痫及神经精神症状。参见表 13-1。

表 13-1 不同风湿病的神经系统受累症状及发生率

	周围神经 / 肌肉		中枢神经系统	
	临床表现	发生率	临床表现	发生率
系统性红斑狼疮	多发性周围神经病	5%~22%	脑血管病	2%~39%
	脑神经病	2%~7%	癫痫	16%~84%
	格林 - 巴利综合征	罕见	无菌性脑膜炎	罕见
	神经丛病	罕见	脱髓鞘综合征	罕见
	单神经病	3%~8%	运动障碍	罕见
	自主神经病	罕见	急性神经紊乱	7%~13%
	重症肌无力	罕见	焦虑	5%~24%
			头痛	11%~57%
			脊髓病变	罕见
			认知功能障碍	5%~43%
			情绪异常	12%~51%
			精神症状	5%~22%
干燥综合征	感觉神经病	5%~40%	视神经炎	5%~18%
	小纤维神经病	5%~10%	脑病	罕见
	感觉运动神经病	6%~23%	脑白质病变	3%~40%
	慢性格林 - 巴利综合征	罕见	无菌性脑膜炎	罕见
	多发性单神经炎	6%~18%	癫痫	罕见
	多神经根神经炎	4%~15%	脊髓炎 / 脊髓病	罕见
	自主神经病	3%~50%	脑神经病变	5%~12%
	肌病	2%~14%		

续表

	周围神经/肌肉		中枢神经系统	
	临床表现	发生率	临床表现	发生率
系统性硬化	肌炎	叠加	脑血管病	不明
	嵌压性神经病	3%	脑炎	罕见
	神经丛病	罕见	"类军刀伤"	罕见
			脑萎缩	罕见
类风湿关节炎	嵌压性神经病	20%~70%	脊髓型颈椎病	4%~61%
	多发性单神经病	罕见	脑膜炎	罕见
	感觉神经病	20%	视神经萎缩	罕见
	感觉运动神经病	10%		
	自主神经病	罕见		
白塞病	多发性单神经炎	罕见	脑膜脑炎	60%~80%
	多神经根神经炎	罕见	静脉窦血栓形成	10%~20%
	感觉运动神经病	罕见	脑卒中	罕见
	肌炎	罕见	癫痫发作	罕见
			认知障碍	罕见
			运动障碍	罕见
			头痛	70%
			视神经病	罕见
			脊髓病	10%
			脊髓炎	罕见

1. 关节炎类疾病　外周神经受累较常见。

活动性 RA 的神经系统症状不仅可继发于局部的关节病变,还与 RA 的风湿结节或血管炎有关。RA 的周围神经病常见,表现为感觉或感觉运动性神经病及多发性单神经炎。RA 最常见的卡压性神经病变为腕管综合征。由于寰椎和枢椎滑囊组织的炎性病变,晚期 RA 可出现继发于寰枢椎半脱位的颈髓病而致残或死亡,应早期诊断、及时手术。

脊柱关节炎,尤其是强直性脊柱炎阶段,神经系统并发症多见于病史长的晚期患者,表现为寰枢关节半脱位、马尾神经综合征、椎管狭窄和急性椎体骨折。

2. 血管炎类疾病　外周神经及中枢神经均可受累。

(1)系统性红斑狼疮:目前报道的神经精神性狼疮(neuropsychiatric SLE,NPSLE)的患病率差异很大,占 SLE 的 14%~90%。美国风湿病学会定义了 19 种 SLE 的神经精神症状,然而,这些症状是否均为 SLE 病变所致尚存争议。某些症状可能是继发的心理反应,如抑郁、焦虑;某些可能为治疗导致不良反应,如头痛、认知功能损害;某些症状(如头痛)在一般人群中亦有较高的比例。一项对 1 206 名 SLE 患者前瞻性研究发现,有神经精神症状者占 40.3%,其中仅 13.0%~23.6% 为 SLE 直接导致,多数症状与 SLE 无关。SLE 所致神经精神症状多出现在 SLE 诊断前后或发病的第一年。癫痫是最常见的首发症状,其次为脑血管病及精神症状,如精神异常、情绪障碍和急性意识混乱。

NPSLE 主要发生机制为血管炎病变,其他还有缺血或血栓、自身抗体(如抗心磷脂抗体介导、抗核糖体 P 蛋白抗体)、与多发性硬化类似的脑和脊髓白质脱髓鞘病变、大脑皮质的萎缩、AQP4 抗体相关的视神经炎和脊髓炎等 NMOSD(视神经脊髓炎谱系疾病)。另外,NPSLE 发生的一个肯定的神经病理机制为 NMAD 受体抗体所介导,抗双链 DNA 抗体亚单位与谷氨酸受体 NR2 亚单位发生交叉反应,导致神经元凋亡及认知功能损害。Hanly 等人对 1 047 例 SLE 患者的 NPSLE 相关的抗体进行前瞻性研究发现:狼疮抗凝物质与卒中、静脉窦血栓形成相关;抗核糖体 P 蛋白抗体与精神症状相关。

NPSLE 的诊断需依据症状、体征及辅助检查,包括脑脊液分析、脑电图、神经精神评估、神经传导及 MRI 等。PET/CT 可以进一步评估 SLE 炎性活动情况。欧洲风湿病学联盟通过对 1 000 个已发表的研究及专家共识进行系统性回顾,发表了 NPSLE 的诊断和治疗推荐。

(2)白塞病(BD):5%~10% 的白塞病患者可出现神经系统受累(neuro-Behçet's syndrome,NBS)。NBS 表现多样,需与中枢神经系统炎性脱髓鞘病进行鉴别。

NBS 可分为两大类:①脑实质病变导致的局灶或多灶性中枢神经系统炎性病变,以及血管结构受累继发的非脑实质病变。脑实质病变病程多为复发缓解或进行性加重过程,是增加白塞病患者长期致残率和死亡率的一个重要原因。有证据表明白塞病患者脑实质病变也与小血管的炎性浸润有关。最常见的受累部位依次为脑干、基底节、丘脑、白质。典型的白塞病脑病的 MRI 表现为上部脑干、基底节、丘脑的大片、融合 T_2 高信号。白塞病也可出现与 MS 类似的影像学表现,表现为类似 MS 的一系列病灶和黑洞,但是其脑组织萎缩仅局限于脑干。有研究提示脑脊液白介素 6(IL-6)增高可能与脑实质 NBS 及疾病严重程度相关。②而非脑实质病变常表现为静脉窦血栓形成和颅内压增高综合征。约 1/5 的白塞病患者存在静脉窦血栓形成,经过恰当治疗,多数患者预后较好。

目前对白塞病的神经病理机制还缺乏研究,还没有发现 NBS 的特异性标记物。

3. 其他种类的风湿病亦可造成神经系统损伤

(1)干燥综合征:pSS 的神经系统受累也较常见。与 NPSLE 类似,目前报道其神经系统受累的发生率差异也较大,为 10%~60%。周围神经病是其最常见的神经系统表现。干燥综合征患者可出现多种类型的周围神经病(表 13-1),其最常见表现为感觉性共济失调神经病和痛性小纤维神经病。小纤维神经病通常只能通过皮肤活检证实,可见表皮内神经纤维增多。干燥综合征患者也常出现自主神经症状。中枢神经系统受累较周围神经病少见。常表现为视神经炎、MS 样白质病变、脊髓炎(与 NMO 叠加)。其他还有癫痫、无菌性脑膜炎。罕见出现认知功能下降者。

干燥综合征患者感觉性共济失调、自主神经病、三叉神经病的病理生理机制为后根神经节炎性病变。活检可见后根神经节 T 细胞浸润,导致非血管炎性的细胞变性。而风湿病患者多发性单神经炎常为血管炎机制。对此类患者,建议行神经活检以鉴别病因,早期、充分的免疫抑制治疗常可改善其预后。

干燥综合征的血管炎还可能与冷球蛋白血症相关。血管炎、冷球蛋白血症、唾液腺肿大、淋巴结肿大、单克隆蛋白血症常提示干燥综合征患者向非霍奇金淋巴瘤转化,发生率约为5%,应引起注意。

(2)系统性硬化症(systemic sclerosis,SSc):SSc患者无症状脑白质病变出现率高于正常人群,提示小血管病的机制参与其中。SSc是否可导致大血管病变及动脉粥样硬化尚存争议;颅内炎性病变和钙沉积主要以皮质和皮质下受累多见。额顶部皮肤出现线条样硬皮,严重时使头皮和额部呈现"刀劈状",可出现同侧进行性面部偏侧萎缩(Parry-Romberg综合征),可伴同侧咀嚼肌痉挛。头部皮肤损害的同侧可出现颅内钙化灶,导致对侧癫痫发作、锥体束征,及同侧的眼部异常。SSc的周围神经病多为局部组织硬化所造成的卡压性神经病。多发性单神经病及其他类型的周围神经病较少见。

第五节 复发性多软骨炎的神经系统表现

RP的神经系统损害少见,受认识所限,既往认为RP的血管炎少见,因此,伴有神经系统改变的RP患者通常诊断困难;有时很难确定神经系统的受累是源于RP还是源于伴发病,多将其归咎于伴发病变。

1. **发生率** Zeuner等报道的62例RP患者中有6例(9%)出现神经系统损害。亦有报道发生率约3%。

2. **受累范围** RP神经系统损害广泛(中枢及外周),但无特异性。

3. **临床表现** RP的神经系统并发症的临床表现多样;一般呈急性或亚急性起病,症状出现可先于其他系统损害的临床表现。

(1)中枢神经系统受累:最近的文献回顾报道约20例,男性多发,其临床特征与其他病因的脑炎或脑膜脑炎类似:头痛、意识障碍、定向障碍、记忆障碍、视觉障碍、言语障碍、认知障碍、癫痫发作和失神。有几例表现为边缘叶脑炎和/或痴呆。认知下降表现为定向力、记忆力、计算力减退等;精神行为异常包括人格改变、欣快、虚构、幻觉、攻击行为、双相情感障碍、焦虑、失眠;也有表现锥体外系症状如肌张力增高、强直、震颤、运动迟缓等。

RP患者的脑神经受累不常见,视神经是最常见的脑神经受累表现形式,且常合并其他眼部炎症,其他受累脑神经依次为第Ⅵ、Ⅶ及Ⅷ对脑神经。

(2)周围神经系统受累:RP的周围神经受累较少见。

4. **相关辅助检查** 辅助检查均为非特异性。外周血方面,除红细胞沉降率、C反应蛋白增高之外,并无特异性的实验室检查诊断RP。脑脊液检查除蛋白轻度升高,大多显示淋巴细胞增多,部分病例多核细胞增多。头MRI(图13-2)显示双侧皮质、皮质下及基底节多发异常信号;也有报道(边缘系统脑炎)颞叶、海马、岛叶、杏仁核等部位出现异常信号;可以仅有脑膜的异常强化(脑膜炎)甚至影像正常,病程后期可出现脑室扩大及脑萎缩。

5.**RP中枢神经系统受累发生机制**　RP中枢神经系统受累发生机制不清,可能为对软骨蛋白多糖发生反应的抗Ⅱ型胶原抗体与神经系统(如神经内膜、脑内小动脉中层及内膜等)发生交叉反应而导致的相应病变。组织病理学检查显示神经缺失和胶质细胞增生,脑膜非特异性炎症并波及脑灰质及白质,有血管周围白细胞聚集,但没有特征性血管炎证据。

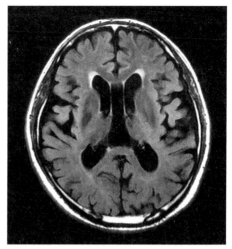

图13-2　复发性多软骨炎的脑损害

【病例分享】

患者,男性,41岁。2015年底无明显原因出现发热(最高38.9℃),头痛时较剧烈,伴复视。抗生素治疗无效。头MR显示颅内多发病变,脑脊液压力350mmH$_2$O,细胞增多、蛋白增高;给予强力抗生素、抗病毒、抗结核治疗均无效。之后出现右眼红及精神异常、行走不稳、语无伦次、二便失禁,曾予激素治疗后症状好转,继续抗结核及激素治疗。2016年4月出现右侧耳廓红、肿、痛,疑软骨炎而加量激素治疗。2016年7月加用免疫抑制剂治疗,仍有间断低热,四肢乏力及行走不稳无进一步好转,收入我院。

查体:一般情况可,血压、体温正常;神志清楚,语言交流障碍,定位定向困难,走路不稳;心肺肝脾未见异常,四肢关节未见异常;未引出病理征。化验:血常规正常,ESR、CRP正常;RF、ANA、ANCA阴性;眼科检查未见异常;头颅MRI示:双侧大脑广泛脱髓鞘改变;脊髓可见斑片状高信号影;喉CT显示喉气管钙化、纯音测听示感音神经性聋;前庭功能正常。

诊断为RP伴CNS损害。停用抗结核药物,经大剂量激素及强化免疫抑制剂治疗后,眼红、行走不稳、二便失禁逐渐好转。2017年4月及2019年6月复查,病情稳定,生活自理,可以正常语言交流。

【点评】

本例RP诊断明确。出现精神症状、言语障碍、共济失调等神经系统损害,MRI显示颅脑内病灶,经过激素及免疫抑制剂治疗,患者软骨炎及神经系统损害较明显好转,支持CNS损害与免疫机制有关。

CNS的表现无特异性。患者无高血压、糖尿病等病史,与常见疾病相关的神经系统表现难鉴别。

RP出现神经系统受累较少见。出现中枢神经系统受累的患者预后差,应积极治疗。

(孙　亮　赖春涛)

第十四章
相关疾病

与 RP 伴发的疾病十分广泛,包括:皮肤病、内分泌疾病、胃肠道疾病、血液疾病、泌尿生殖疾病、风湿免疫疾病。文献中对 RP 伴 MDS 的讨论较多。早年国外报道有 30% 的 RP 患者伴有其他与免疫相关的疾病,包括:甲状腺炎、大中小血管炎、BD、RA、AS、SLE、APS、IBD;笔者团队的研究资料(未包括桥本氏甲状腺炎)显示这一数据为 19.9%,以 AAV、关节炎最多见。

这些相关疾病与 RP 的确切关系尚不清楚。不同学者对此类疾病有不同的文字描述:以"伴发病"或"共患病""coexistence and/or comorbidity and/or concomitant with and/or overlap"应用最广。

本文中的"相关病"是指文献所报道的与 RP 伴发的相关疾病,种类繁多,参见表 14-1。

表 14-1　与复发性多软骨炎相关的疾病

全身疾病	FOU、地中海热、病毒感染
血管炎	AAV、PAN、TA、SLE、BD、荨麻疹样血管炎、APS、EGPA、GCA
关节炎	RA、SpA、JIA、软骨瘤
其他结缔组织病	结节病、胸腺瘤、IGG4-RD、pSS、
血液病	MDS、贫血、白细胞增高、血小板减少、脾大、白血病、淋巴瘤、骨髓瘤
肾脏	血尿、蛋白尿、管型尿、肾小球肾炎,甚至严重肾炎和肾功能不全
胃肠道疾病	IBD、PBC、脂膜炎
皮肤病	银屑病、Steven-Johnson 综合征、结节红斑、紫癜、Sweet 综合征、皮肤角化、色素沉着、冷球蛋白
内分泌疾病	糖尿病胰岛素抵抗、桥本氏甲状腺炎
神经	脑神经炎、脑膜肉芽肿、硬脑膜炎、脑炎后痴呆、后循环综合征、焦虑症

一、发热及家族性地中海热

1. **不明原因的发热**　RP 患者可有各种程度的发热,多发生在疾病的初始阶段,伴高热者较常见。以首发症状就诊的 RP 者,起初多数为被认为是发热待查(FUO)。

以 FUO 为 RP 首发表现者并不少见。我们未发表的资料约为 10%,但未见文献报道。在一例日本学者的病例报道中可见,如果能够尽早发现 FUO 患者的耳廓红肿及咳嗽,即可避免此例的延误诊断。实际上,该病的延误诊断多与 RP 临床表现的非特异性及忽略 RP 特点相关。因此,想到该病、关注与发热相伴发的症状,不难发现发热的病因。

2. **家族性地中海热(familial Mediterranean fever,FMF)** 该病是一种常染色体隐性遗传病,多发生于地中海地区。多为儿童起病。伴随有发热和 1 个或多个炎症表现,如腹膜炎、关节炎、胸膜炎、丹毒样红斑等。RP 与 FMF 都是多系统疾病,但基因背景与发病机制不同。有学者报道了一例病理证实为 RP、基因学证实为 FMF 的患者,在其回顾性研究中发现了一例 RP 患者伴有 FMF 的杂合子基因型,提示两者之间存在的潜在关联。另外一些 FMF 患者还可伴继发性淀粉样变。

3. **感染** RP 的发热最容易被误诊为感染,尤其是局部器官(如耳廓、呼吸道)的感染。RP 的 ENT 受累常与感染并存,但亦与其他感染伴发或关联,如丙肝病毒感染。一例 59 岁男性 RP 患者伴有 HCV 感染。经过抗 HCV(干扰素)治疗后,随诊病毒学指标持续好转,原先对 AZA 治疗抵抗的 RP 亦随之好转。

HCV 感染的肝损伤表现及肝外表现较多,可有风湿病样症状。丙肝的病理改变与乙肝极为相似,以肝细胞坏死和淋巴细胞浸润为主。全球 HCV 的感染率约为 3%,但 RP 与 HCV 感染的报道并不多。

二、系统性血管病变

与 RP 伴发的疾病中似乎以血管炎最多,可见多种类型的血管炎,如 WG、EGPA、PAN、BD、TA、白细胞破碎性血管炎、颞动脉炎。RP 与所伴发的血管炎之间的关系尚无定论:因为 RP 本身即可出现血管受累。两者之间可重叠,或为 RP 的病因,或为 RP 的继发病变。

1. **ANCA 相关性血管炎** RP 伴 WG 的报道较多。最早的报道见于 1977 年。一例 59 岁男性患者的 RP 激素控制良好。之后出现肺部浸润和肾小球肾炎,病理诊断为 WG。加用 CTX 后疾病再次控制;RP 与 WG 之间有诸多相似的临床表现。鉴别要点为 ANCA 的测定及组织病理表现。当 ANCA(-)和/或病理表现不典型时,鉴别诊断会遇到困难。亦可 RP 为先驱,之后发生 WG。

2. **大动脉炎** 文献有 RP 伴无脉症及 RP 伴腹膜后纤维化的报道。1976 年报道了一例年仅 8 岁的男孩,患 RP(关节、耳及鼻软骨受累)5 年后发现腹膜后纤维化及输尿管狭窄,提示伴有明显的动脉受累。经激素治疗 1 年后,患者的关节活动度好转、肾功能转为正常。

另外,还有 RP 伴 EGPA、PAN、GCA(重叠综合征)的报道。

3. **结节性多动脉炎及结节性动脉周围炎** 1984 年报道了 1 例 RP 出现髂动脉瘤破裂及下肢动脉炎的患者。

4. **系统性红斑狼疮** 1980 年之后陆续有多个 SLE 伴 RP 的报道,认为:软骨炎是 SLE

的少见特征(小于1%),伴SLE疾病活动度的临床及实验室检测证据,但不是SLE的首发症状。这些患者亦未出现其他RP症状。耳软骨病理改变轻度;在软骨与纤维组织结合处以及邻近皮肤血管处可见IgG及C3沉积;血清中可见免疫复合物(冷球蛋白)。这些患者的RP表现与SLE的预后无关。

5. **白塞病** RP伴白塞病又称Magic综合征。文献报道多为BD患者出现RP症状,如一例40岁韩国男性BD患者出现双耳软骨炎及结膜炎及关节炎,或认为RP为BD的并发症。

6. **低补体性荨麻疹样血管炎** 2005年一位伴有风湿性多肌痛病史的63岁女性患者,突然出现全身性荨麻疹伴补体C4的明显降低及抗C1q抗体(+)。2个月后出现耳软骨炎,对激素及氨苯砜治疗反应良好。

7. **抗磷脂抗体综合征** 多为个例报道。RP患者血清中可以测到相关抗体RP伴抗Ⅱ型胶原抗体、抗心磷脂抗体、抗着丝点抗体。

三、关节炎疾病

RP的关节受累表现占第二位,但RP的关节受累需要与伴发RA、AS等相鉴别。

1. **类风湿关节炎** 第一例RP伴RA的病例报道见于1968年。RA患者出现气道狭窄时应想到RP。1989年报道了1例经典RA伴鼻中隔软骨炎导致鞍鼻畸形的患者,HLA-DR4(+)。类似病例少见。然而,RP的关节受累亦可表现为RA样。文献报道1例女性进展性多关节畸形(RF阴性)患者,14年后出现典型耳鼻破坏的临床特征。

2. **强直性脊柱炎** RP伴AS的情况亦不少见。患者可以出现葡萄膜炎、视神经炎、急性主动脉功能不全、克罗恩病和/或Reiter综合征,而HLA-B27可阳性或阴性。1991年葡萄牙学者报道了一例46岁男性白种人Reiter综合征伴RP的患者。因此,通过对一些SpA的附着端炎及椎体受累表现的筛查或可发现潜在的RP。

RP患者还可以与脓疱性银屑病伴关节破坏(PsA)伴发,由于RP表现较轻微而长期未能诊断。RP可见于多种炎症性皮肤疾病及风湿病,笔者认为:RP为一种综合征而不是一个独立疾病。轻型RP可能较常见,因此,在皮肤病及风湿病患者应常规筛查RP,以避免漏诊。

3. **RP伴软骨瘤病** 滑膜软骨瘤是一种少见的进展性的滑膜增生,伴不同大小的软骨及钙化性游离体的形成,导致关节功能受限和关节囊扩大。头面部软骨瘤病可以累及耳和鼻,但累及下颌关节少见。大关节受累多见;一例45岁女性患者伴RP病史,因下颌关节受累,经关节镜、关节成形术及活检,证实为滑膜软骨瘤,并认为与其RP相关。儿童的长期RP病史可以导致假性发育不良性的骨关节病变。

RP与关节炎、软骨瘤等均属于软骨疾病范畴,其内在关系值得进一步探讨。

四、其他自身免疫病

1. **结节病** 文献中RP与结节病关系的看法不同。鼻部受累是结节病的多系统受累之一。鼻塞和干痂是结节病及RP常见的症状,而结节病的鞍鼻畸形较少见。2016年报道了1

例表现为类似 RP 鞍鼻畸形的结节病患者。2010 年法国一位学者报道了 1 例 RP 与结节病并存的患者,但此患者伴有免疫缺陷。

2. **IgG4 相关疾病** IgG4-RD 的特点为分泌 IgG4 的浆细胞的多器官浸润。尽管二者均为免疫介导的疾病,由于 IgG4-RD 为近年确定的疾病,因此,二者并存(coexistence)的报道较少。2016 年报道一例 RP 之后出现 IgG4-RD 的病例。一例 63 岁男性患者一年来先后出现双侧耳廓肿痛、反复视力下降、游走性关节痛。起病 4 个月后出现干咳及活动后呼吸困难。CT 显示间质性肺炎、双侧颌下腺肿大、纵隔及肺门淋巴结肿大、双肾结节。血清 IgG 及 IgG4 增高;耳廓软骨活检显示炎性改变及纤维化,但 IgG4 浆细胞尤增多;肺及肾活检均见明显的 IgG4 浆细胞浸润及纤维化;诊断为 RP(耳廓软骨炎、结膜炎、虹膜炎、多关节炎)及 IgG4-RD(颌下腺、肺门、纵隔淋巴结、肺、肾)。该患者对激素治疗反应良好。

3. **RP 还可以与胸腺瘤相关** 临床上可见局限型硬皮病伴 RP 及 pSS 伴 RP 的患者。

五、消化系统疾病

1. **炎性肠病(IBD)** 文献报道的 IBD 多为溃疡性结肠炎(UC)。IBD 可以出现在 RP 之前或之后,甚至长达 20 年之后。第一例 RP 伴 IBD 的病例见于 1969 年。一例 53 岁白人女性,有 20 年的 UC 病史,目前处于稳定期。就诊前 2 周出现颈部疼痛伴高热,NSAIDs 及抗生素治疗无效。体检发现:肋软骨炎、偏头痛;化验:白细胞、血小板及 CRP 明显升高、肝酶异常,RF、ANA、ANCA、补体、胸片均正常;颈部 CT 及 MR 未见特殊异常;1 周后热退,但出现眼睑及鼻翼痛性红斑样肿。骨扫描显示相关区域的高放射性浓聚。诊断为 RP,激素治疗后好转达 18 个月。此例患者出现 RP 时未做结肠镜检查,因此,未能进一步探讨两者之间的关系。炎性肠病伴 RP 的血清学抗体检查显示较高滴度的抗胶原抗体。

法国学者报道的出血性直肠炎伴 RP 在 1976 年。未见克罗恩病伴 RP 的报道。

2. **肝胆疾病** RP 与肝病的并存少见。2011 年有 1 例 RP 伴胆汁淤积的报道,激素治疗反应良好。另有胆汁淤积性胆管炎肝移植后出现 RP 的病例。2017 年波兰学者报道了 1 例 59 岁男性硬化性胆管炎患者接受肝移植治疗后,在使用免疫抑制剂治疗的前提下出现 RP(耳、鼻)。虽经大剂量激素治疗后炎症消退,但出现了耳软骨破坏及鞍鼻畸形。

3. **食管受累** 法国学者报道的 1 例 RP 食管受累见于 1990 年。

六、皮肤黏膜疾病

由于 RP 的皮肤受累无明确定义,皮肤科疾病伴 RP 与 RP 的皮肤表现难以区分。

1. **结节红斑** 结节红斑本身为非特异的病变,可见于诸多疾病。第一例 RP 伴皮肤病变的报道见于 1974 年。1983 年日本学者报道 1 例 RP 伴肺部多发阴影及皮肤结节性红斑。

2. **口腔溃疡** 口腔溃疡亦为常见的非特异性表现,是最先认识到的 RP 与 BD 相关的皮肤黏膜表现。

1975 年法国学者报道了 1 例 23 岁女性患者表现为 RP 样症状(反复发作的右耳、鼻及喉软骨炎、腕踝关节炎);之后,每次软骨炎发作之前出现口腔及阴部溃疡;曾经有非感染性脓疱疮及结节红斑。之后 RP 伴 BD(口腔溃疡、脓疱疮、结节红斑及反复血栓性静脉炎)的报道越来越多。

1985 年在一项针对 5 例口腔溃疡、阴部溃疡伴炎性软骨炎患者的研究中首次提出 MAGIC 综合征的概念,即具有共存特征的患者(patients with features of coexistent)或 RP 和 Behçet 病共患(overlap relapsing polychondritis and Behçet's disease)。认为两种疾病之间具有共同的免疫异常发病机制,弹性蛋白可能是其靶抗原。

3. **血管炎样皮损** 软骨炎伴紫癜或过敏紫癜(Schönlein-Henoch purpura,SHP)均为皮肤血管炎的表现,可以作为 RP 临床表现的一部分。1994 年报道 1 例男性儿童银屑病患者出现多软骨炎伴紫癜、关节炎(肋软骨)及阴囊、眼睑及耳廓肿的患者。1982 年有 1 例以混合型冷球蛋白血症及坏死性皮肤血管炎为首发表现,之后出现耳鼻 RP 的报道。5%~14% 患者有慢性皮肤白细胞破碎性血管炎;约 10% 患者有多系统微小血管病变,后者与外周及中枢神经性疾病及系膜增生性血管炎相关。

属于皮肤副癌综合征的一些皮肤表现的出现提示潜在肿瘤性疾病的存在,如 Sweet 综合征[中性粒细胞性皮炎(neutrophilic dermatosis)]。Sweet 综合征与 RP 同时出现很少见,但在血液系统肿瘤患者常见。2011 年报道一例 79 岁男性患者伴 Sweet 综合征及 RP,最后诊断为 MDS。Sweet 综合征还曾作为 RP 的首发症状出现在未治疗的惰性慢性淋巴细胞性白血病 73 岁老年患者身上。

4. **系统性脂膜炎(Weber-Christian disease)** 有报道 1 例典型 RP 患者出现腹痛。皮肤及肠系膜动脉病理检查显示为 Weber-Christian 病(systemic panniculitis)。

5. **与生物制剂相关的药物副作用** TNFi 治疗 RP 可以出现 Sweet 综合征样皮疹的药物副作用。

6. **"感染"相关疾病** 1987 年报道 1 例 30 岁女性患者,既往有克罗恩病史伴反复皮肤血管炎和多关节炎。之后反复出现一过性双侧乳腺炎伴耳、喉气管软骨炎。此为仅有的 1 例典型 RP 伴乳腺炎的报道。

另外,还可以出现 RP 伴皮肤角化症。

七、血液系统疾病

1. **溶血性贫血** 1990 年报道 1 例 64 岁男性患者,出现耳廓及鼻软骨炎伴手及颈部关节痛,经耳廓软骨活检诊断为 RP。外周血检查发现:轻度正常细胞性低色素性贫血,伴持续性网织红细胞增多、轻度胆红素增高及结合珠蛋白(haptoglobin)降低。骨穿显示红系增生;红细胞代谢周期缩短,诊断为溶血性贫血伴 RP。

2. **免疫性血小板减少性紫癜** 2013 年日本学者报道 1 例 RP 伴免疫性血小板减少性紫癜患者。2008 年 3 月一位 63 岁女性患者因耳廓及鼻软骨炎伴结膜炎、多关节炎(手指腕及踝)、咳嗽、气短而就诊。肺功能检查显示阻塞性通气障碍;胸部 CT 显示其管壁增厚伴气道狭窄;CRP 增高;高滴度血清抗 II 型胶原抗体;RF(-);ANA(-);ACL(-);未发现其他伴发疾病;诊断为 RP。经激素初始治疗后,临床症状及肺功能、肺 CT 表现均有好转,CRP 及抗

Ⅱ型胶原抗体转阴;1 周后突然出现血小板减少;骨穿正常。排除 CTD、病毒感染及药物相关血小板减少后,诊断为 ITP。经激素＋静脉注射免疫球蛋白(IVIg)＋血小板输入 1 个月后血小板正常,激素减量后无复发。

3. **骨髓增生异常综合征(MDS)** MDS 为一种血液肿瘤性疾病。RP 伴 MDS 考虑为 MDS 的临床表现多样性。MDS 国际工作组 2016 年修订的诊断标准主要内容为:排除其他原因的外周血细胞减少＞4 个月者,符合 1 个主要诊断条件(主要诊断条件为:发育异常细胞＞10%、骨髓涂片中环状铁幼粒红细胞＞10%、原始细胞达 5%~19%、检出有意义的染色体异常)即可诊断。分为多个亚型。

4. **淋巴瘤** RP 被认为是血液系统副肿瘤综合征的表现之一,可以出现在淋巴瘤之前、之后或同时。第一例淋巴瘤伴 RP 的报道在 1974 年。淋巴瘤的类型可以是霍奇金淋巴瘤、眼眶黏膜相关淋巴组织淋巴瘤、淋巴结非霍奇金淋巴瘤、脾非霍奇金淋巴瘤。

5. **白血病** 急性白血病及慢性白血病均可以出现 RP 症状。

6. **骨髓瘤** 新加坡报道 1 例 73 岁男性患者,以右眼眶炎症起病,抗生素治疗无效。CT 显示眶顶软组织肿块影,组织活检显示为急及慢性炎症。激素治疗 2 周后软组织肿块消失。之后左眼眶反复出现炎性病变。1 年后被诊断为 RP。7 年后被诊断为多发性骨髓瘤。

2006 年美国学者认为:皮肤的副肿瘤表现与血液系统的肿瘤及实体瘤均相关,可以作为首发症状。不同的皮肤表现或许有不同的临床提示:副肿瘤性天疱疮、Sweet 综合征多与血液系统肿瘤相关,后者可高达 20%;环形肉芽肿、RP、结节病和 SLE 的皮肤表现亦应考虑为此种情况。

八、内分泌系统

1. **甲状腺相关自身免疫病** 类似的病例报道最早见于 1976 年。目前临床上亦较常见。

2. **糖尿病** RP 伴胰岛素抵抗的发生机制可能是 RP 伴糖尿病患者表达抗胰岛细胞抗体。此类患者还可以伴发桥本甲状腺炎及垂体肾上腺轴功能不全。1989 年日本学者报道了 1 例 40 岁女性 RP 患者多腺体(先后发生 IDDM 胰岛/腺、甲状腺、肾上腺、垂体受累)自身免疫综合征Ⅲ型的病例,患者 $CD4^+/CD8^+$ 比例增高(抑制性 T 细胞功能降低),HLA-DR4(＋)。

九、神经系统

RP 的中枢神经系统损害少见,且为非特异性。通常在没有软骨炎依据时很难诊断。由于少见,尚难确定 CNS 病变与 RP 的关系,但其神经系统并发症的治疗和预防与 RA、SpA 及 RP 的治疗相同。

1. **脑神经(三叉神经)受累** RP 的视觉及听觉并发症常见;视神经病变为最常见的脑神经病变。三叉神经受累在不同的风湿病均可出现,但在 RP 的三叉神经受累报道较少。1 例 57 岁的 RA+RP 女性患者,表现为多关节炎、耳鼻软骨炎及三叉神经病变。头颅 MRI

及 MRA 未见异常。考虑三叉神经病变与继发于血管炎的炎症压迫或缺血相关。RA 治疗效果欠佳；TNFi 治疗后症状改善。

2. **脑膜浆细胞肉芽肿** 2017 年报道了一例 77 岁男性患者因反复声音嘶哑就诊，MR 检查显示左额顶区域硬脑膜下无症状性脑膜损害（无增强）。神经系统检查：右耳前庭及耳蜗损害、轻度双侧跟腱反射降低。血液化验炎症指标明显增高、抗Ⅱ型胶原抗体弱阳性，而 LDH、IgG4、ACE 及 IL-2R 正常；单克隆蛋白阴性；ANA（-）；脑脊液检查显示蛋白增多及 IgG 指数增高，细胞数正常，细菌及结核感染检查阴性；PET/CT 检查显示左额部摄取增加，声带、假声带及杓状软骨水肿；喉镜检查显示右侧声带麻痹。经激素治疗后上述改变均好转。硬脑膜及蛛网膜的脑膜活检显示：大量成熟浆细胞组成的肉芽肿伴诸多拉塞尔小体（Russel body）及少量淋巴细胞和组织细胞。3 个月之后，出现双耳廓软骨炎及结膜炎而诊断为 RP。

本例脑膜病变如无菌性脑膜炎或硬脑膜炎多出现在 RP 诊断之后。提示两者存在关系的可能性。

3. **以硬脑膜炎为首发表现的 RP** 2016 年报道了 1 例 80 岁男性患者以肥厚性硬脑膜炎伴关节炎为首发症状，数周后出现耳廓软骨炎而被诊断为 RP。激素治疗效果良好。

4. **可逆性认知障碍** 荷兰学者报道 1 例以冷漠为主要表现的 58 岁老年患者。既往有间断发作的关节炎、眼红及冷漠无趣的病史。查体有眼红流泪、行动迟缓及反应迟钝；化验检查炎症指标增高；之后出现发热及双耳廓红肿，因此诊断为 RP。激素治疗后症状好转。此例可逆性的痴呆可能与脑血管炎有关。

5. **RP 脑炎之后的脑萎缩** 2017 年报道了 1 例 33 岁男性患者以头痛、记忆损害、构音障碍、意识障碍及过度睡眠而就诊。由于神志及听力障碍而无法完成神经科查体。无免疫及神经系统疾病相关病史及家族史。MR 显示：双侧大脑皮质、皮质下及白质深部多发高信号损害伴增强；脑脊液检查示白细胞及蛋白增多；外周血白细胞及 CRP 明显增高；多项神经元特异检查及 NMO 抗体、ANA、LA、SSA/SSB、RF 均阴性。查体发现耳廓肿胀、压痛，活检显示耳廓软骨膜炎及大量溶菌酶阳性的巨噬细胞而诊断为 RP。经大剂量激素冲击治疗后症状缓解。尽管持续用药，但 6 个月后复发，再次大剂量激素治疗后，症状缓解，但 MR 显示脑萎缩发生。

6. **瓦伦贝格综合征（Wallenberg syndrome）** 又称延髓背外侧综合征。2003 年文献报道 1 例以本病为首发表现的 RP。此综合征源于卵圆核后方延髓边缘脑梗死。血管造影显示右后下脑动脉完全闭塞及基底动脉节段性狭窄。笔者认为：此例血管病变与患者的 RP 血管炎相关。

与复发性多软骨炎相关的疾病参见表 14-1。

（王振刚）

第十五章
辅助检查

第一节　影像学检查及其技术

临床常用的各种影像学技术（包括 X 线平片、CT、PET/CT、MRI、核医学、气管镜、超声等）、功能学（耳蜗、中耳、前庭、肺功能等）及病理学各有其优缺点，均在 RP 的诊断、病情评估及治疗效果观察中具有重要意义，应根据临床需要，选用不同的影像学技术，取长补短，充分发挥各自的影像检查优势。

一、X 线影像检查技术

1. **普通 X 线平片**　它的优势在于创伤小、无限制体位；图像对比度及清晰度均较好。目前多采用数字成像和看图软件。不足之处在于邻近组织的重叠成像。需拍摄颈部侧位片和胸部正侧位片，对 RP 轻度的气道病变敏感性差，且无特异性。

1973 年即有将放射学影像应用于喉部病变诊断的报道。1989 年英国学者描述了 4 例 RP 患者关节及气道受累的放射学影像改变，强调了放射学在 RP 早期诊断和治疗中的价值。

2. **计算机断层扫描（CT）**　CT 的密度分辨率明显优于 X 线平片，且可同时得到断层图像，更有利于观察病变或组织与邻近结构的相互关系，结合平扫及增强扫描可以更好、且较早地检出病变及判断性质，是筛查 RP 的主要手段之一。

（1）普通 CT：正常气管前壁和侧壁的厚度为 1~3mm，外部是纵隔脂肪或肺，内部是管腔内的气体。正常气管管壁的 CT 值比周围软组织稍高，膜部的厚度比前侧壁稍薄。目前 CT 的分辨力尚不能将气管黏膜及黏膜下组织与软骨完全分清。

（2）增强 CT：注射造影剂后气管壁增强提示 RP 炎症活动。

（3）三维重建 CT：利用螺旋扫描三维成像可以清楚显示气管、支气管受累部位及范围，以及气管壁及管腔情况；轴向 CT 还可以提供如气道直径、形状、管壁厚度、钙化以及强化等信息。它的最主要的局限性在于低估了狭窄自上而下累及的长度及范围，而不能作为决定气道介入治疗方法及观察其并发症的重要依据。轴向 CT 对于发现轻微和早期的气道狭窄有一定的局限性,且不能提供气管走行的准确信息,而三维重建CT(3D-CT)很好地解决了这些问题。

三维重建CT有外部重建和内部重建两种基本形式:①外部三维重建图像可以显示气道和周围结构的关系,能够直观显示气道狭窄的形状、长度以及程度。②内部三维重建(或称仿真支气管镜)可以显示气道腔内的影像,类似常规支气管镜经过的路径,直接测量气道狭窄,还可以评价支气管镜无法通过的严重狭窄。吸气、呼气相的仿真支气管镜可以直观地比较气管管径的变化。但与常规支气管镜相比,仿真支气管镜对于发现黏膜异常只有16%的敏感性。仿真支气管镜只是一个影像学观察工具,还可能出现假阳性(如较细气道内的分泌物可能被误认为是管腔狭窄);而常规支气管镜可以用于取活检以及培养标本。

(4)动态CT:正常的气道横断面可以是圆形、卵圆形或梨形的。由于在呼气时气道膜部内陷,气管形状可以呈马蹄形。呼气相时气道的前后径可以有30%的减少。男性在用力呼气时气管塌陷有更明显的年龄相关性。动态CT对于复发性多软骨炎气道受累的诊断非常有价值。吸气末的气道成像用于评价固定的气道狭窄;而用力呼气CT更敏感,是理想的评价呼吸性气道塌陷(气道软化)和气体陷闭的手段,约有3/4有呼吸道症状患者的CT可显示出气管软骨软化,与内镜发现一致。

(5)高分辨(薄层)CT:薄层CT有助于了解RP外周气道(发现叶、段支气管狭窄)的受累,进而,提示RP气道受累的广泛性及严重性。

(6)多排螺旋CT(multidetector computed tomography,MDCT)及其后处理技术如虚拟气管镜可以提供很好的气管壁评估信息。

3. RP的CT影像学表现 喉及胸部的普通CT足以发现气管及支气管病变,且可用于对疾病进展及治疗效果的评价,应作为首选(即使没有气道症状)。建议使用螺旋高分辨力CT,要求在一次屏气内用尽可能薄的线束厚度、小的螺距、小的扫描野、高的电压和电流进行扫描。分别进行横断面、冠状面和/或矢状面重组,冠状面、矢状面基线与气管平行;必要时进行多平面重组及气管三维成像。

1988年即有CT在RP诊断方面的应用。2例气管狭窄但不伴有耳鼻症状的RP患者,CT发现弥漫性、光滑的气管壁增厚伴管腔狭窄、畸形和管壁钙化,经激素治疗后,壁厚减轻、管腔畸形消失。

(1)气道受累:包括胸廓外及胸廓内,包括气管、主支气管、叶及段级支气管,部分向上累及喉部软骨,气管上段受累常见,部分病例仅表现为环状软骨受累,CT表现为环状软骨及其邻近软组织增厚。

气道受累的CT表现可以分为三期:

1)在RP的早期活动(软骨炎症、黏膜肿胀)期,CT显示为气管壁的前/侧壁光滑增厚、管腔呈局灶或弥漫性狭窄,通常伴有软骨密度的增加,从微小的到明显的局部的钙化(ranging from subtle to frankly calcified)。由于邻近软骨环之间软组织增厚,在冠状面及矢状面重组图像上受累气管及支气管多呈平缓性增厚,气管的内、外轮廓比较光整;而膜性的管壁后部不受累。

2)随着疾病的加重,变为整个气管壁环型增厚(气管后壁亦可受累);在此时期,可有继发于软骨破坏后纤维化的局部或弥漫性气道管腔狭窄。因炎症及软骨破坏而失去支撑后的气道将导致局灶或弥漫的气管、支气管软化及塌陷(气道软化症);在相应区域可见到不同气道受累导致的肺、肺叶、肺段或肺小叶的呼气性气体陷闭。

3)在疾病的后期,由于破坏的软骨被纤维化组织取代,气道壁纤维化、瘢痕收缩,管壁全周均增厚(气管和支气管的膜部也增厚),管腔狭窄加重。

(2)呼气相胸部CT:呼气相CT显示的气管狭窄较吸气相明显重,对照吸气相管腔可以更好地显示管壁软化塌陷情况,可使气道异常的发现率提高到94%,有助于RP的诊断。

吸气相胸部CT可见三种改变:①气管壁局部或弥漫性增厚(管壁厚度>2mm)。部分病例增厚气管壁内可见分层,呈外层高密度,中间低密度,内层亦为高密度。②气管狭窄(管腔直径缩小>25%)。通常气道管壁增厚者均伴有不同程度的管腔狭窄。小部分仅表现为管腔变形狭窄而无管壁增厚。气管管腔前后径与横径比值>2为"剑鞘征",提示气管软化。③不同程度的气道壁钙化。轻者表现为局部斑点状钙化,或呈"串珠状";严重者呈"C形"钙化;此时的病变已经发展到不可逆阶段。

(3)气管软化试验:分别采用呼气相和吸气相CT扫描,利用后处理工作站测量吸气相与呼气相气管、支气管的横截面面积差(缩小率);该缩小率大于50%时提示气管支气管管壁软化。呼气相气道横截面积缩小率=(吸气相气道横截面积–呼气相气道横截面积)/吸气相气道横截面积。

进行性的气管软骨钙化与病变反复发作有关,是RP的一个特征性表现。

(4)肺内空气滞留征:表现为肺内马赛克样表现,常由小气道病变引起。肺内空气滞留征为本病最常见的肺内异常CT征象。当合并感染时,肺内可出现斑片状、结节状异常密度影。

(5)气道畸形:不规则形态、成角、刀鞘状、扭曲。

除此之外,本病喉部受累的影像学改变可能有其特殊性,需要进一步探索(详见RP喉部受累章节)。

二、磁共振成像

磁共振成像(magnetic resonance imaging,MRI)是利用生物体内特定原子核在磁场中所表现出的磁共振现象而产生信号,经空间编码、重建而获得影像的一种成像技术,对软骨、软组织及神经系统损伤(尤其是头颈部病变)的分辨率较好、没用辐射伤害。

磁共振用于评价儿童患者的气管支气管软化非常有用。最早的MRI在RP的应用见于1992年的一篇意大利学者的报道。作者认为:在儿童患者MRI和CT的作用可以互补。2013年美国学者报道一例儿童伴关节受累的RP患者的MRI表现,患者5岁时出现眼周肿胀伴球结膜水肿;9岁时出现急性膝关节炎。MRI显示一种独特的累及软骨膜和软骨骺(perichondrium and chondro-epiphysis)的高信号炎症表现。2018年日本学者通过MRI检查发现了一例RP伴骨髓水肿的病例。

MRI 技术的应用还可以为 RP 的病理研究提供帮助。2014 年日本的一项研究显示：MRI 技术可以显示 RP 患者的血耳迷路屏障的破坏。一例 76 岁女性,出现双耳廓红肿及气短,3 个月后出现左耳聋及反复眩晕。经耳廓软骨活检诊断为 RP。利用三维水衰减反转 MRI 检查技术(three-dimensional fluid-attenuated inversion recovery magnetic resonance imaging),静脉注入标准剂量的钆(gadolinium)4 小时后,在除内淋巴间隙外的整个前庭都可见到钆显示。提示血迷路屏障的破坏。

磁共振用来评价成人中心气道狭窄的资料尚有限,但潜在优势是它能够区分纤维化与炎症,具有应用前景。目前国内文献相关报道不多。

三、核医学显像技术

1. **核医学功能显像** 核医学功能显像以核素示踪技术为基础、以放射性浓度为重建变量、以组织吸收功能的差异为诊断依据,主要特点概括为"分子、靶向",即：放射性核素分子水平的靶向显像诊断、靶向治疗及研究。

依据在特定脏器、靶组织选择性聚集机制的原理不同,显像剂分为：①特异性结合(如放射受体显像);②合成代谢(如葡萄糖代谢显像);③细胞吞噬(如肝实质显像);④循环通路(如心血池显像);⑤选择性浓聚(如亲肿瘤显像);⑥选择性排泄(如肾动态显像);⑦通透弥散(如脑血流灌注显像);⑧离子交换和化学吸附(如骨显像)。常用项目有：①单光子发射式断层显像(single photon emission computed tomography,SPECT)。②正电子发射式断层显像(positron emission tomography,PET)。PET 虽然基本结构与 SPECT 相似,但其显像原理、探头结构以及性能指标要求都与 SPECT 有很大的区别。③核医学显像技术与其他影像技术的融合显像：如 SPECT/CT、PET/CT、PET/MRI 等。临床主要用于肿瘤骨转移的筛查。

2. **核医学显像在风湿病中的应用** 风湿病的主要病理变化为炎症反应,适合于核医学显像技术的功能特点,如以骨显像评估全身骨骼受累情况;以肾动态显像评估肾血流灌注、肾小球／肾小管功能及上尿路排泄情况;以唾液腺显像评估唾液腺摄取排泄功能等。

骨关节病中最常用 ^{99m}Tc- 亚甲基二磷酸盐(^{99m}Tc-MDP)作为示踪剂的核医学骨显像,该示踪剂可通过与骨骼中的羟基磷灰石晶体发生离子交换和化学吸附作用而沉积于骨组织中,还可通过有机结合方式与骨胶原结合而聚集于骨组织,可用于多种骨病检查。主要优点：①一次性全身大视野成像显示全身各部位骨骼;②灵敏度高,与常规 X 线或 CT 比较,可更早、更多地发现病灶;③无绝对禁忌证。不足之处是特异性较差,任何影响骨血供及代谢活性的病因(如肿瘤、炎症、创伤等)都会在骨显像上表现出异常。

3. **生长抑素受体显像技术** 为一种基于分子水平的显像技术,反映生长抑素受体的分布情况。研究发现：生长抑素的作用之一为参与免疫调节。人类免疫细胞如单个核细胞和外周淋巴细胞表达生长抑素受体。炎症疾病活动期的病灶中大量淋巴细胞及单核细胞浸润并生长抑素受体高表达。因此,生长抑素受体显像可用于风湿病免疫炎症的活动性评价及疗效评估。

4. **核医学显像在 RP 中的应用** 正常成年人软骨不摄取骨显像剂。因此,核医学只有骨显像,没有软骨显像。锝-99 双磷酸盐骨扫描可反映 RP 骨代谢过程,器官软骨受累时软骨代谢活跃,骨显像可出现器官软骨部位的放射性分布异常浓聚,典型征象为耳廓、甲状软骨、肋软骨等处的放射性分布异常浓聚。异常摄取往往提示软骨骨化或炎症,当炎症缓解后,异常的放射性浓聚减淡。可作为肋软骨、喉气管及关节软骨病变的辅助检查方法之一,有助于 RP 的诊断、受累部位定位、预后判断及疗效监测。

核医学在 RP 中应用最早见于 1988 年及 2006 年。依据 ^{99m}Tc-MDP 显示肋骨、胸骨及喉部高摄取而诊断为 RP,治疗 6 年后复查摄取减低。因此,值得对其应用价值进一步探讨。

5. 其他核医学显像技术 早在 1983 年还有镓(Ga)扫描显示 RP 肺部多发损害的报道。1999 年一例低热伴胸痛的 29 岁男性 RP 患者,^{99m}Tc-MDP 扫描显示广泛的肋软骨、胸锁关节高放射信号浓聚。进而依据 ^{67}Ga 扫描以确定软骨活检部位性软骨活检而确诊。

镓扫描还可以用于 RP(外耳、颈、纵隔及肺门)炎症疾病活动及治疗效果监测。

四、超声检查

1. 普通超声 超声信号可用于耳廓炎症、血管及肿瘤疾病的鉴别诊断。1973 年法国学者首次将超声检查应用于 RP 患者的耳廓病变检查,但未公布详细资料。2008 年有一例超声与镓扫描联合诊断 RP 的报道。2016 年日本学者将超声检查应用于 RP 诊断的报道显示:一位 78 岁男性患者,因听力下降 2 个月、耳廓痛及少关节痛就诊。查体发现:双耳廓增厚、畸形及触痛。双耳超声检查显示:低回声的耳软骨肿胀伴信号增强。耳廓软骨活检显示:软骨退变、炎症细胞浸润和血管增加。此与超声所见一致,因此诊断为 RP。经激素联合MTX 治疗后,耳廓肿胀完全消失;耳廓超声复查显示戏剧性软骨肿胀消退及增强信号的消失。提示:超声检查还可用于耳廓损害、病情及治疗效果的评价。

RP 的耳廓损害应注意与耳廓外伤、冻伤及感染相鉴别,如反复外伤所导致的耳廓软骨膜下浆液性渗出。

2. 经气管镜的气道超声(endobronchial ultrasonography,EBUS) 2003 年日本学者报道了 2 例 RP 的 EBUS 检查结果:作者将尚难定义的 RP 气道软骨破坏的超声所见大致分为两种软骨损害类型:破碎型和水肿型,但经过植入镍和钛的非磁性合金支架治疗后好转,作者认为:经气道超声检查有助于 RP 气道受累的诊断。

2008 年一篇气道超声检查报道发现:使用 20MHz 的探头可以区分不同类型呼气性主气道塌陷患者的气道壁结构:RP 导致的气道软化可见软骨不规则增厚,但膜部正常;随疾病进展,炎症破坏加重导致气管支气管软化加重,整个气道壁均可累及;气管切开插管后慢性炎症导致的气道病变可见软骨不规则增厚,但膜部亦增厚;与生理性气道塌陷(physiological dynamic airway collapse)患者的正常气道相比,过度动力性慢性阻塞性肺疾病(COPD)相关的气道软骨正常、膜部薄。提示:呼气性气道塌陷的不同临床类型的形态、生理、病因及结构均有不同。

2013 年泰国学者报道了一例 65 岁男性患者因咳喘 6 个月就诊,可疑鞍鼻畸形及耳廓肿。胸部 CT 显示气道明显受累,超声检查显示前壁及侧壁气道黏膜下及软骨层增厚;但气道黏膜活检显示非特异性炎症改变。诊断为 RP,经激素治疗后好转。

目前,EBUS 在这类患者中的应用尚不普遍,还应该进一步开展 EBUS 临床应用适应证的研究。

各种影像学检查技术特点的比较参见表 15-1。

表 15-1 各种影像学检查技术的比较

	成像原理	优点	局限性
X 线平片	组织密度差异	粗略解剖成像、分辨率差	局部成像、有电离辐射
CT	组织密度差异	精细解剖成像、分辨率高	局部成像、有电离辐射
MRI	氢质子在磁场内共振	解剖成像为主、软组织分辨率高、无电离辐射	局部成像、对钙化不敏感
超声	超声波反射	解剖成像、无电离辐射	局部成像、受操作者影响
SPECT	显像剂摄取	功能成像、灵敏、可全身平面成像及局部断层显像	分辨率低、有电离辐射
PET	显像剂摄取	功能成像、灵敏、全身各脏器断层成像	价格较高、有电离辐射

第二节 组织病理学检查

1. RP 软骨组织病理所见 蛋白多糖缺乏和软骨膜和 / 或软骨内淋巴细胞、巨噬细胞、中性粒细胞及浆细胞的浸润,导致软骨基质呈嗜碱染色,且造成不同程度软骨破坏。之后,软骨逐渐被结痂性纤维化所替代,伴软骨的蜕变、稀少(软骨空泡或固缩)和软骨基质颗粒化及纤维化。软骨膜的轮廓被细胞及血管性炎症浸润所替代。在基质颗粒化的区域可以见到钙化及骨形成的区域;免疫荧光检查显示:在软骨与纤维化结合部位及软骨膜血管壁处可见免疫球蛋白及补体沉积。

2. RP 气道黏膜病理所见 RP 气道黏膜的活检标本常提示非特异性炎症伴细胞浸润,没有淀粉样物质沉积,没有肉芽肿,没有嗜酸性粒细胞浸润。

由于气道软骨及黏膜组织学所见的非特异性、气道取材的困难和风险以及其他诊断技术的研究,除非必要,此项检查已经非必需、不推荐。

第三节 支气管镜检查

RP 呼吸道受累早期阶段的特点及自然病程无特异性,因此,喉镜及气管镜检查可以直视气道局部病变,但不能评价黏膜下深层或邻近组织的病变。支气管镜检查和 3D-CT 有很好的相关性,但在诊断气管支气管软化和早期黏膜病变上,支气管镜检查更有优势。

1. **喉镜检查** 直接观察咽喉腔、声带及声门下部位病变,有助于声嘶及呼吸困难的鉴别诊断,如喉淀粉样变、结核、淋巴瘤等,可直接观察病灶留取组织活检标本。

2. **直接气管镜** 直视气道黏膜、软骨环改变、管腔狭窄及气道软化程度及范围,还可以取得气管或支气管软骨标本进行活检,但比较困难。

3. **纤维支气管镜** 疾病早期表现为气管壁黏膜充血、水肿、粗糙,触之易出血,无气道狭窄,膜部不受累;中晚期可以见到软骨环消失,局灶或弥漫的管腔狭窄,随呼吸和咳嗽变化的管腔直径改变(即气管支气管软化)。可直接根据镜下表现或组织活检而与气管支气管骨化症、气道淀粉样变以及肉芽肿性坏死性多血管炎、结节病、嗜酸性粒细胞浸润等气道受累进行鉴别诊断。

4. **RP 患者气管镜检查风险规避**

(1)部分患者不能配合或耐受操作。

(2)操作可能加重气道炎症、加重呼吸困难、增加气道塌陷的风险,引起低氧甚至死亡。

(3)支气管镜检查所能提供的信息量偏少,应该谨慎应用。

(4)当较大气管受累严重致气道固定化时,进行气管镜及外科治疗时将遇到困难。

(5)长期激素及免疫抑制剂治疗,患者免疫力下降,易使患者出现肺不张及细菌感染。

笔者曾遇到 1 例 RP 累及气管的患者,在全麻下行支气管镜检查可以见到整个气管管壁塌陷,患者恢复自主呼吸后仍无法脱机,送入 ICU。此时的内镜、气管插管或气管切除可以加速死亡。

因此,有学者认为:采用其他方法可以诊断的患者再进行支气管镜检查不必要,不推荐此项检查。

5. **拟诊 RP 患者支气管镜检查应注意的问题**

(1)对慢性咳嗽、气管触痛患者对其他治疗反应差而疑诊 RP 时,可先行 CT 等检查;不能确诊时,再行支气管镜检查。

(2)对于无呼吸道症状的已确诊 RP 患者,建议进行颈、胸部 CT 检查,以发现隐匿性气道受累;不必要进行支气管镜检查。如可疑气道肿瘤性改变者,可进行支气管镜检查。

(3)对于有明显呼吸道症状的已确诊 RP 患者,对常规治疗反应不佳而怀疑伴有其他气道疾病时,在评估患者能耐受的前提下,可以进行支气管镜检查,以采集病变累及气道的部位、程度、范围等重要信息。

（4）对于有明显呼吸道症状的已确诊 RP 患者，伴明显气道狭窄、拟做气道支架等治疗时，在评估患者耐受程度（如麻醉）及术前准备（如临时气管支架、气管切开）的前提下，可以进行支气管镜检查及操作。

（5）由于气管镜操作可能出现气道黏膜损伤、加重气道炎症，引起呼吸困难、呼吸衰竭甚至窒息和/或气道撕裂等风险，操作前应进行周密的风险和收益评估，充分交待病情并取得患者信任与配合，做好术前准备、备好术中监护及抢救设备。

（6）要由经验丰富的医师及团队进行操作，采用较细的支气管镜。不要强行通过狭窄部位。并备用临时支架等气道内介入治疗措施；对伴严重声门下狭窄患者的气管镜操作，要有麻醉医师在现场做好充分抢救准备，最好有耳鼻喉科医师现场协助。

（7）在检查前后可静脉应用适量激素。

第四节　血清学检查

自身抗体阳性是一些风湿病的标志，但不是所有的风湿病均有自身抗体。五官疾病伴自身抗体阳性和/或持久的炎症指标增高和/或伴有全身症状，应想到风湿病的存在。

文献报道：RP 的血清学检查"无特异性"是指目前没有针对 RP 的特异性血清学检查，但针对 RP 患者进行风湿病相关的血清学筛查，有助于发现与 RP 伴发的其他风湿病。

1. **一般血液检查**　如血常规、尿常规、便常规、肝肾功能、糖脂代谢、电解质、钙磷、内分泌各腺体功能、肿瘤相关检测、各种致病微生物相关的感染排查十分必要。

2. **炎症指标**　如 ESR、CRP，均属非特异性，应为必查项目。部分患者炎症反应指标增高提示疾病的活动性。ESR 的特异性不及 CRP。

3. **常规血清自身抗体检查**　自身抗体的存在提示自身免疫反应的存在，有时可以起到决定性作用。国内已有自身抗体临床应用的专家建议。临床常用的自身抗体检测及 HLA 分子包括：

（1）抗核抗体及抗可提取的可溶性核抗原（ENA）：① ANA 无器官和种属特异性。1997 年 Zeuner 等报道在 RP 中 ANA 的阳性率高达 66%，通常是低滴度，斑点型核型，而在多数的文献报道中，ANA 在 RP 中的阳性率为 13%~22%，在单纯 RP 中的阳性率仅为 18%，较高滴度 ANA 阳性病例数仅为 10 例（9%）。②抗 ENA 的成分包括 ds-DNA、SSA、SSB、SM、RNA、组蛋白、磷脂、线粒体及各种酶等。因此，RP 患者存在高滴度 ANA 时强烈提示 RP 合并其他结缔组织病。

（2）RF 及抗环瓜氨酸多肽抗体（anticycpeptide，CCP）检测用于 RA 诊断，尤其是 RF 阴性的患者。

（3）抗中性粒细胞胞质抗体：c-ANCA（ANCA-PR3）和 p-ANCA（ANCA-MPO）均与 ANCA 相关性血管炎相关。ANCA 可见于 RP 患者。有研究显示 RP 患者中 ANCA 的阳性率为

24%,尤其在疾病的活动期,其中 p-ANCA 阳性率为 8/22,这部分患者并不完全符合 ANCA 相关性血管炎的临床特点,提示这部分患者并非同时合并了 ANCA 相关性血管炎,而是 RP 患者血清中同时存在 p-ANCA。尽管如此,PR3-ANCA(+)与 AAV 的鉴别诊断十分重要,尤其是高滴度时。

(4)HLA-B27:HLA-B27 与脊柱关节炎具有一定的相关性,HLA-B27(+)为脊柱关节炎的诊断条件之一。

4. 与 RP 发病机制相关的自身抗体

(1)针对胶原的自身抗体:主要包括抗 II 型、IX 型、XI 型胶原的三种自身抗体。研究提示:RP 患者血清中均可以检测到天然的 II 型和 IX 型胶原抗体,但仅针对人类胎儿的软骨基质的间接免疫荧光法检测对于 RP 具有高度特异性,并且抗体滴度和糖皮质激素的使用和临床病情缓解有一定的相关性。Meyer 等的进一步研究显示:天然 II 型胶原抗体在 RP 患者中普遍存在(37%),很少存在于其他结缔组织病中,但是变性的 II 型胶原抗体在其他结缔组织病中阳性率较高。

(2)抗 Matrilin-1 抗体:Matrilin-1 是一种存在于细胞间基质的软骨特异性糖蛋白,分子量为 148kDa,具有高度稳定性,在气道软骨中含量丰富,不存在于关节软骨中。13/97 例 RP 患者中存在高滴度的抗 Matrilin-1 抗体,且与 RP 呼吸道症状及病情相关。该抗体有望成为 RP 呼吸道受累较特异的生物学标志物。

(3)软骨寡聚基质蛋白(cartilage oligomeric matrix protein,COMP):COMP 是一种仅存在于软骨的 100kDa 基质蛋白。COMP 释放反映软骨的修复和软骨基质合成。在 RP 患者血清中可以检测到循环中的 COMP 和 COMP 自身抗体。

(4)抗 labyrinthine 抗体:1999 年 Issing 报道了一例伴内耳异常的 RP 患者血清中检测到针对耳蜗及前庭器官的自身抗体,提示 RP 患者的体内存在针对平衡器官的循环自身抗体。

目前,这些抗体的检测敏感性及特异性有限,仅有少数研究性实验室进行非临床常规的检测。

(王娟 罗莎 王振刚)

第十六章
复发性多软骨炎的诊断与评估

第一节 诊断标准及软骨炎依据

目前,RP 的诊断建立在临床表现、影像资料及鉴别诊断基础之上,没有特异性的实验室检查资料。

一、诊断标准

目前有五个 RP 诊断标准发布,从五个诊断标准诞生的历史可知:该病的诊断一直是临床性、经验性的,并且在完善中(从经验性到循证性)。

1. McAdam 标准 第一个用于临床的 RP 诊断标准于 1976 年由 McAdam 提出。此标准是建立在 23 例典型病例分析基础上的经验性临床诊断标准,包括 6 条临床特征:①反复发作的双耳廓软骨炎;②非侵蚀性血清阴性炎症性多关节炎;③鼻软骨炎;④眼球结构的炎症改变(包括结膜、角膜、巩膜、浅层巩膜及葡萄膜炎);⑤喉和 / 或气管软骨炎;⑥表现为 SNHL 和耳鸣和 / 或眩晕的耳蜗或前庭损害。满足其中 3 项或以上者可确诊。并不需要病理证实。

2. Damiani 和 Levine 标准 1979 年 Damiani 和 Levine 对 McAdam 标准提出了修订,认为符合以下标准可诊断为 RP:满足 3 条 McAdam 标准者、满足 1 条 McAdam 标准 + 软骨活检病理、2 个以上不同解剖部位的软骨炎 + 激素或氨苯砜治疗有效。该标准要求有非特异的病理资料和 / 或临床治疗效果,临床操作不易。

事实上,符合上述两个标准的 RP 患者器官受累较多,为非早期患者。

3. Michet 标准 1986 年 Michet 等依据单中心 112 例患者的临床资料提出的诊断标准将有证据支持 RP 表现分为 3 个主要标准(耳、鼻、喉气管软骨炎)和 4 个次要标准(SNHL、前庭功能损害、眼炎、关节炎)。符合 2 个以上主要标准或 1 个主要标准 +2 个次要标准者可以确诊为 RP。该标准对"证据支持"缺乏具体的标准化要求。

4. Batsakis 和 Manning 标准　1989 年 Batsakis 和 Manning 提出至少 3 处软骨器官反复炎症发作临床证据;软骨部位应包括耳、鼻、气道、关节(胸肋、肋缘及椎间盘),并将眼受累和软骨病理学依据独立考虑;此标准未能引起讨论及应用。

5. Rose 标准　2018 年德国学者对诊断标准的分析显示:Damiani 和 Levine 标准的敏感性为 88.9%、Michet 标准的敏感性为 66.7%、McAdam 标准的敏感性仅为 50%。参照已发表多年的 3 个诊断标准,提出了改良后的 Michet 标准:4 个主要标准(耳软骨炎、鼻软骨炎、气道软骨炎、眼部受累)和 5 个次要标准(听力丧失、前庭损害、血清阴性关节炎、皮肤损害及心血管受累)。确诊条件同 Michet。其敏感性可以提高到 88.9%,但该研究所依据的患者例数仅 18 例,说服力不强,尚未经过验证。

这些诊断标准的制定考虑了某些症状体征出现的频度及临床重要性。尽管经过数次改良,但尚不能诊断仅有单一部位软骨受累的患者。需要注意的是:文献中有不少单一部位软骨受累(如气道、外耳)的报道,提示了更新 RP 诊断的标准及规范化软骨受累检测手段的需求。随着新兴诊断技术如 PET 等在软骨炎的开展和使用,病理依据的重要性逐渐淡化。

二、确定软骨炎的依据

目前确定软骨炎的依据主要有:①临床证据,如受累软骨部位的红肿痛及畸形;②影像学证据,其中气道受累的 CT 所见可靠、可重复、创伤小,MRI 高信号、PET 高摄取、PET/CT;③受累组织或器官的病理活检显示软骨炎性改变;④受累器官功能学证据。

尽管如此,目前尚缺乏适合于 RP 的各种"证据"的判定标准细则及规范化描述。

1. 软骨炎依据的特异性　文献中已有关于 RP 气道损伤 CT 及 PET 影像表现的描述,但无判定标准。另外,软骨炎影像学的证据缺乏特异性,需要与感染、肿瘤及其他良性疾病鉴别。

2. 受累器官功能学的依据尚缺乏检测标准细则　例如:内耳损害(听力下降、前庭功能异常)的判定亦存在诸多可商榷之处。以 SNHL 检测为例,单耳还是双耳受累、单次还是多次异常、单频率还是多频率异常、高频率还是低频率累及、常规 PTA 检测(8kHz 以内)还是特殊检测(如超高频如>8kHz)等;另外,还需进一步探讨中耳损害(传导性耳聋)在 RP 耳部损害中的临床意义、毛细胞功能(OAE 检测)对内耳损伤的诊断及疗效价值评价;这些均提示临床需要一个新的 RP 分类标准出台。

肺功能检查是一个比较敏感的 RP 气道受累检测指标,包括总潮气量、最大用力呼气高峰、一秒率、吸气 - 流量环(inspiratory flow-volume loop)及呼吸道阻力。尽管可以提示病变及部位、固定或动态的上呼吸道阻塞,但不能很好地鉴别诊断上下(大小)呼吸道阻力情况,亦非特异性。

第二节 鉴别诊断与诊断思路

一、鉴别诊断需要提高认识及多学科协作

RP 累及五官器官较多,一些五官器官的疾病可以是全身疾病的一部分,当其作为首发症状出现时,由于患者可能就诊于各个科室,误诊率极高。RP 患者首诊情况以及首诊医生对 RP 识别的欠缺为误诊原因之首。

2015 年印度学者针对 ENT 医生进行了有效(29/36)问卷调查,以了解他们对风湿病的认知程度及临床实践中针对风湿相关 ENT 问题的处理方式。结果显示:ENT 医生临床常遇到的症状以复发性口腔溃疡及鼻窦炎最常见,其次为突发性聋、口干和双侧腮腺肿大;耳廓红肿、自发性鼻中隔穿孔及耳廓痛风石紧随其后。针对风湿病处理方面所遇到的问题为:对疾病知识的了解欠缺(42%)、付不起费用(21%)、不能找到合适的内科医生或风湿科医生会诊(19%)、患者的犹豫(9%)、检查患者的时间不够(9%);尽管不少 ENT 医生对风湿病的五官表现有认识,但对于如何处理此类疾病缺乏信心。82% 的受调查者认为风湿病的训练不够,其中 93% 认为应该进行毕业后的风湿病培训。

1979 年 Damiani 和 Levine 及 2014 年意大利学者提出了 RP 的鉴别诊断范畴(表 16-1)。然而,需要与 RP 鉴别的疾病远超此范畴。

表 16-1 需要与 RP 相关症状进行鉴别的疾病

RP 临床表现	需要鉴别的非 RP 疾病
耳廓软骨炎	感染、创伤、虫咬、囊性软骨软化、太阳暴晒或冷冻、先天性梅毒
听力下降	老年聋、药物聋、耳部疾病
前庭疾病	后循环综合征、前庭炎、良性周围性眩晕、梅尼埃病
鼻软骨炎	可卡因成瘾、SLE、麻风、先天性梅毒、GPA
喉软骨炎(声嘶)	GPA、支气管哮喘、淋巴瘤、咽喉部溃疡
声门下狭窄	气管插管病史、淀粉样变、结节病、淋巴瘤
气道软骨炎	GPA、支气管哮喘、淀粉样变、结核病、结节病
关节炎	RA、反应性关节炎及脊柱关节病
胸痛	肋间神经痛、带状疱疹、不典型骨折、胸膜炎
心、血管受累	大动脉炎、结节性多动脉炎、白塞病、APS
皮肤及黏膜	白塞病、类天疱疮、系统性血管炎

续表

RP 临床表现	需要鉴别的非 RP 疾病
CNS 及视神经炎	NMO、SLE、pSS、APS
巩膜炎	RA、反应性关节炎及脊柱关节病、结核病
突眼	IgG4-RD、大动脉炎、结节性多动脉炎、白塞病、APS、淋巴瘤
角膜炎	病毒性角膜炎、RA、干燥综合征
葡萄膜炎	各种血管炎、白塞病、APS
血液	MDS、淋巴瘤、白血病
肾脏	各种肾炎

二、关注复发性多软骨炎的线索

RP 的起病及临床表现的演变十分复杂,因此,RP 诊断过程中的鉴别诊断十分重要,其关键点是对该病的认识和诊疗思路。多达 90% 患者的首发症状为头颈部器官受累,五官疾病的患者多首诊于相应科室,因此,眼科及 ENT 医生处在此类疾病的第一线。

1. **早期发现 RP 的线索**　五官科疾病出现以下情况时应进行全身检查:①反复发作;②常规局部治疗无效;③原因不明;④伴五官邻近器官(鼻、耳、颅脑)疾病;⑤伴全身症状(发热、皮疹、关节肿痛、化验异常、自身抗体、炎症指标增高)时。

综合多年的临床经验和文献资料,笔者认为:持续 1 个月以上的、多种治疗方法无效的、排除感染及肿瘤性可能的、符合下述 ≥1 条者即应考虑 RP 的可能。

(1)喉、气道壁钙化(无局部及全身症状者可以暂时观察)。

(2)原因不明的长期慢性咳嗽、活动后气短。

(3)原因不明的声嘶、咽痛、吸气性气短。

(4)反复发作的非感染、非肿瘤性眼睛发红(结膜炎、巩膜炎、葡萄膜炎)。

(5)原因不明的突眼(伴或不伴复视)。

(6)原因不明的视力下降(视神经炎、视网膜血管炎、角膜炎)。

(7)至少 1 次耳廓红肿发作。

(8)成人分泌性中耳炎。

(9)听力下降(突发或隐匿发生、伴或不伴眩晕)。

(10)鼻梁痛、鼻梁塌陷(鞍鼻畸形)。

如果同时伴有不明原因的关节炎、胸 / 肋骨疼痛、发热、皮疹等提示风湿病存在时,更应注意 RP 的存在;另外,已经患有某种风湿病患者出现五官器官受累症状时应高度注意 RP 的存在。事实上,RP 与其他风湿病伴发的概率很高。

2. **诊断路径**　发现上诉 RP 线索后,就有必要进行 RP 诊断路径及线索的探讨。

基于 RP 诊断标准的要求,结合患者的具体情况,应兼顾受累器官本身、受累器官的邻近器官以及全身检查的"三位一体",不可忽视受累器官的功能学检查。

可按图 16-1 所推荐的诊断路径进行 RP 排查。

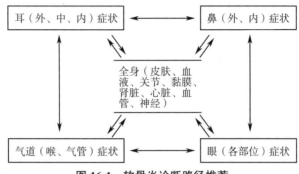

图 16-1　软骨炎诊断路径推荐

第三节　复发性多软骨炎的病情评价

目前,仅有一项 RP 病情评价工具和一项软骨炎损伤评价工具。

一、复发性多软骨炎的病情活动评价

1. **复发性多软骨炎病情活动指数(RPDAI)**　该 RPDAI 发表于 2012 年,为目前仅有的一个可以量化 RP 疾病活动的评价工具。此评分工具似为一次性或横断面评价,以"全或无"方式评价某一器官较严重的损害存在,如气道、鼻、耳廓、内耳损害;另外,此条款的定义标准比较宽泛、没有分层。尽管 RP 的一些早期器官损害治疗后可以好转,但多数 RP 一经诊断即非早期,很难"治愈"或消除。这一工具并未得到广泛使用的原因之一,笔者认为与其"28 天内"的时间限制相关,因为临床上很难确定某一症状出现的时间以及隐匿性器官受累的存在。

2. **复发性多软骨炎器官损害指数(RPODI)**　在 RPDAI 的基础上,RPODI 将 RP 的时间(病程)计入病情评价系统,用于对 RP 的病情进行评价。RPODI 不考虑器官受累出现的时间,而是以在特定时间内 RPDAI 指数为基础,由于纳入了时间因素,在临床实际工作中为一动态指标,可用于病情严重性和治疗效果的判定及随诊观察(表 16-1)。以印度的一项 RP 研究为例:此组患者的平均 RPDAI 为 31(9~66),平均病程为 2.5(0.25~60)个月,而 RPODI 为12.4(31/2.5);提示此组患者的器官损伤(实际上)较重。但如果数年后,RPODI 变小,则提示病情稳定。

此为唯一的 RPDAI 应用的报道,而 RPODI 的应用已在国内发表(表 16-2)。

表 16-2　RPDAI 与 RPODI

项目	得分	项目	得分	项目	得分	项目	得分
发热（>38℃）	2	前巩膜炎	5	心包炎	9	CRP 增高 >20mg/L	3
关节炎	1	巩膜炎	9	心肌炎	17	紫癜	3
胸锁关节炎	3	葡萄膜炎	9	大、中血管炎	16	运动或感觉神经病变	12
胸肋关节炎	4	角膜溃疡	11	急性主动脉瓣或二尖瓣病变	18	脑炎	22
肋软骨炎	4	视网膜血管炎	14	血尿	4	不伴呼吸衰竭	14
鼻软骨炎	9	前庭功能异常	8	蛋白尿	6	伴呼吸衰竭	24
耳廓软骨炎	9	感音神经性耳聋	12	肾衰	17	其他　（解释）	
RPDAI 总分	265（最高）			RPODI=RPDAI/ 病程（月）			

二、复发性多软骨炎损伤指数

复发性多软骨炎损伤指数（RPDAM）发表于 2018 年（表 16-3）。由来自 22 个国家的 22 位学者（12 位为风湿病学家）按照"Delphi survey round 4"规则共同制定,共选取了 17 个项目进行"全或无"式的评价（损伤个数）,参见表 16-2。RPDAM 的应用前提为①疾病损伤:与疾病活动性不同,意味着临床判断为不可逆的疾病表现、已经持续至少 3 个月、即使治疗亦不能获益;②发生时间:所有的损伤项目均发生在 RP 诊断之后。临床尚未见到 RPDAM 应用的报道。

表 16-3　复发性多软骨炎损害指数（RPDAM）

器官	项目	具体内容
耳	4 项	①永久性耳廓软骨畸形；②感音神经性聋；③传导性耳聋；④永久性前庭综合征
鼻	1 项	鼻梁塌陷或鼻中隔穿孔
眼	3 项	①巩膜变薄；②失明（至少一只眼）；③眼眶壁破坏
气道	3 项	①永久性胸壁畸形；②呼吸困难；③（喉、气管、支气管）阻塞综合征
心血管	3 项	①主动脉根部扩张；②左心室功能失常；③主要组织丢失
血液系统	1 项	输血依赖型的 MDS
治疗相关	2 项	①骨折或椎体压缩的骨质疏松；②无血管性骨坏死
总分	17 分	

三、复发性多软骨炎各器官受累病情评估的推荐

1. RP 各器官受累的病情评价　依据作者临床经验,推荐 RP 各器官受累的病情评价如下:

（1）耳

1）外耳：以外耳肿胀范围及程度为依据。

轻——累及部分耳廓、触诊增厚或伴触痛。

中——累及全耳廓、望诊增厚伴痛明显。

重——累及外耳道、增厚严重伴液化感。

2）中耳：以鼓膜、咽鼓管及中耳积液为依据。

轻——仅鼓膜受累。

中——鼓膜及咽鼓管受累。

重——鼓膜及咽鼓管均受累、伴分泌性中耳炎。

3）内耳：以内耳受累范围及程度为依据。

轻——仅前庭受累或仅耳蜗受累（受累耳 25db<PTA≤40db）。

中——耳蜗和/或前庭均受累（40db<PTA≤60db）。

重——耳蜗和/或前庭均受累（PTA>60db）。

（2）鼻：以鼻梁红肿痛、鞍鼻及鼻外症状为依据。

轻——外鼻红肿痛，不伴鞍鼻畸形。

中——鞍鼻畸形、不伴鼻外表现。

重——鞍鼻畸形、伴鼻外表现。

（3）喉：以喉部症状（声嘶、吸气性呼吸困难）及影像学为依据。

轻——喉软骨炎，症状不伴憋气，可伴轻度散在喉气管影像学受累。

中——喉气管炎伴活动后气短、伴喉部气道影像学（非环形）受累。

重——呼吸困难影响日常活动、伴喉部气道（环形）受累或气道狭窄。

（4）气道：以气管症状（咳嗽、呼气性呼吸困难）及影像学为依据。

轻——气管软骨炎症状不伴憋气，可伴轻度散在气管影像学受累。

中——气管炎伴活动后气短、伴气道影像学（非膜部）受累。

重——呼吸困难影响日常活动、伴气道（膜部）受累和/或气道狭窄。

（5）眼睛：以眼部症状、受累部位及视力改变为依据。

轻——眼部单一部位受累。

中——眼部受累≥两个部位。

重——眼部受累同轻或中，伴任何程度的视力受损（<0.8）。

2. 患者一般状况的评估　基于对 RP 知识的缺乏及疾病的压力，不少患者存在较严重的心理负担。因此，一般状况评估中应纳入健康调查量表 36（SF-36）、90 项症状自评量表（SCL-90）等心理健康评估，能够更好地用于 RP 的临床研究。

（王振刚）

第十七章
临床分型及预后

第一节　复发性多软骨炎的临床分型

RP 的临床分型（clinical forms）实际上也是病情评估的一部分，但是目前尚没有被广泛接受的 RP 临床分型。RP 预后与其起病形式、病情发展、是否有伴发病、诊断是否准确、治疗是否及时密切相关。这一切都需要临床医生依据临床症状做出判断。

结合临床工作经验和文献资料，笔者认为可以从以下十个方面考虑：

1. **完全性 RP 与不完全性 RP**　完全符合标准的 RP 称为完全性 RP。一些患者具有 RP 的临床表现，但因各种原因未能获得完全满足现行诊断标准的资料。Mathew 提出的不完全 RP 的诊断标准为：患者具有反复发作的软骨炎伴畸形、伴前庭功能异常或眼炎或炎性关节炎。

作者认为：完全性 RP 与不完全性 RP 或许反映了不同的疾病发展阶段。即：利用现有常规检查手段、经过全面筛查，仍不符合 Michet 诊断标准或 Rose 诊断标准者，即为不完全性 RP。

2. **早期 RP 及晚期 RP**　文献中提到早期 RP、晚期 RP 均为一般性感念，未能给出具体的含义。

近 10 年间，风湿病学界对诸多风湿病的分类标准进行了更新，共同目的是改进疾病的早期诊断状况，以便早期干预而改善预后。除时间概念外，在 RA 及 SpA 等关节炎的早期诊断中，伴或不伴影像学可见的关节改变为疾病早期与非早期的重要分水岭之一。

作者认为：依据现有的诊断检查手段，参照 RA 及 SpA 的分期理念，在排除其他可能性后，功能及影像相结合的检查手段可见轻度异常、发病时间 3 个月之内，可以考虑为早期 RP，但早期 RP 不等于轻型 RP。

3. **局限型与系统型**　有研究者据受累器官数目的不同将 RP 分为局限型（local-RP，病变仅局限于单一器官，如耳的各部位、鼻、气道、关节）和系统型（systemic-RP，病变累及 2 个以上的器官，如耳、鼻、喉气管、眼睛、皮肤、神经、关节、心脏、肾脏等）。

2015 年日本学者利用 PET/CT 诊断一例仅有发热及咳嗽的 RP 患者。患者出现症状 10 天后的 CT 显示气管壁增厚;PET/CT 检查发现气管、支气管区域高信号影;气管镜显示气管及支气管壁水肿;气管黏膜活检显示为非特异炎症(无软骨成分);经激素联合 CTX 治疗后症状好转。文章中未能提供其他可能受累器官的检查资料,由于仅有 1 条主要标准而不符合现有的 RP 诊断标准,但有可能是单部位受累的局限型 RP。

4. 活动期与稳定期　疾病活动性应基于临床、影像、功能、血清学及病程资料综合判断,还应结合患者判断和医生判断两个方面。多数 RP 患者的病情呈反复发作状态,部分患者在病情缓解期间仍然有症状,尤其是在多种免疫抑制药物治疗期间,使得病情活动是否伴有感染的判定及药物调整方面难以决策。

作者认为:RPDAI 并不能很好地区分 RP 的疾病活动性,尤其是局限型 RP。在排除其他原因的情况下,RP 相关器官受累的急性期症状加重、炎症指标增高、影像学及功能学的动态改变均应视为与疾病活动相关;而在一定时间内上述状况无变化则为疾病稳定的表现。

5. 轻型及重型　文献资料中对 RP 严重性的定义不明确。作者认为:RP 病情的严重性与以下三方面有关:① RP 受累器官对患者生命的重要性。轻型 RP 仅有耳廓、关节、皮肤受累,这些表现或可自发缓解;重型 RP 累及重要器官,如喉气管、心血管、CNS,且或可在短期内出现严重心肺并发症而危及生命。②匈牙利学者依据患者的用药情况,将 RP 分为极轻、轻、中及重四个级别,但文章中没有具体的药物分级情况描述。③受累器官是否会导致功能残疾(如聋、盲、哑)。各受累器官亦可再分别细分受累的严重程度。

6. 进展型与迁延型　不同患者的起病类型不一、病情发展急慢不同,其病情轻重不一。

(1)多数患者的病情反复发作与缓解,迁延数年。笔者曾遇到一位男性患者,83 岁,因双耳廓肿痛住院治疗。询问病史发现患者的双耳廓肿痛已经至少 50 年(自认为是冻伤而未在意)。无咳嗽气短主诉、无眼红病史;检查发现:双耳廓红肿明显、变形;无鞍鼻畸形;双耳重度听力下降(SNHL);肺 CT 显示气管呈三角畸形、轻度管壁增厚;血 ESR、CRP 增高;本例未经过治疗而疾病迁延长达 50 年,实属罕见。

(2)少数患者一旦发病,即使给予了积极治疗,其病情仍呈急性进展性(对治疗反应差)发展。笔者曾治疗一位男性患者,24 岁,以喉气管及耳廓受累起病。起始的激素治疗剂量相对较小(与患者的体重相比)。转我科后即给予大剂量激素及免疫抑制剂治疗;之后曾加用多种生物制剂。但病情持续进展,起病半年后行气管切开,起病 2 年后终因呼吸衰竭死亡(详见 RP 气道受累章节)。

由于起病 3~6 个月内即可出现明显的器官结构及功能损害。笔者认为:RP 起病后 3 个月内显示疾病有进展者即为(急性或快速)进展型。

7. 单纯 RP(pure-RP)及非单纯 RP(或可称为原发性或继发性 RP)　Pure-RP 为不伴其他风湿免疫病的 RP。资料显示:多达 16%~56% 的 RP 患者伴有其他类型的风湿免疫病,此差异与伴发病的入组标准有关。一些学者认为 RP 为一种综合征,具有原发性和继发性两种类型。前者为一种独立的风湿病;后者继发于其他风湿免疫病(类似于 pSS 或 BD);或是两种疾病的重叠。

伴发、继发、重叠或并发(coexistent or comorbidity)等不同的描述反映了对 RP 疾病实质的不同理解,目前尚无统一的描述。依据近年对该病发病机制的研究,作者认为:尽管"伴发病"的描述不尽合适,但尚可为目前所用。

与 RP 伴发的疾病种类繁多,详见 RP 相关疾病章节。

8. **RP 发病类型及临床类型**　RP 受累器官的不同,临床表现迥异、预后亦不同。

依据临床表现、疾病进展及预后,2016 年日本学者提出了伴血液系统改变(如 MDS)、气道受累及普通型三组临床类型。2017 年日本学者的研究显示气道(喉、气管、支气管)受累与鼻软骨炎密切正相关、而与耳廓软骨炎负相关,提示鼻和耳廓软骨炎代表了 RP 的两个亚型。2018 年日本学者的研究显示以耳廓软骨炎(A 群)为主的 RP 患者较少发生气道改变(R 群);R 群患者鞍鼻及疾病进展较多;而 A 群患者关节炎、结膜炎及 CNS 损害较多;还有一组(O 群)患者,心血管损害较多、病程较长、血清 MMP3 水平高。2020 年美国学者依据器官受累的分布将 RP 分为 Ⅰ、Ⅱ、Ⅲ 型。

依据首发症状及器官受累情况,笔者团队的研究将 RP 分为六个起病类型:外耳、内耳、鼻、喉气管、眼及五官外器官受累。

9. **急性发病与慢性发病**　急、慢性 RP 的区分显然与病程有关,而后者又与发病情况及患者的就诊早晚相关。显然,患者就诊的早晚与受累器官特性及症状相关,如眼睛(疼痛、视力下降)、耳廓(疼痛)、关节(疼痛)、内耳(突发性聋、眩晕)等疾病使患者痛苦明显而就诊及时,赋予了(有经验的)医生早期明确诊断的机会。

作者认为:起病后 3 个月内就诊并确诊者为急性;起病后病程 3 个月以上方确诊者应为慢性。

10. **RP 的隐匿发病与显性发病**　显性发病即为有症状、且在症状引导下而发现器官受累;隐匿发病则是指无临床症状、经辅助检查才发现器官受累。

不同检查手段对于不同检查目的有不同的敏感性,如针对骨破坏、软组织炎症、积液、结石等,普通 X 线、CT、MR、PET/CT 及超声检查各有优势。

本文所建议的各临床分型参见表 17-1。

表 17-1　RP 的临床分型一览表

	临床类型	参考依据	临床应用
1	完全性 / 不完全性	符合诊断标准与否	如完全符合 Rose 标准,则标记为 Rose4.5
2	早期 / 晚期	短病程、病变可逆性	病程 3 个月内,可逆的功能或影像异常
3	局限型 / 系统型	受累器官数目	全面评价后,仅有一个器官受累者
4	活动期 / 稳定期	任何病情的变化	炎症指标高,或治疗后、随诊后方可鉴别

续表

	临床类型	参考依据	临床应用
5	轻型 / 重型	受累器官性质与程度	重要器官受累即为严重型,无论数目多少
6	急性 / 慢性	发病到就诊时间	3 个月内就诊并确诊
7	进展型 / 迁延型	短期内出现新症状	3 个月内出现新症状,原有症状加重
8	单纯 / 非单纯	有无伴发病	伴发任何器质性疾病即非单纯 RP
9	隐匿 / 显性	有无临床症状	有相关症状即非隐匿性
10	发病类型	首发症状及受累器官	眼、耳、鼻、喉、气道及头颈外受累
11	发病类型	首发症状及器官	外耳、内耳、鼻、喉气管、眼及五官外器官受累

第二节 复发性多软骨炎的生存率及预后

1. **RP 的复发与自然病程** 本病的复发及自然病程未知,且难以预测。总体来讲,RP 是一个缓解与复发的疾病。RP 的病程可以持续、慢性进展长达数年,但亦可进展迅速。即使已有数年的缓解稳定期,其复发的频度及严重性仍难以预测。以气管软骨炎为例,推测的气道软骨病理变化进展见表 17-2。

表 17-2 气道软骨病变进展推测

自然病程	早期:急性炎症为主、为可逆性 后期:慢性纤维化为主、为不可逆性		
急性发作	发作次数较少	发作次数逐渐增多	反复发作
病理改变	可控的、可逆的、气道炎症	气道软化、动力性塌陷	气道纤维化、不可逆狭窄
病理生理改变	急性炎症反应及水肿与慢性化炎症导致软骨破坏反复进行、逐渐加重		纤维组织增生导致气道收缩

2. **死亡率与生存率** 与其他疾病不同,已发表的 RP 研究文献多用生存率(survival rate)而不用死亡率(mortality)来描述疾病的预后。

1976 的研究首次提到:RP 患者死亡平均发生在发病 4.2 年。1986 年 Michet 的资料显示 10% 的患者死于呼吸道受累。主要死亡原因为气道塌陷或梗阻导致的呼吸道感染及呼吸衰竭(尤其是气道严重受累患者的后期阶段)、心瓣膜及主动脉疾病、系统性血管炎、肿瘤

（包括骨髓造血障碍）。

近年来，由于对 RP 的认识及治疗的改进及手术干预，RP 的预后在改善，生存率在提高、死亡率在下降。

1978 年前报道的 RP 患者 5 年生存率为 25%。而 1998 年报道：7 年生存率为 90%。1986 年美国 Michet 的研究显示：RP 诊断后 5 年、10 年生存率分别为 74% 和 55%；2016 年匈牙利学者的研究显示：RP 患者的总体生存率较好：5 年生存率为 83.6%~92.9%；10 年生存率为 75%~88.3%，与普通匈牙利人群的生存率相似。尽管如此，作者认为：本病较好的生存率与该病的早期诊断相关，但文章中没有详细描述其诊断标准及病情严重性的资料。2018 年德国学者对 18 例 RP 患者连续治疗 15 年的回顾性研究显示：5 年和 10 年的生存率分别为 100% 和 90.9%。由此可见：近年 RP 的生存率明显提高。

3. 预后（prognosis） 本病的总体预后不良。

（1）预后不良因素：1986 年美国 Michet 的研究提示：如果伴有系统性血管炎，RP 的 5 年生存率将从 74% 下降到 45%（与血管炎本身的生存率相似）。另外，年龄＜51 岁的患者，年龄、鞍鼻、喉气管受累、关节炎、系统性血管炎和贫血是预后不佳的预测因素；年龄 ≥51 岁患者，只有贫血是预后不良的预测因素；2015 年英国的研究显示：老年人、心脏及气道受累、恶性肿瘤疾病与 RP 的死亡相关；2016 年法国的研究显示：>60 岁的男性、心脏受累、MDS、其他血液系统恶性疾病是死亡预测因素；2016 年我国的研究显示：呼吸衰竭、肺部感染及心血管事件是主要的死亡原因。2017 年巴西的研究显示：男性患者的预后较女性差；同时，伴高血压及 DM 的患者死亡率高于对照组。2017 年 121 位日本学者随诊了 239 例 RP 患者的器官受累情况，发现气道受累、心血管受累及 CNS 受累为预后不良的因素。RP 的预后还取决于 RP 的受累器官及其伴发疾病。

（2）致残率：笔者认为 RP 所致的严重功能残疾也是预后不良的重要因素，包括耳聋、平衡障碍、视力下降、毁容、整体活动力下降、慢性疼痛及情绪障碍等。目前，这方面的研究尚少。

（3）RP 致残预后评估推荐：基于不能忽视的本病的高致残率及其对患者生活质量的影响，笔者推荐将下列因素纳入 RP 器官受累功能残疾的评估，包括 10 个方面：

1）视力（国际标准视力表）：（患眼）轻（0.5 ≤ 视力＜0.8）、中（0.3 ≤ 视力＜0.5）、重（视力＜0.3）。

2）听力（WHO-2006 标准）：（患耳）轻 ≥40db、中 41~60db；重 ≥61db。

3）鞍鼻：轻（鼻梁肿痛）、中（触诊鞍鼻）、重（望诊鞍鼻）。

4）声嘶（哑）：可有主观的轻、中、重分级；还有客观的 GRBAS 评分。

5）气道功能：参照医学研究委员会呼吸困难刻度尺（MRC）呼吸困难评分（表 17-3）。

6）气道影像：轻（无气道狭窄、膜部不受累）、中（气道狭窄、膜部受累）、重（气管切开、插管）。

RP 的气道受累对患者活动力影响的判定应采用 MRC 的分级，见表 17-3。

表 17-3　MRC 呼吸困难评分

分级	程度	内容	自我料理（日常生活）
1 级	轻度	除剧烈运动外,一般不感到呼吸困难	可以,无困难
2 级	中度	平地急行时气短或上坡时气短	可以,无困难
3 级	重度	因气短平地行走时慢于同龄人或 以自己的步速平地行走时必须停下来喘气	可以,有困难,不需帮助
4 级	重度	平地行走 100m 或数分钟(6min)即有气短	可以,需要帮助
5 级	重度	因气短而不能离开房间	不能

7) 心血管:轻(无心脏和 / 或大血管受累)、中(心脏或大血管受累)、重(心脏及大血管受累)。

就心功能判定而言,目前可以考虑参考纽约心脏病协会(NYHA)心功能分级:

Ⅰ级:一般体力活动不受限(不引起心衰症状)。

Ⅱ级:体力活动轻度受限,休息后很快缓解。

Ⅲ级:体力活动明显受限,休息较长时间才能缓解。

Ⅳ级:不能从事任何体力活动;休息时已有心衰症状,活动后加重。

8) 肾功能:参见十二章相关内容。

9) 神经系统:轻(无神经系统受累)、中(外周或中枢神经受累)、重(外周及中枢神经受累)。

神经系统结构和功能复杂,尚无综合评价体系。临床上,可依据具体的神经系统受累部位及其相应病变而采用各自的评价体系,如脑血管病急性期(美国国立卫生研究院的卒中量表)、脱髓鞘病变的神经系统伤残程度(EDSS 评分量表)、痴呆程度(CDR 分级评定量表)以及帕金森综合评分(UPDRS)量表、重症肌无力的奥瑟曼评分量表等。

10) RPDAI 及 RPDAM 未能涉及的与 RP 相关的毁容、心身及工作能力影响。此方面的评价较为复杂。

（王振刚）

第十八章
复发性多软骨炎的分级治疗策略

由于本病的临床特点复杂、病例稀少,以及医、患双方对该病了解的局限性,本病延误诊断的情况较广泛。不少患者确诊时已经有明显的重要器官损害。在目前的情况下,本病治疗的总体目标应为:控制疾病发作(频率及严重性)及进展(稳定)、保护及恢复受累器官功能。治疗的首要目的是缓解临床症状、保持病情稳定(尤其是气道功能)、维护器官功能(听力、视力)。为此,如果能够做到早期诊断和早期规范治疗,则预防不可逆的器官损害发生应该视为更重要的治疗目的。

第一节　分　级　医　疗

一、疾病治疗分级

复发性多软骨炎的治疗分三级:①一级治疗——预防,找出病因、预防复发、防治慢性化;②二级治疗——治疗病因,前提是能够明确病因,明了发病机制;③三级治疗——对症,与受累器官相关。

1. **RP 的病因治疗**　与大多数自身免疫病一样,本病的病因不明。因此,积极寻找"诱因",预防复发更为现实。

2. **各器官受累症状产生机制的共同点**　尽管本病各受累器官相关症状的产生机制有所不同,但炎症、组织破坏及修复为其共同点。除了激素及免疫抑制药物外,针对各器官受累应给予相应的治疗措施,如眼、耳、鼻、喉、头颈外科等。

3. **积极治疗、防止慢性化**　目前没有本病治疗的指南或专家共识。然而,无论病情如何均应树立信心、积极治疗、争取治疗时机、获得患者及其家属的理解与配合,使病情尽快达到完全缓解。

任何治疗上的延误均是导致疾病慢性化的原因,应尽力避免。然而,与其他疾病的治疗一样,治疗效果异质性强,难以预测,可有反应较早、反应较晚、持续反应、无反应等多种治疗结果；提示临床存在着不同治疗反应与不同预后的患者亚群。

其他研究者的观点：① RA 的治疗经验提示风湿病早期治疗存在 "窗口期" 的理念，即早期给予治疗将改变疾病的远期预后；②抑郁症治疗的研究显示：早期获得症状缓解（治愈分数）患者的复发少、预后好；③治疗无反应及药物副作用的发生对患者的治疗依从性将产生深远的负面影响。

4. 受累器官的功能代偿与失代偿 应依据病情予以相应的治疗措施，最大限度地保存器官功能。

这一阶段的治疗应该是为分层次的：应考虑到发病类型、病情进展、治疗反应及预后等因素。

（1）轻型、早期 RP 的治疗目的：控制症状、减少发作（stop at one）、受累器官炎性改变消退、维护器官正常结构、保护器官功能，如内耳的听力、喉的言语功能、鼻对面容的影响、气道通气功能、眼的视力。

（2）重型 RP 的治疗目的：控制症状，减少发作（no more onset or less onset）、受累器官炎性改变消退、防止受累器官损害进一步加重、维持器官功能及生命。

早期的最优治疗是达到较好治疗效果的有效途径。早期诊断、及时的个体化治疗及定期病情监测是达到上述目的有力措施。因此，轻型 RP 治疗或许应用 NSAIDs、秋水仙碱、氨苯砜或小剂量激素即可；严重伴器官受累的 RP 患者则应选用大剂量激素联合免疫抑制剂治疗；对于难治病例可以选用生物制剂和 / 或手术。

无论起始的治疗方案如何，均应密切观察：如果治疗早期即得到改善，继续治疗，定期评估。如果治疗早期没有改善，预示着在一定时间内较难达到理想的治疗效果，此时，应及时调整治疗、考虑其他的优化方案；同时还应认真对待药物治疗中可能发生的副作用。

二、总体治疗方案

本病的治疗亦应分为诱导缓解、维持缓解两个阶段。

1. **诱导缓解** 原则是尽快使病情得到缓解。由于本病自发病程的不可预测性，更缺乏临床试验研究（罕少见疾病无法进行随机对照研究），依据目前的文献资料尚难有可推荐的诱导缓解标准及治疗方案。RP 的治疗（包括用药）多为依据病例研究或参照其他风湿免疫病的原则和经验。

（1）积极治疗、达标治疗、个体化治疗的理念（Top-down）是适用于 RP 的。如：治疗需要依据病情的严重性而调整；对于发作频繁、影响器官功能或威胁生命的患者应考虑积极和长期治疗等。

（2）治疗策略：①第一策略就是尽快诱导缓解（足够剂量及种类的药物）、尽快达到病情缓解。② RP 的精准治疗：合适的药物（种类及剂量）、合适的患者（病情及依从性）、合适的时机（排除禁忌证）。③医患沟通为基础、药物安全性为第一。

可行的起始治疗包括 NSAIDs、糖皮质激素和 / 或免疫抑制剂。为尽快达到效果，激素剂量可以从 1mg/kg 到冲击治疗（250~500mg，连续 3 天以上），之后减量。使用大剂量激素达到满意的效果需要数周时间。建议同时联合使用免疫抑制剂。

随着治疗手段的进步,新的药物如 TNFi 已经应用于严重的及常规治疗无效的患者,其效果尚不确定。但这些治疗至少增加了延缓或阻滞疾病发展可能性的选择机会。尽管生物制剂的治疗有可能很快使症状缓解,但长期治疗不一定能够达到防止疾病加重的目的。

2. **维持缓解**　原则是以"最小药物剂量、最佳疾病控制"维持病情缓解。

(1)最小药物剂量:较小剂量维持下的疾病无复发应为底线;问题在于不同患者的最小剂量可能不同。实际上,这是一个需要付出代价才有可能获得的高度个体化"数值"。即:病情临床缓解的患者在减药过程中发现病情复发时才有可能知道。如果病情监测不及时,有可能会付出代价。

作者认为:无论如何,只要无原因的疾病复发即可说明之前的药物剂量已经低于最小剂量。

(2)最佳疾病控制:理论上,应该是疾病无复发、无加重(最好有好转);现实的问题是如何进行恰当的病情评价、制定评价标准和选择评定工具。

(3)治疗反应及疗效判断:由于存在个体差异,临床疗效可分为治疗敏感型(或可在治疗2周内见效)和治疗不敏感型两大类(或需要至少 3 个月以上时间见效)。

作者推荐的监测指标包括:症状发作次数、症状发作程度、视力、听力、喉狭窄程度(喉镜和 / 或喉 CT)、整体活动耐力(6min 步行评分)、RPDAI、RPODI。

3. **药物维持时间**　原则是缓慢。以病情缓解为前提,达到最少药物、最小花费的目的。

目前尚没有良好的疾病复发或疾病转归的预测方法。临床上,经过治疗后病情稳定,最小剂量药物维持一段时间(文献推荐的药物维持时间为 2 年以上)的患者停药的可能性是存在的。但是,停药后疾病复发的可能性或疾病潜行进展的可能性也是存在的。从经验上说,如果病情和实验室指标稳定 3 个月以上,可以考虑减量。

4. **关于停药**　有报道建议长期激素维持。由于疗效及病程的不可预测性,目前尚没有最佳治疗维持时间的研究。然而,临床上,有些病情稳定的患者自行停药后在相当长一段时间内病情保持稳定(作者有一位停药 5 年的患者病情基本稳定)。对于这种情况,可以在密切观察下继续停用。一旦有复发迹象,应及时回归治疗。但对于气道受累的患者可能需要更长时间的维持治疗。

疾病的教育不可或缺,定期随诊是前提(参见疾病管理章节),预防呼吸道感染尤为重要。让患者了解及监测病情指标将有事半功倍的效果。

第二节　药物治疗与选择

一、抗炎镇痛

无论任何部位受累相关的剧烈疼痛均需要镇痛。

1. **非甾体抗炎药**（non-steroidal anti-inflammatory drugs，NSAIDs）　NSAIDs 可用于任何类型的以疼痛为主要症状的患者，"试错"原则是适用的，可以全身或局部使用。如以眼药水或口服的形式用于弥漫性巩膜炎的治疗，还可应用于轻型的耳廓软骨炎、鼻软骨炎、胸痛、关节疼痛等。有时，NSAIDs 对本病疼痛的镇痛效果欠佳。

2. **麻醉镇痛药**　一些患者的胸痛比较剧烈，甚至需要麻醉镇痛药物治疗。文献报道一例 34 岁男性 RP 患者伴有与 RP 相关的、难治性疼痛。系统给予麻醉镇痛药、辅助药物、局部外周神经阻滞剂及糖皮质激素均无效。采取胸部硬膜外途径给予吗啡起到了很好效果。还可选择埋入型麻醉镇痛药或脊髓内给药。

3. **糖皮质激素**　作者经历的一例中年女性（48 岁）RP 患者，耳软骨炎缓解后出现胸痛而就诊于心脏科。基于专科考虑完成了心脏相关的所有检查（ECG、24 小时心电图、超声心动图、肺 CT、心肌核素、运动试验及冠脉造影）均未发现异常。后复诊于风湿科，经相关治疗调整后，胸痛消失。

4. **其他类别的镇痛药**　如中药（略）。

要点：应关注 RP 患者胸痛的鉴别诊断，想到本病相关的病因是关键。

二、糖皮质激素

糖皮质激素（glucocorticoids，GC）为 RP 治疗的主要药物，并且通常可以获得明显的治疗效果。适用于处于急性期的各种程度的各个器官受累，如咽喉、气管及支气管受累，心脏受累，新近发生的内耳受累，伴系统性血管炎，亦可用于 NSAIDs 无效的疼痛患者。

1. **给药方式**　局部使用：药膏涂抹、局部注射；全身使用：口服、静脉注射。

2. **剂型**　依据药物的生物利用度，推荐泼尼松为首选口服剂型、甲泼尼龙为首选静脉注射剂型。

3. **剂量**　依据受累器官的不同，起始剂量为每日 0.25~1mg/kg。对于紧急情况如严重的眼部受累、内耳及呼吸道受累或血管炎，可以选择甲强龙 200mg、500mg 或 1 000mg，静脉滴注，连续数天后改为口服治疗。

大剂量激素冲击治疗具有一定的应用价值。文献报道了 2 例经静脉激素治疗有效改为口服激素治疗失败的伴急性气道梗阻的青少年 RP 患者经激素冲击治疗病情得到控制。提示：青少年 RP 的气道受累预后差，疾病早期需要大剂量激素及免疫抑制剂的积极治疗。

一旦病情控制，激素即可逐渐减量。初始治疗的疗程及减药速度应依据不同的受累器官以及对激素的治疗反应而定。对于耳、鼻软骨炎及眼受累，激素可以短期、快速减量；相反，对于重要器官受累，激素治疗的时间应延长。尽管通常需要长期使用以预防复发，但激素治疗亦可（偶然）完全停止。

应当密切关注、预防及治疗激素的副作用。大剂量长时间的激素治疗还可能与患者的死亡率相关。

要点：应关注激素依赖的判定及处理。激素减量到一定程度时病情复发要考虑激素依赖。此时，应维持一定剂量的激素治疗，并及时调整免疫抑制剂的种类及剂量。应及时采取激素相关骨质疏松的骨折及无菌性股骨头坏死的预防措施。

三、免疫抑制剂

免疫抑制剂(immunosuppressants)的使用有三个目的:①与激素联合使用治疗严重类型的 RP;②用于激素不敏感或依赖的患者以得到较好疗效;③降低激素不耐受或依赖患者的激素剂量;应关注免疫抑制剂相关的感染及远期肿瘤发生率可能增高的风险。如果伴有重要脏器损害应该使用免疫抑制剂。如果激素减量过快或长期停用疾病可以复发。多数情况下,如果不使用免疫抑制剂难以控制病情。

传统的免疫抑制剂均可用于该病的治疗,包括 MTX、AZA、CTX、CyA;MMF 及生物制剂的使用也越来越多。据报道:这些药物临床使用的频率分别为:MTX 为 42%、生物制剂为 16%、其他 DMARDs(MMF、AZA、HCQ)为 18%。基于临床试验研究的缺乏,此结果与医生的经验用药有关,不代表这些药物疗效的先后顺序。目前尚没有免疫抑制剂的非安慰剂对照试验研究。临床医生需要结合病情、药物副作用、给药方式、价格等方面综合考虑。可以单用或与激素联合使用。

这些药物的效果难以预测,应权衡利弊。尽管这些药物的选择主要靠经验,但可依据其治疗其他类似发病机制的风湿病的经验。最常用的药物是 CTX、AZA、CyA 和 MTX,也有新型药物试用。LEF、ETN、IFX、ADA、ANA 的试用均见于个案报道。

1. 免疫抑制剂的单药使用 单一使用免疫抑制剂治疗 RP 的成功报道不多。基于其他风湿病的治疗经验,推荐使用 CTX。可以口服(1~2mg/kg 到 150mg/d)直到病情缓解,并减量到稳定剂量。目前尚无维持治疗的相关指南(建议至少半年)。之后可以替换为 AZA、MTX 或静脉 CTX(1~2 个月一次),也可以开始即用 CTX 静脉注射。

2006 年一篇使用来氟米特(LEF)成功治疗 RP 的报道。一例 68 岁女性 RP 患者伴肘关节痛肿、血清抗 Ⅱ 型胶原抗体(+)经 LEF 治疗后好转。此例报道没有 RP 诊断的描述。然而,亦有 LEF 治疗 RP 引起发热、白细胞减少及血小板减少的报道。2012 年还有一例硫唑嘌呤单药成功治疗 RP 巩膜炎的报道。

此类药物显示出治疗喉气管、坏死性血管炎、巩膜炎、主动脉瓣膜病、滑膜炎、耳软骨炎、鼻软骨炎的效果,但仍需要对照试验。

基于该病反复发作的特点,疗程较短的病例报道尚不足以说明其确切的疗效。

2. 免疫抑制剂的联合使用 免疫抑制剂多与激素联合使用。如激素冲击联合 CTX 治疗一例 18 岁女性气道首发受累的危重 RP 患者效果欠佳,之后加用甲氨蝶呤后病情控制成功。文献亦有吗替麦考酚酯成功治疗 RP 的报道。一例 50 岁男性 RP 患者,耳痛 5 年,病理见软骨坏死及局限软骨周围淋巴细胞及组织细胞浸润;血清抗 Ⅱ 型胶原抗体(+);激素联合 MMF(3g/d)治疗 17 个月后耳痛缓解。

3. 治疗考量(分层治疗)——法国学者的 RP 治疗参考方案
目前尚没有单一免疫抑制剂推荐,亦无联合用药的推荐。依据器官受累及临床经验,免疫抑制剂选择的顺序为 CTX、MTX、AZA、MMF。然而,亦有学者推荐:当 RP 患者需要免疫抑制剂时,首选 MTX 用于耳、鼻、眼及气管受累患者;AZA、MMF 用于 MTX 治疗无效的患者;CSA 亦可用于其他免疫抑制剂治疗失败的患者,但应顾忌其肾毒性。CTX 用于严重器官受累患者如坏死性巩膜炎、严重喉气管受累及主动脉炎。

韩国的研究显示:与治疗前相比,气道受累的 RP 患者的急性期经大剂量激素及免疫抑制剂治疗后,尽管气道损害没有改善,但至少可以阻止继续恶化,因此,喉气管受累的患者需要大剂量激素(泼尼松,每日 1mg/kg)及免疫抑制剂(如 CYC、AZA、MMF、MTX)治疗。急性加重的患者需要大剂量甲强龙冲击治疗,之后,继续口服激素及免疫抑制剂治疗。

传统免疫制剂治疗失败时考虑使用生物制剂。目前,以 TNFi 为首选;TNFi 早期使用后激素减量的作用需要前瞻性的评估,并且需要与传统免疫抑制剂进行比较。

4. **疗程** 治疗需要维持数年。

要点:与其他风湿免疫病治疗的经验一致,免疫抑制剂与激素联合使用应该作为本病的常规治疗选项。然而,疾病的分层治疗及个体化治疗才是临床医生的真谛。笔者的分层治疗推荐参见图 18-1。

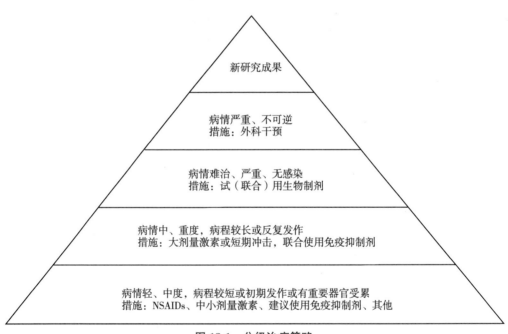

新研究成果

病情严重、不可逆
措施:外科干预

病情难治、严重、无感染
措施:试(联合)用生物制剂

病情中、重度,病程较长或反复发作
措施:大剂量激素或短期冲击,联合使用免疫抑制剂

病情轻、中度,病程较短或初期发作或有重要器官受累
措施:NSAIDs、中小剂量激素、建议使用免疫抑制剂、其他

图 18-1 分级治疗策略

四、其他药物治疗

几种其他非免疫抑制药物亦有应用于临床的报道。

1. **氨苯砜** 氨苯砜具有溶酶体抑制作用,被认为是一种病情改变药物,可用于针对轻型耳廓软骨炎、鼻软骨炎及关节炎的治疗,亦可作为其他治疗措施无效时的替代治疗选项。但文献报道的病例均较久远,且使用例数很少。

2. **秋水仙碱** 秋水仙碱用于轻型耳廓软骨炎、外周关节炎。

3. **大剂量静脉注射免疫球蛋白(IVIg)**　2008 年法国学者报道大剂量 IVIg 治疗 RP 有效。

4. **羟基氯喹(HCQ)**　文献中有 2 例经 HCQ 治疗后气管插管所致的早期声门下狭窄好转的病例报道。第一例为 2010 年以色列学者报道的 1 例 80 岁男性继发性声门下狭窄的激素依赖患者,使用 HCQ(每日 2mg/kg,每日两次)5 个月后,成功停用激素,5 个月后停用 HCQ,且没有复发。第二例为 2012 年报道的 1 例 56 岁男性患者,有糖尿病史伴高血脂、高血压 20 年,冠状动脉左前降支置入支架 10 年。因急性心肌梗死伴心衰行气道插管治疗 2 周后出院。出院 6 周后再次以呼吸困难及喘鸣而急诊入院。纤维喉镜显示:声门下后部炎症性肉芽肿伴环声门下水肿导致双侧声带固定于内收位。CT 显示:声门狭窄、声门下 13.5mm 处喉壁增厚伴 41mm^2 的声门下狭窄,未见喉部软骨坏死。经激素、肾上腺素治疗 48 小时后症状缓解。CT 及喉镜复查显示炎性肉芽肿缩小、声门下水肿消失。然而,激素减量 10 天后症状复发,并反复多次,且激素治疗导致血糖波动、难以控制。气管插管 10 周后,全麻下进行了直接喉镜 CO_2 激光手术切除肉芽肿、声门下狭窄的扩张及局部黏膜下激素注射;然而,术后 1 周症状再发。选用 HCQ 0.2~0.4g/d 治疗,之后无再次症状复发;5 个月后停用激素(使血糖控制良好)、7 个月后 HCQ 减量、11 个月后停用 HCQ。随诊 9 个月,病情稳定,无 HCQ 副作用发生。

要点:这是两例特殊病例。HCQ 治疗成功的基础为:疾病均为炎症早期、软组织水肿及肉芽肿阶段,没有黏膜瘢痕及软骨坏死;患者对激素治疗有效,但有依赖。加用 HCQ 后,极度剂量得以下调。HCQ 对于 RP 相关的声门下狭窄的治疗效果尚不得知。基于 HCQ 在治疗风湿病(SLE、RA)中的抗炎作用,Hirshoren 等首先借鉴相关治疗经验将 HCQ 应用于声门下狭窄的治疗。因此,HCQ 有其特殊情况下的酌情选择余地。应进行处于病理期和 / 或不同病因的声门下狭窄的 HCQ 治疗效果进行双盲、前瞻性的 RCT 研究,以了解 HCQ 的使用时机、剂量及疗程。

五、生物制剂

依据本病发病机制的研究所示:RP 具有诸多 TNF-α 介导的疾病特征以及对 Ⅱ 型胶原敏感的 T 细胞,提示为 Th1 表型自身免疫反应疾病,引起的 TNF-α 驱使的促炎症因子风暴(cascade)。实验室研究证明软骨细胞可以产生和释放基质退化性蛋白酶,最终导致软骨破坏。因此,RP 具有使用 TNF-αi、IL-6Ri 的病理基础。

基于促炎症因子的作用机制,生物制剂(biologics)或许可在疾病的早期发挥作用。目前,几乎所有的市售(TNFi、IL-6i)生物制剂均有被应用于 RP 的治疗尝试。多用于常规治疗无效的患者。其他靶目标的生物制剂亦有临床应用的报道。通常临床依次使用依那西普、英夫利昔单抗、托珠单抗或阿巴西普,且多与免疫抑制剂联合应用。目前,尚无被广泛接受的生物制剂应用指南及疗效判定标准。

因此,应关注合适的患者及适应证,避免生物制剂的滥用。在国内,此类药物治疗 RP 的研究不多,亦不乏治疗无效的患者;也有生物制剂治疗者因经济等原因而中途停用。

作者有 1 例青年男性患者,以气道受累起病,病情进展迅速。尽管起病后立即给予大剂量激素、大剂量免疫抑制剂及生物制剂（TNFi）治疗，最终仍未能控制疾病活动，而在起病后一年左右死亡。或许这是一个极端的病例。

作者还有一位儿童喉部受累 RP 患者，长期 CRP 增高，激素及免疫抑制剂治疗效果欠佳。应用 IL-6R 单抗治疗数次后，CRP 下降良好，但治疗后每个月均反弹，且未见整体病情好转，因而停用。

要点：RP 的发病机制不清，对于针对炎症过程中某一环节的生物制剂在 RP 治疗中的远期效果有待于进一步观察。基于其可能的免疫机制及炎症过程，在疾病的某一阶段必有相应的细胞因子参与。因此，具有生物制剂的使用空间，但尚缺乏支持这些药物合理使用的循证医学证据。

2012 年的一篇综述中得出的主要结论是：①尚没有生物制剂治疗 RP 的随机临床试验；②几乎所有病例均为常规使用免疫抑制剂治疗失败后的应用；③各报道的治疗终点及随诊时间定义不明确、效果差异较大、其疗效无法相互比较；④生物制剂的安全性尚可，与 RA 等其他疾病中观察到的结果相似；⑤没有公认的预测疗效的指标。

2018 年发表的一篇法国多中心参与的回顾性研究中，符合 3 个 RP 诊断标准、年龄 >18 岁、至少使用过一种生物制剂的 41 例 RP 患者入选，共有 105 种生物制剂使用。结果发现：前 6 个月的总反应率为 62.9%；副作用以感染最多见；撤药率高达 73.3%；依据不同的生物制剂及器官受累，临床反应不一：伴 MDS 者疗效较差，耳、鼻、肋骨、胸骨软骨炎及联合使用非生物制剂 DMARDs 者疗效为好；结论：入选的患者数目仍较少；感染副作用的发生是治疗中最大的问题；推测：在真实世界中，生物制剂治疗 RP 无效的病例会更多，而人们不会去发表这些"阴性"的结果。

基于上述生物制剂使用情况的异质性，尚没有证据提示这些药物的优选性。原则上，生物制剂适用于传统治疗失败时，可参考在 RA 的应用经验，对患者进行包括经济支持能力、RP 疾病活动度及严重性在内的全面评估和知情同意之后再决定使用。

六、复发性多软骨炎五官各器官受累的分层治疗推荐

RP 耳、鼻、喉、眼各器官受累类型的治疗推荐参见表 18-1。

（一）RP 耳受累的治疗

1. 耳廓软骨炎（包括外耳道受累）的治疗

轻型：NSAIDs、一般剂量激素，口服及外用；或参考全身其他器官受累情况用药。

中型：中等剂量激素，或联合免疫抑制；或参考全身其他器官受累情况用药。

重型：大剂量激素，联合免疫抑制剂。

2. 中耳受累（分泌性中耳炎）的治疗

轻型：一般剂量激素，口服；或参考全身其他器官受累情况用药。

中型：中等剂量激素，口服或静脉给药，或联合免疫抑制；或参考全身其他器官受累情况用药。

重型：大剂量激素，口服或静脉用药，联合免疫抑制剂。

表 18-1　RP 五官受累治疗选择推荐

		其他	激素	用法	免疫抑制剂	其他器官受累
外耳	轻	NSAIDs	一般剂量	口服、外用	或	参考
	中		中等剂量	口服、静脉	或	参考
	重		大剂量	口服、静脉	联合	参考
中、内耳	轻		轻或中等剂量	口服、静脉	或	参考
	中		中等剂量	口服、静脉	联合	参考
	重		大剂量	口服、静脉	联合	参考
鼻	轻	NSAIDs	一般剂量	口服、外用	或	参考
	中		中等剂量	口服、静脉	或	参考
	重		中等剂量	口服、静脉	或	参考
气道	轻	NSAIDs	中等剂量	口服、雾化	或	参考
	中	气管解痉	中或大剂量	口服、静脉、雾化	联合	参考
	重	外科干预	大剂量	口服、静脉、雾化	联合	参考
眼	轻	眼局部用药	中等剂量	口服、外用、局部	或	参考
	中	必要的手术	中或大剂量	口服、静脉、外用、局部	联合	参考
	重	必要的手术	大剂量	口服、静脉、外用、局部	联合	参考

注：空白表示无其他治疗推荐。

3. 内耳受累的治疗　内耳受累是致残的原因之一，应积极治疗。治疗目的：听力改善或维持、避免复发。

轻型：中等剂量激素，口服及外用；或参考全身其他器官受累情况用药。

中型：中等剂量激素，口服或静脉给药，或联合免疫抑制；或参考全身其他器官受累情况用药。

重型：大剂量激素，口服、静脉或冲击治疗，联合免疫抑制剂。

（1）应区分耳聋和/或眩晕的性质、程度及病程。

（2）耳聋分为突发性聋、慢聋、慢聋近期加重及永久性聋四种情况。

1）突发耳聋和/或前庭受累的治疗：遵循我国相关治疗指南。①病程 3 个月之内者，排除感染后，需要给予大剂量激素治疗；但永久性 SNHL 的遗留比较常见。②病程超过 3 个月，但听力有波动者，协商后，可用同上治疗。通常使用免疫抑制剂如 MTX、AZA 及 MMF，并维持数年。同时给予血管扩张剂，改善微循环。

2）慢聋近期加重者，可参考冲击治疗。

3）慢聋及永久性耳聋者，其治疗视全身状况而定。

（二）RP 鼻软骨炎的治疗

轻型：NSAIDs、一般剂量激素，口服及外用；或参考全身其他器官受累情况用药。

中型：中等剂量激素，或联合免疫抑制；或参考全身其他器官受累情况用药。

重型：中等剂量激素，或联合免疫抑制；或参考全身其他器官受累情况用药。

（三）RP 气道受累的治疗

气道受累是 RP 预后不良的原因之一，应积极治疗。治疗目的：改善症状、改善通气。

1. 不同程度气道受累的治疗

轻型：NSAIDs、中等剂量激素，口服及外用；或参考全身其他器官受累情况用药；局部药物治疗：病变部位注射激素、雾化吸入激素；雾化祛痰。

中型：中或大剂量激素，或联合免疫抑制；或参考全身其他器官受累情况用药；局部辅助治疗：气囊扩张、气管支架、激光（肉芽切除）治疗。

重型：激素治疗；口服激素和 / 或大剂量激素冲击治疗，联合免疫抑制剂；可试用抗纤维化治疗；伴有小气道阻塞时可以使用气管扩张药物。

2. 伴气管塌陷

（1）气管切开及插管（喉）：适用于急性发病者和喉部阻塞者。

1）插管：可以解决喉部以下的通气问题，但不能解决严重喉部受累患者的说话问题。

2）T 管植入：为喉部气道通气问题的解决方案之一；由于局部刺激，患者多耐受性较差。

（2）支架植入适于局部狭窄；激光局部肉芽肿切除适合于病变较局限的患者；球囊扩张适合于局限型气道狭窄。

1）气管切开造瘘、蒙哥马利管植入或喉重建手术。

2）气管支架（主气道）：适用于主气道及较大支气管受累严重者。由于气管支架的长度所限，气管支架不适合于较广泛的气道受累患者。支架植入前及植入后 2~3 天应给予激素联合 MTX 以改善软骨及软组织的炎症。

（3）呼吸机（呼吸衰竭）：双相正压或持续正压，尤其在夜间，适用于气道软化的患者。

（4）人工喉或喉置换（略）。

（四）RP 眼受累的治疗

眼受累是致残的原因之一，应积极治疗。治疗目的：视力改善或维持、避免复发。

轻型：眼局部用药、中等剂量激素，口服及外用；或参考全身其他器官受累情况用药；有时，口服使用 NSAIDs 的效果较激素及免疫抑制剂会更好。

中型：眼局部用药、中或大剂量激素，或联合免疫抑制；或参考全身其他器官受累情况用药。①对于非严重类型的弥漫性巩膜炎，局部 NSAIDs、激素治疗无效者，应该全身使用激素。②对于激素治疗效果欠佳者，应及时使用免疫抑制剂。

重型：眼局部用药、大剂量激素，口服、静脉或冲击治疗，联合免疫抑制剂。①各种类型的巩膜炎、眼肌炎、溃疡性角膜炎、视神经炎、葡萄膜炎均是严重 RP 的指征，通常需要采用大剂量激素治疗，并需联合免疫抑制剂治疗，尤其是结节性巩膜炎、坏死性巩膜炎及反复发作的巩膜炎。②伴网脱者，激素联合免疫抑制剂治疗效果不好时，应及时考虑手术治疗。

七、复发性多软骨炎其他系统受累的分层治疗推荐

(一) 心血管受累的治疗

1. RP 伴心血管病变的内科治疗　并发心血管疾病的 RP 患者预后差,需要积极治疗。治疗目的:抑制炎症反应、改善心功能、避免复发。

原则上应早期使用大剂量激素治疗,联合免疫抑制剂。适合于心脏传导阻滞、急性主动脉功能不全、急性心肌炎、急性冠脉炎的患者。激素及免疫抑制剂治疗晚期的心瓣膜及主动脉病变无效。

(1)糖皮质激素:激素和免疫抑制剂在降低 RP 疾病复发率、持续时间和严重程度的同时有助于缓解 RP 急性炎症性心脏阻滞,而对于慢性传导阻滞则往往需要植入起搏器治疗。有报道全身应用醋酸可的松增加 RP 患者纵隔炎症的风险,而使心衰加重。在严重病例,糖皮质激素的应用并不能控制疾病的进展。

激素剂量的选择依赖于对 RP 疾病活动度和病变受累范围的评估。合并系统性血管炎的患者往往需要全身及较大剂量应用糖皮质激素或激素冲击治疗。

(2)免疫抑制剂:激素疗效不佳或不耐受的患者需要应用免疫抑制剂(作者推荐与激素联合应用)。可选药物包括环磷酰胺、甲氨蝶呤、硫唑嘌呤、环孢素、吗替麦考酚酸酯、苯丁酸氮芥等;危及生命和严重脏器受累的情况可用血浆置换或生物制剂。

在疾病缓解后的一段时间(2~5 年)内仍然应给予持续性的治疗。

(3)生物制剂:目前,生物制剂治疗 RP 心脏病变的研究有限。有报道应用针对肿瘤坏死因子(tumor necrosis factor,TNF)-α 和白介素(interleukin)-1 的生物制剂成功治疗 RP 心脏病变,并有助于主动脉手术之后糖皮质激素的迅速减量。TNF-α 抑制剂英夫利昔单抗可使 RP 主动脉瘤缩小。Stael R 等报道了 1 例 RP 合并重度主动脉瓣关闭不全的患者,在急诊主动脉瓣置换术后,予英夫利昔单治疗过程中出现巩膜炎,予以白介素 -6 受体拮抗剂托珠单抗治疗,病情成功得到控制,托珠单抗有助于快速降低 C- 反应蛋白并迅速缓解症状。CD20 单克隆抗体利妥昔单抗在 RP 心血管病变治疗中的作用尚不确切。

2. RP 伴心血管病变的外科治疗

(1)外科治疗具有中、短期的治疗效果:文献复习发现从 RP 首次发作到心瓣膜置换手术的平均时间为 6.51 年;患者的平均手术年龄为 38.8 岁;男性患者占 73.7%;100% 的患者为主动脉瓣置换手术、28.5% 为二尖瓣置换手术;在首次手术后的 4 年当中,23.8% 患者因为发生假体瓣膜周围漏或主动脉瘤而再次手术;与此同时,52.6% 的患者死于心脏疾病。

(2)外科手术适应证:①人工瓣膜周边炎症组织较脆,易发生早期的瓣膜漏;②RP 多见主动脉瘤,可以是多发性的,可以累及主动脉的所有部分而导致致命性的破裂(甚至是在无症状的情况下);③其他器官受累如气道、急性肾炎或系统性血管炎的不良预后;严重的主动脉瓣反流或有症状的主动脉瓣反流需要手术治疗。

1)瓣膜病变:瓣膜置换手术可以消除由于结缔组织异常导致的主动脉扩张。尽管早在1967 年就已经有 RP 患者心瓣膜置换手术的报道,术后患者 12 个月存活率仅为 50%。对

于 RP 二尖瓣病变行瓣膜置换术的报道很少,亦没有充分的证据支持需要对此紧急处理。因此,RP 伴心血管受累患者的管理依然是一个挑战。

2)如果有类似于大动脉炎血管病变的情况,应该考虑动脉支架或手术措施。

3)单纯的主动脉置换并不能去除主动脉根部的炎症,反而增加主动脉根部瘤和移植物开裂的风险。对于主动脉窦和升主动脉近端(根部)病变而需要行瓣膜置换的患者,采用升主动脉、主动脉瓣及冠状动脉复合置换(Bentall 手术)可以一定程度上预防此类高危患者的再次手术。

(3)外科手术并发症:较硬的人工瓣环对炎症时较脆的主动脉环的牵拉作用可导致移植物开裂的风险增加;人工血管或移植物开裂、瓣周漏。RP 患者瓣膜置换术后的瓣周漏往往在术后数月即可出现。因此,术前应进行恰当的手术风险(如 RP 患者术后应注意感染、瓣周漏、脓肿形成和心衰)评估。

1)术前需要大剂量激素伴免疫抑制剂(MTX、AZA、MMF、CTX 和 / 或生物制剂)治疗,以减轻局部炎症。此类患者的术后并发症的风险较高,且与术后的激素治疗和 / 或疾病活动性相关。

糖皮质激素并不能降低患者术后移植物开裂的风险。对于严重的 RP 伴心脏损害的患者,免疫抑制剂的效果好于糖皮质激素;因此,免疫抑制剂应视为 RP 患者预防性治疗措施中重要的一部分。

2)术后,免疫抑制剂应该继续使用,并维持数年。

3)此类患者应密切及长期随诊。

(二) 神经系统受累的治疗

神经系统受累是预后不佳的因素,应积极治疗。治疗目的:抑制炎症反应、改善神经功能、避免复发。

1. 原则上应早期使用大剂量激素治疗,联合免疫抑制剂。适用于任何类型的神经系统受累,如脑神经炎、癫痫发作、精神症状、后循环缺血、脑实质病变等。

2. 应维持治疗数年。

激素及免疫抑制治疗神经系统受累晚期的患者效果欠佳。

(三) 血液系统受累的治疗

伴贫血及 MDS 者预后不佳,应积极治疗;治疗目的:抑制炎症反应、改善造血功能、避免复发。

主要是针对 MDS 的治疗:应使用足够量的激素;酌情使用免疫抑制剂,如环孢素等。

(四) 关节肌肉系统受累的治疗

(1)关节(四肢关节、胸肋关节)受累患者,无论是否伴发其他关节炎类风湿病(RA、SpA),均可参照类风湿关节炎的诊治规范进行。首选 NSAIDs;如果 NSAIDs 无效,可选择激素;MTX 及 AZA 为三线药物。

(2)皮肤黏膜受累者应注意除外 Magic 综合征;伴血管炎性皮肤损害者面应考虑使用激素联合免疫抑制剂治疗。

（五）肾脏损害的治疗

适用于各种类型的肾实质受累,如急进性肾小球肾炎、肾病综合征等。

应考虑使用激素及免疫抑制剂治疗。

（六）伴其他自身免疫病

结合不同风湿病及其严重程度、正在进行的相关抗风湿治疗而定;另外,应关注不同年龄起病、不同起病类型(包括隐匿起病)、不同性别患者之间的临床差异。

（王振刚）

第十九章
常用治疗药物

　　药物的治疗作用与副作用是一个事物的两个方面,密切相关、不可分割,其与药物的药代动力学及药物体内代谢的(肝药酶)个体差异密切相关,而后者则是机体固有的基因产物的结果。疗效是医患均追求的目标,药物的副作用、价格和 / 或使用方便与否是决定治疗成败的关键。

　　了解疾病和药物的基本知识是合理用药及医疗安全的根基。尽管已有针对某些药物代谢酶活性的检测,但从医学经济学角度来看,加强宣教、密切观察和随诊、及时发现副作用并采取补救措施不失为一个切合实际的有效办法。

　　风湿免疫疾病常用的治疗药物分为五大类:①非甾体抗炎药;②糖皮质激素;③免疫抑制剂;④生物制剂;⑤中药提取物。尽管其作用机制各有不同,但其药物副作用的机制基本相同,或为过敏机制、或为药物本身或其代谢产物的直接毒性作用,若为前者,此类药物将不能(在同一患者)再次使用;若为后者,停药或调整剂量后可以缓解。

第一节　可用于复发性多软骨炎
治疗的抗风湿药物

一、非甾体抗炎药

　　非甾体抗炎药(nonsteroid anti-inflammatory drugs,NSAIDs)为一大类化学结构不同,但均具有抗炎、镇痛及退热作用的非类固醇药物。依据其化学结构分为:水杨酸类(如阿司匹林)、丙酸类(如布洛芬)、苯乙酸类(如双氯芬酸)、吲哚乙酸类(如吲哚美辛)、吡咯乙酸类(如托美丁)、吡唑酮类(如保泰松)、昔康类(如美洛昔康)、昔布类(如塞来昔布)和其他(如尼美舒利)。

　　1. **作用机制**　此类药物的共同作用机制是抑制炎症部位的环氧化酶活性,减少炎症因子(主要为前列腺素)的合成,从而发挥"抗炎、退热、镇痛"三大作用。

2. **药物代谢**　大多数 NSAIDs 口服吸收良好,胃内食物对药物吸收的影响不明显。NSAIDs 与血浆白蛋白的结合率都很高。大多数 NSAIDs 经过肝脏 CYP3A 及 CYP2C 代谢,代谢产物经过胆汁排入肠道、经肝肠循环再吸收,经肾排泄是最重要的清除方式。

3. **适应证**　适合于各种原因所致的炎症性疾病的镇痛及解热,包括 RP 患者的解热镇痛。

4. **使用原则**　①合理选用药物:依据各种药物的作用及药代学特点、关注给药时间,避免重叠用药;②个体化用药:此类药物存在较大的个体差异,临床使用遵循“试错”原则;③按需给药:应积极治疗原发病,辅助使用 NSAIDs,使用最小有效剂量、最短疗程。

5. **副作用**　各类 NSAIDs 疗效及副作用大致相似,其三大副作用为:胃肠刺激、肾脏损害及心血管不良事件,其中最主要的副作用是胃肠刺激。

二、糖皮质激素

糖皮质激素(glucocorticoid,GC)是由肾上腺皮质分泌的甾体激素,具有多种重要的生理和药理作用,如调节免疫、代谢、渗透压、生长发育等,并参与行为和认知过程的调节,是机体应激反应中最重要的调节激素。体内激素的水平与肾上腺皮质的分泌量之间(通过垂体)存在负反馈机制(HPA 轴)。人类每天可以分泌皮质醇 10~20mg,并且有特殊的昼夜规律;早晨分泌水平最高、夜间最低;在运动、感染、外伤、寒冷、激动等应激情况下,肾上腺皮质激素的分泌可以数倍增加。目前临床上使用的糖皮质激素多为人工合成的。

1. **作用机制**　一般认为,GC 通过经典的基因组机制发挥作用,即脂溶性的糖皮质激素经转运蛋白通过细胞膜,与存在于细胞质内非活性形式的糖皮质激素受体(glucpcorticoid receptor,GcR)结合,随后再与靶基因启动子的特异序列激素反应元件(glucocorticoid responsive element,GRE)或负性糖皮质激素反应元件(negative GRE,nGRE)相结合而调节基因的转录及表达,从而发挥其生理和 / 或药理作用。通过基因组机制的糖皮质激素发挥作用需要一定的时间(至少需要 1h),以便进行基因的转录和蛋白质的合成,而且可以被转录或翻译抑制剂所阻断。然而,临床上,GC 介导的某些效应可在极短的时间(几秒钟到数分钟)内发生,并且不能被转录抑制剂或蛋白质合成抑制剂阻断,提示这种效应是通过一种有别于传统的“基因组机制”的“非基因组机制”发挥作用的。

GC 的非基因组机制的临床意义(特别是在大剂量应用时)已比较明确。在这一作用途径中,可能有多种受体、激酶、信号分子的参与,“基因组机制”和“非基因组机制”间还可能存在交互调节。以应激时 GC 快速分泌的积极意义为切入点的研究显示:GC 非基因组机制的生理意义主要在于应激调节。

2. **药代动力学**　无论何种给药方式(口服、肌内注射、局部给药),激素的吸收都很好。与食物同服可以延缓激素的达峰时间,且对生物利用度的影响有限。糖皮质激素在体内的有效形式为泼尼松龙。泼尼松需要在肝脏转化为泼尼松龙而发挥作用,两者之间的转化迅速有效。

特殊情况下的激素药代动力学:①肝脏疾病。严重肝病患者的泼尼松龙浓度偏高——

清除率低。②肾病。慢性肾衰患者的血药浓度增加。③高龄。激素的生物利用度及肝内转化变化不大。④甲亢。激素的血药浓度明显降低。⑤孕妇。胎盘能将泼尼松龙转化为无活性的泼尼松、母体内与脐带血的泼尼松龙浓度比为10∶1、地塞米松可以透过胎盘并使胎儿与母体内的血药浓度相似。⑥哺乳。乳汁中的激素浓度很低、不足新生儿内源性皮质醇的10%。

3. **临床应用**　我国学者依据 SLE 的治疗经验提出了 GC 使用的专家共识,以规范激素的临床应用。有经验的临床医生应根据临床的实际情况进行激素剂量、疗程、联合用药及激素减量方案的制定。

(1)激素的分类:按照作用时间,GC 分为三大类:短效(如氢化可的松,生物活性持续时间为 8~12h);中效(如泼尼松,生物活性持续时间为 12~36h)及长效(如地塞米松,生物活性持续时间为 36~72h);一般认为:在等剂量下,泼尼松龙血药浓度几乎相等,可以相互替代。实际上,各种 GC 的体内生物代谢存在着一定的量效差异。

(2)激素的剂量:依据泼尼松与糖皮质激素受体结合程度的研究(相当于 200mg 泼尼松剂量的糖皮质激素可以几乎使糖皮质激素受体结合程度饱和),2002 年英国学者提出了激素剂量的新概念:①小剂量——≤7.5mg/d 泼尼松等效剂量;②中等剂量——7.5~30mg/d 泼尼松等效剂量;③高剂量——30~100mg/d 泼尼松等效剂量;④极高剂量——>100mg/d 泼尼松等效剂量;⑤冲击疗法——≥250mg/d 泼尼松等效剂量,通常静脉给药,连续一天或数天(≤5d)。

(3)激素的适应证:①绝对适应证为肾上腺皮质功能不全,为生理剂量激素,长期补充治疗;②治疗适应证为各种非感染性炎症性疾病,如过敏性疾病、风湿免疫病等。

GC 为治疗 RP 的主要药物,依据病情及受累器官,可选用各种剂量及给药途径。

GC 具有强大的"抗炎、抗过敏、抗休克"药理作用。无论何种给药方式,GC 对中性粒细胞及淋巴细胞群均有明显作用,以"冲击"治疗更明显;外周血 CD45RA+、CD4+ 细胞数与激素冲击治疗的效果负相关(数值越低、疗效越好)。冲击治疗后,淋巴细胞的数目可以迅速回升。

4. **副作用**　激素相关副作用较广泛,与所用激素的剂量、累积量、激素种类及疗程相关,副作用涉及肌肉关节、代谢及内分泌、胃肠道、神经心理、心血管、皮肤黏膜、眼睛及免疫系统等。最重要的是丘脑 - 垂体 - 肾上腺轴(HPA 轴)生理调节机制失效(肾上腺皮质萎缩、功能不全,不能按需分泌足够量的激素使机体应激反应下降),其他副作用还包括:胃肠刺激(胃溃疡)、易感染、糖及脂代谢紊乱、水钠潴留、钙丢失(GIOP)、钾丢失、神经系统兴奋、伤口难愈合(蛋白分解增加、合成下降)、继发性开角型青光眼、伴发性后囊性白内障及儿童生长延迟等。

5. **糖皮质激素抵抗**　少数患者对 GC 治疗的反应很差或无反应,称为"糖皮质激素抵抗",其发生机制未明。理论上讲,凡影响 GC 与 GR 结合作用的因素均可能与 GC 抵抗的发生有关。

三、免疫抑制剂

目前风湿病的主要治疗药物是免疫抑制剂(immunosuppressants),又称慢作用药物或病情改变药物(disease modifying antirheumatic drugs,DMARDs),分为人工合成(syn-)和生物制剂(bio-)两大类,均可通过不同的作用机制而抑制细胞的部分功能。生物制剂为利用高科技手段生产的针对细胞受体的大分子药物(如 TNFi、IL-6RA、IL-1i、CD20 单抗、CD4 单抗),作用靶点单一。

免疫抑制剂的作用机制包括:①干扰细胞 DNA 合成和 / 或细胞代谢(如细胞毒类药物);②作用于细胞信号系统(如钙调蛋白或 JAK 酶抑制剂),多起效缓慢。

1. 甲氨蝶呤

(1)作用机制:甲氨蝶呤(Methotrexate,MTX)为抗代谢药物,其分子结构类似于叶酸。叶酸与 MTX 进入细胞经过相同的转运体。目前认为:MTX 治疗 RA 至少有四种作用机制,分别是:抑制转甲基作用伴多胺集聚、抑制嘌呤及嘧啶合成、促腺苷酸释放伴腺苷酸介导的炎症抑制作用及降低抗原介导的 T 细胞增殖。实际上,MTX 的抗炎作用则为上述作用的综合。

MTX 的抗炎作用还存在其他的作用机制:如细胞腺苷的释放、细胞间的黏附及 T 细胞凋亡;经 MTX 治疗后的 RA 关节滑膜变化的早期研究显示:MTX 可以减少细胞因子诱导的血管黏附分子而发挥作用。MTX 还具有抑制多种因子、环氧酶、脂氧酶和金属蛋白酶等作用。近年研究发现 MTX 抑制 JAK/ATAT 通路上的多个前炎症因子(IL-2、IL-6、IL-12)信号,足以控制 RA 疾病但又不影响机体对造血及感染的反应,可能是 MTX 发挥抗炎及免疫抑制作用的机制。此作用是独立于叶酸代谢途径的。

(2)药动代谢:可口服或肠道外给药。小剂量 MTX 的生物利用度较高,但个体差异大(40%~100%)。口服达峰时间 1.5h,不受饮食影响。肝内代谢。80% 以上以原型经肾排出,半衰期为 7h 左右。

(3)适应证:小剂量 MTX(1% 的化疗剂量)治疗 RA 的有效性已被认可,其抗炎作用是非抗叶酸代谢机制。多采用 7.5~20.0mg/ 周,单剂量每周给药一次。MTX 的疗效与其剂量相关。较重患者可联合用药。

MTX 还可用于其他关节炎、系统性血管炎及其眼病和 RP 的治疗。本药起效慢,最大疗效出现在 6 个月之后。MTX 治疗后的细胞仍然具有对外界刺激反应的能力,因此,停药后可复发。

(4)常见副作用:10%~30% 的患者可因药物副作用而中断治疗。主要副作用为胃肠刺激和肝损伤;文献报道:20%~30% 的患者在 MTX 治疗 RA 的第一年内因无法耐受胃肠刺激而停药。MTX 副作用还包括上腹不适(7.9%)、恶心(3.6%)、白细胞减少(3.1%)、头晕 / 头痛(2.3%)、纳差(2.1%);同时服用叶酸可以减轻其副作用。有肝病史、糖尿病、酗酒、脂肪肝等更易发生肝损伤。MTX 在肝内代谢,长期、大量、重复给药将增加肝毒性。降低 MTX 剂量或于服 MTX 的次日补充小剂量叶酸可以减少 MTX 的副作用。

2. 环磷酰胺

(1)作用机制:环磷酰胺(Cyclophosphamide,CTX)是一种烷化剂,具有细胞周期非特异性细胞杀伤作用,能迅速破坏细胞的多种功能基团,抑制 DNA 合成,对代谢旺盛的细胞有较强的亲和力。本药主要通过杀伤多种免疫细胞而抑制细胞和体液免疫反应,作用强而持久。

抗炎作用相对较弱。Lupus 鼠动物实验发现：CTX 可以明显降低抗体水平、肾小球增生及肾小球的 Ig 沉积,进而阻滞肾小球硬化。

(2)药物代谢：口服和静脉给药的代谢过程相似。易吸收,迅速分布于全身,肝脏浓度高(受 P450 影响),60% 以活性型经肾排出。可通过胎盘。只有 20% 的 CTX 与血浆蛋白结合,但其代谢产物与血浆蛋白的结合率高达(50% 和 67%)。CTX 的药代动力学在肾小球肾炎(清除增加)和癌症患者不同,而在 Lupus 和 SVV 相同。血清白蛋白、尿蛋白的排泄及 *CYP2B6*9* 和 *ABCB1 C3435T* 的基因多样性可以通过影响药代动力学而减少对药物的接触(而影响疗效)。

(3)适应证：CTX 主要用于伴脏器损害的 SLE 和血管炎性疾病(如 WG、MPA、EGPA、PAN 等)的诱导缓解和巩固治疗,其中 CTX 是治疗 WG 的基本药物。还可用于其他药物治疗无效风湿病(如 RA、DM/PM、SjS、BD 等)的治疗。一般与激素联合使用。

没有统一的剂量选择和给药标准,视病情和临床经验而定。一般来说,大剂量、长间隔疗法适用于狼疮肾病、狼疮脑病、危重血管炎等病症,近期缓解率高,对性腺的影响小;但药物副作用较大。小剂量脉冲治疗耐受性好,两者远期疗效相当。因此,应依据患者的个体差异,灵活选用不同的方法和剂量。CTX 在 2~3 周内起效,其作用可以持续 25 个月。停药后多数患者会复发。

CTX 用于 RP(肾脏受累及 CNS 受累)治疗的文章见于 1980 年、1981 年及 2017 年。

(4)常见副作用：本药常见的副作用包括骨髓移植、胃肠道反应和对泌尿系统和性腺的影响。骨髓干细胞对 CTX 不敏感,但白细胞计数维持在 3.5×10^9/L 以上时使用 CTX 比较安全,此时应注意调整药物剂量。

3. 硫唑嘌呤

(1)作用机制：硫唑嘌呤(Azathioprine,AZA)为一种抗嘌呤代谢药物。主要作用为阻断腺嘌呤和鸟嘌呤的补充合成途径,抑制 DNA 合成。作用于细胞周期的 S 期。淋巴细胞对 AZA 作用较敏感,因此,对细胞免疫作用较强。

AZA 是一个前药,需要通过谷胱甘肽还原酶(GSH)转化成巯嘌呤才能发挥作用。尽管这一过程可以自动发生,但谷胱甘肽 -S- 转移酶(GST)M 和 A 同工异构体的存在可以加速这一过程。GST-M1 可以降低该酶的活性。研究发现：在 GST-M1 正常的 IBD 患者,基于硫唑嘌呤转化为巯嘌呤的速率增高。约有 1/300 的人群 AZA 代谢酶(TPMT)活性低,因而,患者对药物的敏感性增加。此外,GST 还与 GSH 的消耗、氧化应激及凋亡有关。

(2)药物代谢：口服吸收完全迅速,1h 达峰、半衰期 3~4h。巯嘌呤主要在肝脏被黄嘌呤氧化酶灭活。AZA 的首过代谢十分复杂、难以预测。但在肝外组织,巯嘌呤的代谢主要与甲基转移酶和三磷酸腺苷焦磷酸酶的基因多样性相关。主要经肾排泄,10% 为原型排出。

(3)适应证：① SLE 患者 CTX 治疗后的序贯治疗;②传统 DMARDs 未控制的 RA、PsA、AS、Reiter's 综合征等治疗;③DM/PM 及多种血管炎的治疗;④白塞病的严重表现,如眼部疾病。本药起效较慢,撤药常导致复发。2012 年有一篇 AZA 单药成功治疗 RP 巩膜炎的报道。

AZA 的有效剂量为每日 1.5~2.5mg/kg,每日剂量<1mg/kg 无治疗作用。

(4)常见副作用:AZA 副作用发生率 18.3%,与剂量相关,以血液系统损害、胃肠道反应和继发感染最常见,19%~32% 的患者因此而停药。

4. 吗替麦考酚酯

(1)作用机制:吗替麦考酚酯(Mycophenolate mofetil,MMF)为次黄苷酸脱氢酶抑制剂,抑制鸟嘌呤核苷酸的从头合成,影响鸟嘌呤核苷酸代谢,使 DNA 合成受阻。MMF 对淋巴细胞抑制明显,还可以抑制非特异性免疫反应。

(2)药物代谢:口服后吸收完全迅速,水解成的霉酚酸(mycophenolic acid,MPA)为本药的有效成分。98% 与结合血浆蛋白。MPA 主要被糖脂化代谢为葡糖苷酸缀合物(7-O-MPAG)后,由肾排出或经肝肠循环返回到 MPA。少部分被代谢为弱活性的乙酰葡萄苷酸(AcMPAG)。

(3)适应证:MMF 主要用于狼疮肾病,常用于对传统免疫抑制治疗无效的患者,或使用 CTX 有禁忌者,国外作为一线药物。但对于肾外狼疮如血液、皮肤、神经系统的损害的资料有限。还可用于 ANCA 相关炎的治疗,如巩膜炎、脉络膜和眶内肉芽肿、多灶性脉络膜炎、中间葡萄膜炎和泪腺病变。约半数 MTX 治疗失败(无效或不耐受)的巩膜炎、葡萄膜炎改用 MMF 后仍然有效,但儿童特发性关节炎患者的巩膜炎反应稍差。

还可用于早期硬皮病、原发干燥综合征、伴轻度高血压的 PsA 以及 RA 患者、常规治疗效果不佳的 RA、多种肾病、结节性脂膜炎、原发性胆汁性肝硬化、自身免疫性溶血性贫血、重症肌无力、银屑病、天疱疮、炎性肠病等。

2006 年有一篇激素治疗 RP 后加用 MMF(3g/d)维持 17 个月病情稳定的报道。

本药有效剂量范围 1.0~3.0g/d,口服,连续用药 6 个月以上。病情缓解后可逐步减量维持,减药停药后复发率较高。MMF 对造血系统和肾脏没有毒性作用。

(4)常见副作用:副作用相关的撤药率为 1.6%,涉及各个系统,以胃肠反应、感染最常见。避免用于孕妇。除了对性腺的影响较小外,MMF 的副作用与 CTX 相似。

5. 来氟米特

(1)作用机制:来氟米特(Leflunomide,LEF)是一种含氟异噁唑类的小分子化合药,在肝脏转化为活性代谢物。本药抑制二氢乳清酸脱氢酶(DHODH)而阻断嘧啶的从头合成途径,从而影响 DNA 和 RNA 的合成。B 淋巴细胞是最敏感的细胞类型。还可以抑制酪氨酸激酶的活性、抑制 NF-κB 活化、抑制细胞黏附分子表达,阻止炎性细胞的附壁和游走。

芳烃受体(aryl hydrocarbon receptor,AhR)是一个配体激活的转录因子,与二噁英的活性及毒性相关,同时,芳烃受体还影响多种细胞的生长及分化。近年的研究提示:芳烃受体是免疫介导疾病的一个潜在靶点。同时,斑马鱼实验提示该药是芳烃受体的拮抗剂。

(2)药物代谢:该药的药代动力学具有种属特异性,对鼠的作用明显强于人类。

本品口服吸收迅速,在胃肠黏膜与肝中迅速转变为活性代谢产物 A771726(M1),口服后 6~12h 内 A771726 的血药浓度达峰值,口服生物利用度(F)约 80%,吸收不受高脂肪饮食影响。A771726 血浆浓度较低,血浆蛋白结合率大于 99%,主要分布于肝、肾和皮肤组织,而脑组织分布较少;A771726 在体内进一步代谢,并从肾脏与胆汁排泄,其半衰期约 10d。

(3)适应证:为治疗 RA 的一线药物,还可用于 SLE 肾病、AS、PsA、SSc、DM/PM、BD、WG 等的治疗。多用于难治性患者、多与激素合用。2006 年有一篇使用来氟米特成功治疗 RP 的报道。

一般剂量为 10~30mg/d。为了维持有效血药浓度,口服剂量至少 10mg/d。LEF 治疗 RA 疗效确切,疗效与剂量相关。起效时间在 3~6 周。

(4)常见副作用:LEF 的副作用发生率为 16.8%~19%,重度副作用发生率 0.7%,副作用撤药率 0.3%。主要副作用有:胃肠道反应、腹泻、瘙痒、皮疹、血压升高、一过性转氨酶升高、白细胞下降和脱发等。服药中的女性应避孕。

美国学者 2011 年总结了因其他治疗失败而使用 LEF 治疗结节病的 76 例患者的副作用情况,发现:34% 患者出现副作用,即刻停药者 17%;副作用发生率分别为:腹泻、恶心、腹胀占 25%,肝酶增高占 7%,神经病变及脱发各占 3%,视力改变及关节痛各 1%。

6. 艾拉莫德

(1)作用机制:艾拉莫德(Iguratimod,IGU)是一个小分子药,其化学结构类似于 NSAIDs(尼美舒利)。目前研究发现:该药具有抗炎、骨保护作用,镇痛作用较弱。

该药的抗炎及免疫抑制作用:抑制炎症因子产生,包括体外滑膜细胞及体内(鼠模型)IL-1、IL-4、IL-6、IL-17、TNF、NF-κB 及 IFN;还可以在不影响 B 细胞增殖的情况下直接作用于 B 细胞而诱导 Ig 的产生;直接证据:在胶原诱导 RA 的实验鼠,该药可以明显抑制疾病进展和保护受累关节的软骨破坏及骨侵蚀。此外,还可以体外抑制金属蛋白酶(MMP-1 及 MMP-3)的产生和抑制 RA 滑膜母细胞的迁移。

(2)药物代谢:符合一室模型的药代动力学特性,无性别差异。服药后 3.1~4.6h 达血药浓度峰值,3d 内达到稳态浓度。半衰期为 10.5h,血浆中有一定的药物蓄积。生物利用度不受食物影响。主要在肝内代谢,通过胆汁、粪便及尿中排出。

(3)适应证:主要适应证为类风湿关节炎。其效果与 MTX 及 SSZ 相似。还可以通过非抗增生机制改善实验(MRL/lpr)鼠免疫性肾炎。国内的非适应证用药较为广泛,包括 AS、pSS 等。尚未见到艾拉莫德治疗 RP 的报道。

用法:每次 25mg,每日 2 次。

(4)常见副作用:副作用涉及肝脏、血液、消化道、肾脏、神经及代谢方面。较常见的副作用(>10%)为肝损伤;常见副作用(1%~10%)为白细胞减少、胃肠不适、皮疹、失眠等;少见副作用(<1%)有过敏、水肿等。多数副作用在停药后缓解或消失。孕妇及严重肝肾损害者禁用。

7. 抗疟药

用于抗风湿的抗疟药(antimalarials)仅有氯喹(Chloroquine,CQ)和羟氯喹(Hydrochloroquine,HCQ)。羟氯喹作用稍弱于氯喹,但副作用比氯喹明显减少。

(1)作用机制:该药的基本药理作用不完全清楚。作为弱碱性药物,可使溶酶体中酸性胞质囊泡内 pH 轻微升高,影响单核和巨噬细胞中(低亲和力)抗原传递过程,抑制 T

和 B 淋巴细胞功能,最终影响对自身抗原的免疫反应。早期研究显示:HCQ 可以通过激活 caspase-3 而增加 RA 患者滑膜的凋亡,同时使 RA 滑膜细胞对 Fas 介导的凋亡敏感性增加。

(2)药物代谢:口服吸收迅速且完全,并很快进入组织。体内分布很广,但在含色素组织中的浓度高于其他组织 10~20 倍。达峰时间 1.8h,半衰期 4h,但服药后 3~4 个月才能达到药物稳态。RA 患者的单核细胞内药物浓度高于中性粒细胞。对视网膜有毒性作用的 4- 氨基喹啉在眼内沉积。药物代谢个体差异较大,主要通过尿液排出体外。24 小时尿液仅可观察到 3% 的给药量。

(3)适应证:多用于 SLE 及 DLE 皮肤病变。4~8 周后有效。停药后可复发,再治疗仍可有效。目前认为 HCQ 是 SLE 治疗的基础用药,并且可以减轻肾损害,对较重的 SLE 不宜单独使用;妊娠期间使用还可以减少 SLE 复发。

HCQ 还可用于早期 RA、干燥综合征、PsA、BD 等治疗。心血管疾病(CVD)为 RA 患者的主要死因,近年研究发现:HCQ 的应用可以降低 RA 患者 72% 的 CVD 事件风险性、70% 的 CAD 事件、卒中及 TIA。本药还具有防光过敏作用。

尚未见 HCQ 治疗 RP 的报道,但曾有报道显示 HCQ 可以治疗气管插管后的早期气道狭窄。

推荐剂量和用法:CQ 0.25g/d[或<3mg/(kg·d)];HCQ 300~400mg/d[或<6.5mg/(kg·d)],分次服用。肾功能不全的患者应适当减量。如果 SLE 妊娠期时已服用抗疟药,尤其病情已经稳定者可继续服药。

(4)常见副作用:CQ 的副作用为眼部症状(15.7%)、上腹不适(4.2%)、纳差(3.5%)、头晕头痛(2.1%)、呕吐、过敏、肝功异常、血液三系减少、失眠(1%~1.5%),撤药率 38.3%。大多发生在头几个月内。

HCQ 在含有色素细胞的组织如葡萄膜、脉络膜浓度很高,与眼毒性有关;特征性的视网膜呈点状、斑状或团状的色素沉积,典型表现为"牛眼样黄斑病变",与以下三种原因有关:①眼球调节反射障碍;②药物角膜沉积(虹视现象);③视网膜病变。HCQ 所致的视网膜病变与总剂量有关。药物的日剂量大于 6.5mg/(kg·d)、累积量达 1 000g 以上、疗程 5 年以上、既往黄斑病变、肝肾功能差、肥胖(非药物聚集组织)、老年(肾功能代偿能力下降)是危险因素。

对于肾功能正常的患者服用不超过 6.5mg/(kg·d)的 HCQ 连续服用不超过 6 年是安全的。使用 HCQ 之前应常规查眼底,每 0.5~1 年进行眼底检查。发现异常,应立即停药。但研究发现:对于长期服药的患者(8 个月到 7 年),多焦点 ERG 可以在无视力及眼底改变之前客观性地早期发现中心凹周围区域的异常信号。长期应用的副作用(眼色素改变、视力下降、血液异常、肝脏、肌肉及肾脏损伤)较少。

8. 环孢素

(1)作用机制:环孢素(Cyclosporin,CyA)为大环内酯类药物,主要通过抑制 IL-2(主要是在 mRNA 转录水平上的 IL-2 的合成)而选择性抑制 T 细胞。其抗炎作用弱,无细胞毒作用。停药后,抑制作用迅速消失。环孢素起效迅速,可作为过渡"桥梁"。还可调节多种药物的耐药。环孢素主要在肝脏经 P450 酶代谢,因此受其他影响 P450 系统药物的影响较大。

(2)药物代谢:多推荐口服。环孢素的生物利用度变异性较大。有微乳化和非微乳化两种剂型。前者口服后吸收更快(平均达峰时间提早 1 小时,平均峰浓度提高 59%),生物利用度(AUC)平均提高 29%。因此,当转换口服制剂时,应做适当的血药浓度、血清肌酐以及血压测定。口服红霉素可以提高环孢素的血药浓度,大约 90% 与蛋白质(主要是脂蛋白)结合。其主要的代谢部位是肝内细胞色素 P450;环孢素终末消除半衰期的变异性较大。健康志愿者的终末消除半衰期为 6.3h,而严重肝病患者为 20.4h。代谢物主要由胆汁排泄,仅有口服剂量的 6% 由尿中排泄。

(3)适应证:基于其无骨髓抑制作用的特点,多用于各种与免疫因素有关的血液系统损害,如溶血性贫血、自身免疫性血小板减少、再生障碍性贫血等,效果良好。还可用于难治性 SLE、难治性 RA,但停药后易复发;尽管环孢素治疗 BD 眼睛、黏膜、关节症状效果良好,但是服用环孢素的患者似乎 CNS 损害较多。治疗 WG、BD 眼病其作用可持续达 3 年以上。可联合用药。还可用于硬皮病、成人斯蒂尔病、克罗恩病、多发性硬化、浸润性突眼等。

1984 年报道了一例伴高滴度抗 Ⅱ 型胶原抗体阳性的 RP 患者,激素、AZA、CTX 及氨苯砜治疗效果均不佳;受累软骨免疫组化显示有巨噬细胞与 T 细胞之间的反应特点。经环孢素治疗 2 年后,病情缓解、稳定。之后的相关报道不多。

本药初始剂量为 1~2mg/(kg·d),每日 1~2 次。逐渐增加剂量,维持数月或数年。剂量范围为 2.5~3.5mg/(kg·d)。用药 1~2 周起效,4~8 周后评价治疗效果。病情稳定至少 3 个月后可逐渐减量。疗效欠佳者应检测血清谷浓度。如果血清谷浓度低于 100mg/ml,提示吸收不良。

(4)常见副作用:环孢素的副作用主要包括肾损害、胃肠道反应、高血压、肝损伤及皮疹等,与剂量和血药浓度有关。肾毒性和高血压是撤药的主要原因。舒张压>95mmHg 时需要治疗。如发现血肌酐上升超过 30%,应予减量。如肌酐值继续上升、血压升高(超过基线值的 50%),应将剂量减少 50%;若减量后的 1 个月内未见改善,则应停用本品。该药还有肝损伤、牙龈增生、多毛等副作用。另外,一些患者服环孢素后血糖增高,应注意监测。

9. 他克莫司

(1)作用机制:他克莫司(Tacrolimus,TAC)(即 FK506)是从链霉菌的发酵液中提取的大环内酯类代谢产物。药理作用与 CyA 相似,但比 CyA 强 10~100 倍。主要作用于辅助性 T 细胞,还可以抑制多种细胞因子。

(2)药物代谢:该药主要吸收部位在胃肠道上部,口服后在胃肠道的吸收不完全,且差异较大。脂肪餐后服药,生物利用度下降。胆汁对本品的吸收无影响,达峰时间为 1~3h;血与血浆的分布为 20:1。平均生物利用度为 20%~25%。血浆中 99% 的药物结合于 α_1- 酸性糖蛋白。

移植患者静脉输注本品后的药代动力学可描述为二室模型。本品半衰期长,差异大,清除率低。健康志愿者平均总体清除量大约为 2.43L/h。血浆半衰期 3.5~40.5h。本品经肝脏和肠上皮的 CYP3A4 和 CYP3A5 代谢,和细胞色素 P450-3A 系统亲和力高,为 P450-1A 和 P450-3A 的强效抑制剂。给药后少于 1% 的本品原型出现在尿中。能透过胎盘。可分泌进乳汁。肾清除率小于 1ml/min,本品主要经胆道清除。

(3)适应证:本药在风湿病治疗的临床经验较少。理论上,T 细胞介导的自身免疫病均可应用 FK506 治疗。主要用于难治性 SLE 的诱导缓解。每日一次给药。还可用于顽固性 RA、DM/PM、系统性硬化、溃疡性结肠炎、慢性活动性肝炎、原发性胆管硬化、银屑病和初发 1 型糖尿病等的治疗。

用于移植,在移植后立即开始用药。一般口服 1.0~4.0mg/(kg·d),也可以肌内或静脉注射等。耐受性好,肾脏副作用少,尤其是伴有高血压和肾功能异常的患者,可以作为替代药物。

尚未见用于 RP 治疗的报道。目前我国已有 TAC 用于治疗风湿病的专家共识。

(4)常见副作用:TAC 的副作用与 CyA 类似。可出现肾脏损害、高血压、血糖增高、震颤、头痛、感觉异常、血小板减少、易感染等;若全血浓度维持在 20ng/ml 以下,大部分患者耐受良好。

10. 柳氮磺胺吡啶

(1)作用机制:柳氮磺胺吡啶(Salicylazosulfapyriding,SASP)是磺胺类抗生素(磺胺吡啶)与 5- 氨基水杨酸的结合物。研究发现:针对不同的细胞群如上皮细胞、中性粒细胞、T 和 B 细胞、肥大细胞、NK 细胞、内皮细胞,SASP 具有广泛的免疫抑制作用,如抑制细胞因子产生、趋化作用、黏附分子表达、抗体产生、清除自由基等,还包括抑制肠道菌群。

(2)药物代谢:口服 SASP 3~5h 达高峰。口服后,仅有 10%~20% 被小肠吸收,其余到达结肠后被肠道微生物产生的偶氮还原酶裂解为磺胺吡啶(SP)和 5- 氨基水杨酸(5-ASA)。大部分 5-ASA 留在结肠内,以原型自粪便排出。大部分 SP 从肠道吸收,其中 2/3 自尿液排出。因此,5-ASA 可能是治疗溃疡性结肠炎和克罗恩病的有效成分。SASP 及 SP 均有抗风湿作用。SASP 的抗炎作用机制和 MTX 相似。

(3)适应证:SASP 是治疗 IBD 的主要药物,同时亦是治疗类风湿关节炎的二线药物(多与 MTX 联合使用)。SASP 还对早期外周型脊柱关节病有效。伴炎症肠病者首选、儿童脊柱关节病首选。对伴慢性葡萄膜炎治疗 8 周见效。本药起效快(4 周),用药 3 个月效果最佳。剂量超过 3g/d 益处不大。对于不能耐受 SASP 或磺胺过敏者可以使用美沙拉秦。还可用于早期轻型 RA 的治疗。

1998 年日本报道一例儿童 RP 对 SASP 治疗反应的患者,起初激素治疗有效;但之后病情进展,对激素冲击、CTX、MTX 及 IVIg 治疗反应不佳;尽管对环孢素有部分反应、但加用 SASP 后,病情得到控制;之后成功停用激素。

剂量和用法:第一周每日 0.25g,每日三次,酌情每周加量,直至关节炎患者 2~3g/d、炎症肠病患者 4~6g/d。一般在 4~8 周内显效。如果 4 个月仍无效应及时改用其他药物。

（4）常见副作用：本药副作用较为常见，较轻，常见副作用有上腹不适（11.9%）、纳差（5.9%）、头晕头痛（5.5%）、恶心（4.5%）、腹痛、腹泻、过敏（3%）。撤药率38.3%。消化系统反应最常见，常于用药2~3周内出现。

白细胞减少可以突然发生，即使定期监测亦难以预防。故开始服药前3个月应每2~4周监测血常规。

一些患者服药2个月内可出现精子数目减少，多为可逆性的，停药几周后可恢复正常。

11. 青霉胺

（1）作用机制：青霉胺（D-penicillaminde，D-PEN）是青霉素酸水解产物之一，能螯合二价阳离子，如铜及其他微量金属离子，故用于Wilson病和重金属中毒的治疗。青霉胺是二甲基半胱氨酸的D型同分异构体，在硫化氢的通路中同样具有作用。硫化氢是一种气体递质，通过胱硫醚-γ裂解及胱硫醚-β合成的酶（CSE）作用而产生于L-半胱氨酸。D-PEN有明显抑制T细胞作用，抑制Ig的产生。

近年研究显示：D-PEN本身几乎没有血管扩张作用，也不能替代半胱氨酸而被代谢；但D-PEN可以通过抑制硫化氢合成而明显减轻L-半胱氨酸诱导的血管扩张，呈剂量依赖性；此作用的剂量低于可释放硫化氢剂量的10倍。D-PEN还可以维生素B_6-5'-磷酸盐依赖的形式选择性地抑制CSE。

（2）药物代谢：D-PEN口服吸收良好，但受食物、抗酸药及铁剂的影响。主要分布于胶原结构、皮肤、肌肉中。一半的药物从尿液和粪便中排出。停药后尿中的游离D-PEN很快消失，但氧化状态的D-PEN可持续存留3个月以上。

（3）适应证：该药曾一度用于治疗类风湿关节炎。但腹膜腔注射及玻璃体注射，D-PEN均没有抑制氧诱导的鼠视网膜新生血管形成的作用。未见D-PEN治疗RP的报道。

主要用于硬皮病的治疗。开始剂量为125~250mg/d，口服，每月加量，最大750~1 000mg/d。一般服用3个月后才出现疗效。见效后可逐渐减量，维持量250mg/d。过早停药易复发。

（4）常见副作用：大部分副作用发生在治疗的前18个月内，降低剂量可能使之减轻，常见副作用有过敏（8.4%）、上腹不适（3.7%）、白细胞减少（3.3%）、蛋白尿（2.8%）、头晕头痛、血尿、恶心、味觉障碍（1.2%~1.4%）。撤药率75.4%。

血液系统损害最为严重，其次为肾毒性。另外可有各类皮肤损害。胃肠道症状并不严重。青霉素过敏者亦可服用。还可诱导自身免疫病。

12. 秋水仙碱

（1）作用机制：秋水仙碱（Colchicine）来自秋藏红花；主要作用机制是通过与微管蛋白的结合（形成难分解的微管蛋白-秋水仙碱复合物），阻滞细胞骨架主要成分（微管）的组装和聚合，使细胞停止在有丝分裂期，从而下调多个炎症反应通路和调节固有免疫。低浓度时阻滞微管蛋白增长、高浓度时促进微管蛋白解聚。

该药对免疫系统具有广泛的影响：抑制粒细胞趋化、黏附和动员及超氧化合物的合成（抑制粒细胞脱颗粒的作用强大）；抑制巨噬细胞的NALP3炎性体（inflammasome）及天然免疫反应作用,如抑制 LPS 诱导的肝巨噬细胞产生 TNF;该药还可以刺激树突细胞的成熟及其抗原呈递作用。狗的血管成形术动物模型研究显示:秋水仙碱可以抑制内膜增生和白细胞性血管内皮生长因子表达。提示其抗纤维化和心血管(内皮细胞)的保护作用。

(2)药物代谢:服药后 1~2h 达血药高峰。经肠道的分泌、重吸收或单只再循环,3~36h 后可见第二次血药高峰(为初次高峰的 39%~155%)。平均生物利用度为 45%(24%~88%)。该药经过 P450 酶(CYP3A4)代谢,药物的相互作用广泛。主要经肝胆系统排泄;肾排泄仅占 10%~20%。

秋水仙碱的骨髓抑制作用与剂量相关,治疗窗狭小。

(3)适应证:①治疗痛风急性发作为首选药物,于发作后 24h 内首剂 0.5mg,1h 后再给 0.5mg,次日再次 0.5mg 即可。与其他给药方法相比,疗效相当,副作用减少。②白塞病皮肤黏膜及眼睛受累、阿弗他溃疡、慢性荨麻疹或纤维化疾病有效。③家族性地中海热。长期使用可以降低其发作周期及其严重性,还可阻止 AA 淀粉样变。④治疗急性、反复发作的心包炎或心包切开术后综合征效果良好。0.5mg/d,连续 3 年可以降低冠心病急性心血管事件。

最早于 1984 年报道(0.6mg,每日两次)治疗 RP 耳廓软骨炎,4 天起效、7 天症状消失,尤其适用于 RP 伴皮肤病变及口腔溃疡者。

(4)常见副作用:副作用发生率约为 20%;最常见的为轻度的腹痛、腹泻、恶心、呕吐。停药或减量后即可恢复。治疗痛风性关节炎时剂量为 2h 内 1.8mg。最常见的副作用为:腹泻(23%)、咽喉部疼痛(3%);治疗剂量的秋水仙碱可以出现各种血液系统副作用。

肌酐清除率<50ml/min 时,秋水仙碱的剂量需要减半。

13. 沙利度胺

(1)作用机制:沙利度胺(Thalidomide,TLD)为一种非成瘾性、非巴比妥类、非致命性的镇静药,具有非常迅速和有效的止吐作用。该药是谷氨酸合成的副产品,由戊二酰亚胺和邻苯二酰亚胺(a glutarimide and pthalimide ring)两个环组成,具有一个不稳定的、同时存在、可以相互转换的手性碳(对映体),其中一个为致畸性的(S- 对映体),在体液和水两种形式下,两者可以迅速成为对方的互换开关。此过程发生在大脑神经传递和代谢生理过程中的氨基酸利用阶段。该药的"时间敏感窗"与胚胎发育期(孕 4 周及其之后)相一致。市售药品为此两种对映体的混合物。

(2)药物代谢:本药水溶性差,口服后肠道吸收缓慢,3~6h 达高峰;半衰期为 5~7h,重复给药半衰期及血药高峰无明显变化。本药基本不经肝代谢,而是在血浆中经非酶水解为多个代谢成分;不足 0.7% 的药物以原型随尿液排出。

(3)适应证:目前的研究发现该药具有抗血管形成(致畸的原因)、抗炎(抑制 TNF-α)及抗骨髓瘤的作用,而成功地用于诸多疾病的治疗,例如:麻风、多发性骨髓瘤、癌症、克罗恩病、HIV、BD、红斑狼疮、AS 等。未见 TLD 治疗 RP 的报道。

(4)常见副作用:该药具有外周神经炎、便秘、手抖、嗜睡、胎儿致畸及孕妇流产等副作用。利用 S.T.E.P.S. 方案〔system for thalidomide education and prescribing safety program

（Zeldis，1999；Uhl，2006）]确保患者在服药期间不发生妊娠，即可成功地预防此类副作用。

可用于 RP 治疗的常用化学药物参见表 19-1。

表 19-1　可用于 RP 治疗的常用化学药物

药物	种类	作用机制	作用靶点	作用底物	原型药	细胞周期	抗炎	免疫抑制	适应证
MTX	叶酸类似物	抗代谢	二氢叶酸还原酶	嘧啶、嘌呤	是	S 期	有	T、B 细胞	RA
CTX	烷化剂	去功能化	多种功能基团	DNA	是	G2 期	有	T、B 细胞	SLE
AZA	咪唑衍生物	抗代谢	细胞周期抑制	黄嘌呤	否	S 期	有	T>B 细胞	
LEF	异噁唑类	抗代谢	二氢乳清酸脱氢酶	嘧啶	是	G1/S 期	有	T<B 细胞	RA
MMF	乙基酯类	抗代谢	次黄嘌呤单核苷酸脱氢酶	鸟嘌呤	否	G1 期	有	T、B 细胞	SLE
CyA	大环内酯类	IL-2 相关	丝氨酸/苏氨酸磷酸酶	T 细胞	是	否	强	T 细胞	SLE
Tc	大环内酯类	IL-2 相关	磷脂酶、钙调神经磷酸酶	T 细胞	是	否	更强	T 细胞	SLE
SASP	磺胺类	抗炎	抗肠道内菌、抗炎	不清	是	否	有	否	AS
HCQ	喹啉类	不清	抑制抗原呈递，	胞内 PH	是	否	不清	是	DLE
D-PNE	青霉素类	二硫键	阻断胶原链之间的交联	胶原	是	否	不清	T 细胞	SSc
金制剂	金化合物	金与 SH 结合	抑制抗原呈递，	单核细胞	是	不清	是	是	RA
艾拉莫德	化合物	免疫抑制	抑制多种细胞因子	细胞因子	是	否	有	T<B 细胞	RA
秋水仙碱	生物碱	细胞骨架	破坏微管系统	PMN	是	是	有	否	痛风
TLD	谷氨酸相关	免疫抑制	抑制新生血管形成	TNF	是	否	有	否	BD

14. JAK 酶抑制剂——RP 治疗的潜在新选择

（1）JAK 酶家族：在受体-细胞因子相互作用后，酪氨酸激酶中的 Janus 激酶（JAK）家族（JAKI、JAK2、JAK3、TYK2）被活化；受体发生酪氨酸酶磷酸化，随后激活信号转导及转录激活因子（STATs）。磷酸化的 STAT 蛋白从 JAK 复合物上脱落，形成胞质中的二聚体，然后转移到核中，再结合到基因启动子部位，从而调节宿主免疫反应。JAK3 和 JAK1 在 IL-2、IL-4、IL-7、IL-9、IL-15、IL-21 和 cγ 受体结合介导的信号转导过程中起重要作用；JAK1 和 JAK2 能调节 IL-6 活化；JAK2 调节促红素活化。

托法替布（Tofacitinib）是酪氨酸激酶中 JAK 酶家族（JAK1、JAK2、JAK-3 和 TYK2）的抑制剂。用分离的 JAK 酶亚基蛋白做成酶芯片进行测试，发现托法替布能在纳摩尔级别抑制全部 JAK 酶（JAK1、JAK2、JAK3 和 TYK2）。然而，用细胞芯片测试细胞因子所致的胞内 STAT 蛋白磷酸化水平和 STAT 依赖的报告基因活性后发现，托法替布对 JAK3 和 JAK1 的功能特异性较 JAK2 强。

（2）药物代谢：托法替布口服给药后 0.5~1h 内达到血浆药物浓度峰值，清除半衰期约为 3h；口服生物利用度为 74%，给药不受食物影响。约 70% 由肝脏代谢，30% 的母体药物经肾脏排泄。托法替布的代谢主要由 CYP3A4 介导，同时 CYP2C19 有少量贡献。

（3）JAK 酶抑制剂具有独特的临床应用价值：临床试验结果显示 RA 的下列三种情况推荐使用 JAK 酶抑制剂：①对 MTX 应答不充分者；②对至少 1 种其他 DMARDs 应答不充分者；③对至少 1 种 TNF 抑制剂应答不充分者。总体来看，托法替布的长期有效性、放射学应答、安全性均好。因此，抑制 JAK 酶对于调节 T 细胞、B 细胞和 NK 细胞的免疫反应是一种很有吸引力的治疗策略。

治疗 RA 的剂量和给药方案：作为单药治疗、或与 MTX/ 其他非生物 DMARDs 联合治疗，托法替布的推荐剂量为 5mg/ 次，每日二次，或缓释片 10mg/ 次，每日一次。在以下几种情况下，托法替布的推荐剂量为 5mg/ 次，每日一次：中重度肾功能不全；中度肝损伤；接受潜在细胞色素 P4503A4（CYP3A4）抑制剂（如酮康唑）者；接受至少一种导致 CYP3A4 中度抑制和 CYP2C19 重度抑制（如氟康唑）的伴随药物者。暂不推荐托法替布与生物 DMARDs 或潜在的免疫抑制剂（例如硫唑嘌呤和环磷酰胺）联用。

托法替布可以先于生物 DMARDs 用于治疗。不推荐重度肝损伤的患者使用托法替布。

托法替布是最早的一种口服 JAK 酶抑制剂，还有数种尚在研发阶段的激酶抑制剂。

文献已有托法替布治疗 IBD、银屑病及银屑病关节炎的报道。尚未见到治疗 RP 的报道。

（4）副作用：一项双盲、安慰剂对照试验中，在 0~3 个月的药物暴露期间，因任何不良反应而停药比例：托法替布组为 4%，安慰剂组为 3%。感染总体发生率为 20% 左右；可有白细胞减少、肝肾功损害及血脂增高。还可有神经系统（感觉异常、失眠）及肺部副作用。

15. 生物制剂在 RP 治疗中的探索

（1）生物制剂的概念

1）生物制剂（biologics）：多为利用高科技生物技术生产的药品，为一种分子靶向治疗（molecular targeted therapies）药物。通常为蛋白质类药物，如单克隆抗体、重组融合蛋白及小分子酶抑制剂，是作用专一的、针对某一种细胞因子或细胞膜蛋白或分子发挥作用的大分子靶向药物。生物制剂有广义和狭义之分。本文中的生物制剂是指：以特定分子为靶向治疗目标的单克隆抗体和 / 或重组融合蛋白。

2）生物类似物（biosimilar）：是指在质量上、安全性和有效性方面与已获准注册的参照药物具有相似性的治疗作用的生物制品。通常，在原研生物制剂保护期过后，参考现有生物制剂，并按照市场授权法规，需要单独申请许可的一类生物药品制剂。

3）仿制药（generic）：是与专利过期的低分子量药物拥有等效的化学与疗效特性的药物。

（2）生物制剂在风湿界的使用经验多是来自难治性 RA 的治疗。

1）抗 CD4 单抗：CD4（一种 55kD 的糖蛋白单体）是 T 辅助细胞和诱导细胞表面上的一个分子，作为一个 T 细胞共同受体结合于 APC 细胞 MHC-Ⅱ 的保守区域而参与免疫突触的形成，为 T 辅助细胞完全激活提供所需的"第二信号"。早期的开放性临床试验显示抗 CD4 单抗单独使用治疗 RA 效果欠佳。未见抗 CD4 单抗治疗 RP 的尝试。

2）肿瘤坏死因子拮抗剂（TNFi）：TNF 是一种促炎细胞因子，可诱导细胞的增殖及分化，其信号通路可调控基因表达并上调黏附分子，促进多种自身免疫病的炎症反应。

抗 TNF 制剂主要有四种类型：英夫利昔单抗（人鼠嵌合蛋白，95% 为人源化，5% 为小鼠源化）、依那西普（TNF 受体和 IgG1-Fc 段的融合蛋白）、阿达木单抗（完全重组人源性 IgG1 型）、赛妥珠单抗（人源化 TNF-α 单抗的聚乙二醇化 Fab 结合片段）。对 RA、AS 及 CD 的疗效相等。对一种 TNFi 治疗无反应或不能忍受者可以选用其他类型 TNFi 药物。

基于 RA 的治疗经验，TNFi 被认为是治疗 RP 的有效药物，但文献报道：仅在半数以上患者可以达到部分或完全有效，作为单药一线用药有效率为 85.7%（6 例）、无效（5 例）、7 例发生副作用。

3）IL-1 受体拮抗剂（IL-1Ra）：阿那白滞素（Anakinra）可与细胞表面的 IL-1 受体相结合，阻断 IL-1 对细胞的激活作用。多用于 TNFi 治疗无效的 RP 患者，亦有治疗无效的报道。

4）共刺激信号通路抑制剂：阿巴西普（Abatacept，CTLA4-Ig）是由 CTLA4 的细胞外成分与 IgG1 的 Fc 段结合而成的融合蛋白，结合于细胞表面的 CD80 和 CD86 分子，通过干扰第二信号而抑制 T 细胞激活。

文献报道有阿巴西普治疗 RP（部分或完全缓解）的报道，但亦有因肺部及神经系统状况恶化及肺部及眶内炎性假瘤恶化而早期退出的报道。

5）抗 IL-6 受体的单抗（IL-6Ri）：IL-6 与 IL-17 相呼应在 CD4⁺ 淋巴细胞调节、Th-17 淋巴细胞及 B 淋巴细胞分化方面发挥着作用。托珠单抗（Tocilizumab）是一种与 IL-6 受体相结合的人源化的单抗，可中和 IL-6 的活性。用于治疗 RA 有效，但药物依赖性强。

已有 IL-6Ri 治疗 RP 成功的报道，提示：适合于血清 IL-6 浓度增高明显者（尽管还有其他炎症介质）。需要进一步关于 IL-6Ri 治疗 RP 的研究，以发现对 IL-6Ri 治疗有效的亚型。

6）针对 B 细胞的治疗：利妥昔单抗（Rituximab）是一种拮抗 CD20 蛋白的嵌合抗体，以清除 B 细胞的功能。分别有利妥昔单抗治疗 RP 有效及无效的报道。

7）低剂量 IL-2：IL-2/IL-2R 通过影响 Treg 功能调节免疫耐受的基础研究显示其具有潜在的治疗自身免疫病的临床价值，如 SLE、GVHD、HCV 相关血管炎、免疫性脱发等疾病。为规范其临床应用，国内已有低剂量 IL-2 治疗 SLE 的推荐意见。或许伴 IL-2 缺乏的自身免疫病患者是 IL-2 治疗的适应证，尚未见 IL-2 治疗 RP 的报道，对其临床应用的利弊观察及谨慎态度是可以理解的。

生物制剂副作用主要为各种感染及局部过敏反应等。另外，还可见诱发类自身免疫病样的副作用。

16. **大剂量免疫球蛋白**　作为抗原或抗体封闭的机制,大剂量免疫球蛋白静脉注射可用于多种危重风湿病的治疗。有 IVIg 治疗 RP 的个例报道。

17. **中药提取物**　中药提取物是抗风湿药物中不可或缺的一类。目前在市场应用较多者有雷公藤制剂、白芍总苷及正清风痛宁,在治疗类风湿关节炎等疾病中发挥着重要作用,但未能查到此类药物治疗 RP 的文献资料。

中药提取物治疗的副作用监测亦是必须关注的问题。常用于治疗类风湿关节炎的雷公藤多苷片的治疗窗口剂量范围较小,过量使用具有骨髓移植、肝损伤、性腺毒性等副作用;正清风痛宁,由于易激发肥大细胞而发生过敏(皮疹);来自牡丹花根茎的白芍总苷易发生腹泻。

第二节　抗风湿药物的管理

一、抗风湿药物副作用预防的共同点

药物副作用的预防比其疗效更重要,药物副作用预防有三个方面的相互关系,三者缺一不可。①对疾病诊断确定性及治疗原则的把控;②对药物特性的了解及用药艺术性把控;③与患者的充分沟通及相互信任的建立,即医患双方共同商定治疗方案(a shared decision making)。

1. **掌握药物的适应证及滴定合适的剂量**　疾病的治疗药物是双刃剑。用药中,既要遵守医疗常规,又不能被其束缚手脚。较为安全的方法是从推荐剂量的低限开始,依据治疗反应酌情调整,直到疗效"达标"。仅适于非紧急情况,如降压药、降糖药、降尿酸药、抗凝药等的使用。

对于长期或严重不耐受的患者应减、停相关药物或改变给药途径。如将 MTX 或 NSAIDs 改为非肠道给药可以减轻口服给药的胃肠道副作用;还可调整服药时间(如睡前服用)。

2. **辅助用药**　为避免因药物副作用导致的疗效减弱,有时需要有目的、有预见性的辅助用药。适于发生概率较高、危害即刻发生的药物副作用,比如,大剂量糖皮质激素可能产生的胃肠道副作用、电解质紊乱(低血钾)及血糖的波动,在密切监测的前提下,可以预防给予相应药物。如配合叶酸以减轻 MTX 副作用;联合使用白芍总苷以减少 MTX 的肝毒性;使用抗氧化剂以改善 MTX 相关血小板减少者的血小板功能。

3. **关注既往相关病史及用药史**　风湿病患者多疾病重叠、反复就诊、多家医院就诊,因此,用药经历比较复杂。仔细询问相关疾病及其药物治疗经过(对于避免重复犯错)十分重要。

4. **关注患者年龄及肝肾功能**　了解老年人、儿童、孕妇及哺乳期妇女的药物代谢途径特点,合理使用促进靶向药物排泄的药物,如肾损害者使用考来烯胺或药用炭以阻断药物的肝肠循环而增加其排出体外。

5. **定期监测**　无论如何,定期监测相关指标不失为一个经济有效的措施,必要时监测血药浓度。

1)发生轻度副作用时:可以采取下列措施①减少药物剂量;②延长用药间隔;③使用预防性拮抗药物,如叶酸拮抗 MTX 的副作用(一般在应用 MTX 24h 后使用);美司钠拮抗 CTX 的膀胱毒性(同时使用);④使用对症治疗药物,如抑制胃肠反应、保肝治疗等。

2)发生中度副作用时,应暂停用药,酌情予以对症治疗。

3)发生重度副作用时,除停用相关药物外,应同时进行解救措施。

常见抗风湿药物主要副作用及其对策参见表 19-2。

表 19-2　抗风湿药物主要副作用及其预防

	重点药物	监测措施	预防用药	治疗用药
消化	NSAIDs、CTX、MTX	胃镜、便常规	胃黏膜保护、抑酸	胃黏膜保护、抑酸
肝脏	MTX、NSAIDs	定期查肝功能	无	停药、保肝
血液	AZA、CTX、MTX	定期查血常规	作用不确切	停药
肾脏	CyA、TAC、SSZ	定期查肾功能、尿常规	无	停药
肺脏	MTX	定期查肺 CT、肺功能	无	停药、激素
心脏	CTX、HCQ	无	无	停药、对症治疗
血压	CyA、TAC、LEF	无	无	停药、降压
生殖	CTX	月经周期、精子数	无	停药
骨骼	GC	定期查骨密度	钙剂、维生素 D	二膦酸盐
肌肉	GC	无	无	停药
皮肤	GC、HCQ、SSZ	无	无	停药
眼睛	GC、HCQ	定期眼底、视力检查	无	停药
血糖	GC、CyA、TAC	定期查血糖、糖化血红蛋白	无	降糖药
血脂	GC	定期查血脂	无	降脂药
感染	GC、CTX、CyA、生物制剂	预防感染	无	抗生素
神经	GC	无	无	停药
毛发	GC、CyA、LEF	无	无	停药
黏膜	MTX	无	无	停药

二、抗风湿药物常见副作用的预防

(一)胃肠道副作用及其预防

风湿病患者的胃肠道症状可来自风湿病本身、药物副作用或非风湿病的胃肠道疾病。胃肠道给药是风湿病药物治疗的主要途径,临床上需要认真鉴别。

1. NSAIDs

(1)副作用:各类 NSAIDs 的药物疗效及副作用大致相似。其三大副作用为:胃肠道刺激、肾脏损害及心血管不良事件。最主要的副作用是胃肠刺激(无论其 COX 选择性如何,其程度与药物参与肝肠循环相关),包括其缓释剂型。除一般胃肠刺激症状外,主要及严重的副作用为 "PUBO",即穿孔(perforation)、溃疡(ulceration)、出血(bleeding)和溃疡愈合后的瘢痕梗阻(obstruction)。其特点为:老年人多见、有溃疡病史者多见;出血前消化道症状不明显;服用 NSAIDs 者发生胃肠道副作用的概率增加 3~5 倍。目前关注其对下消化道的影响。另外,所有 NSAIDs 的长期应用还可以增加肾脏及心血管事件的发生。

其他副作用还包括水钠潴留、肝肾损害、过敏反应以及对中枢神经系统和血液系统的影响。

(2)预防措施:了解患者用药史;危险因素评估(老年人、溃疡病史、服用抗凝药物、吸烟等为常见的危险因素);选用 COX2 选择性 NSAIDs 制剂可以降低胃肠道反应的风险;与胃黏膜保护药物和/或抗胃酸药合用;幽门螺杆菌感染的相关问题;注意监测(如粪潜血检查)。以上措施均可减少 "PUBO" 的发生。

2. **甲氨蝶呤**　MTX 的胃肠道副作用最常见。服用 MTX 治疗 RA 的前 1~2 年内,胃肠道副作用的发生率为 20%~70%;多数为轻度的、与剂量相关的恶心、呕吐、腹泻、上腹不适及厌食;亦可较严重而有 13%~28% 患者停药。

MTX 的胃肠副作用与血清同型半胱氨酸及 *SLC19A1 80G* 等位基因相关。

3. **秋水仙碱**　秋水仙碱每日用药的副作用发生率约为 20%;最常见的为轻度的腹痛、腹泻、恶心、呕吐。停药或减量后即可恢复。

秋水仙碱治疗痛风性关节炎时的剂量为 2h 内给药 1.8mg。最常见的副作用为腹泻(23%)、咽喉部疼痛(3%);治疗剂量秋水仙碱可以出现各种血液系统副作用。

剂量调整:肌酐清除率<50ml/min 时,秋水仙碱的剂量需要减半。

4. **环磷酰胺**　CTX 的胃肠道副作用亦较常见,尤其是大剂量使用 CTX 时的消化系统副作用发生率高。发病机制为药物对胃黏膜的直接刺激。副作用与药物剂量相关、也与患者的个体差异有关。

5. **激素**　激素的胃肠道副作用发生机制及临床表现与 NSAIDs 的胃肠道副作用相似,参见第二节 NSAIDs 胃肠道副作用;预防措施:合理调整激素服药时间(如餐后给药、睡前服用)、小剂量使用,余参见第二节 NSAIDs 部分。

（二）肝脏副作用及其预防

药物性肝损伤（drug induced liver injure，DILI）是最常见的药物副作用之一，与异质性及固有性机制有关。诸多化学药物、中草药和食品添加剂均可导致药物性肝损伤。

国内药物性肝炎的资料显示：中药占23%（何首乌、土三七）、抗生素占17.6%、抗肿瘤药占15%、激素类占14%、心血管占10%、NSAIDs占8.7%、免疫抑制剂占4.7%、镇静及神经精神药物占2.6%。在免疫抑制剂中，MTX为其主要的常见副作用之一；危险因素包括宿主、环境及伴随因素，如嗜酒。

1. **DILI分型**　DILI分四型：肝细胞损伤型，ALT>3倍ULN，且R>5；胆汁淤积型，ALP>2倍ULN，且R<2；混合型，ALT>3，ALP>2，且2<R<5；若ALT、ALP达不到上述指标，称之为肝脏生化学检查异常；R=（ALT实测值/ALTULN）/（ALP实测值/ALPULN）。肝血管损伤型少见。

2. **治疗原则**　DILI的治疗原则为停用可疑药物。临床上应权衡利弊；轻度肝功异常可以先加用保肝治疗；较重的肝功异常应停用相关药物。

可参考FDA推荐的临床试验停药指征：① ALT或AST>8倍ULN；② ALT或ALP>5，持续2周；③ ALT或ALP>2，且胆红素>2倍ULN或国际标准化比值>1.5；④ ALT或ALP>3倍ULN，伴逐渐加重的肝损伤症状。

对乙酰氨基酚的肝损伤为固有性的，与剂量有关。治疗主要措施为活性炭和/或乙酰半胱氨酸。

3. **保肝治疗**　推荐N-乙酰半胱氨酸。严格掌握激素治疗DILI的适应证；可用有证据的双环醇、甘草酸制剂；胆汁淤积型应加用熊去氧胆酸。必要时，严重的慢性患者可进行肝移植。MTX相关的肝功异常可尝试进行补充叶酸、保肝治疗。

4. 在风湿病患者的肝损伤中，还应关注自身免疫肝病，除了疾病本身的肝损伤外，自身免疫肝病还可以增加DILI的易感性，尤其是慢性DILI。

药物性肝损伤的定期肝功能监测十分重要。

5. **相关药物**

（1）甲氨蝶呤：MTX治疗RA的前2~4年内肝毒性发生率约为70%；肝病理表现为星状（Ito）细胞肥大、脂肪变性和肝纤维化。肝功异常（ALT/AST）发生率为14%~35%。MTX肝损伤的机制不清，但与MTX的细胞内代谢途径相关，如星状细胞激活、长期叶酸缺乏及同型半胱氨酸的氧化作用等。

MTX肝损伤的易感因素：遗传性肝病家族史、酗酒、肝病史、肥胖、糖尿病、叶酸缺乏、其他肝毒性药物、高血脂、其他DMARDs及MTX累积。

（2）环磷酰胺：CTX的肝毒性不常见，但文献中有小剂量（200mg）导致急性肝损伤的报道。与AZA合并使用可增加肝毒性。

（3）来氟米特：来氟米特可有可逆性肝酶升高，和其他肝毒性药物合用可能增加不良反应。

（4）艾拉莫德：大多数氨基转移酶升高为轻度，且通常在继续治疗过程中缓解；显著升高

（>3 倍 ULN）不常发生,且通过降低剂量或停药可缓解。大多数患者氨基转移酶升高发生在用药 3 个月内。

（三）血液系统副作用

多数免疫抑制剂的作用机制为干扰细胞增殖、抑制细胞分裂;而代谢活跃的细胞对药物的此作用更敏感,除机体的炎症部位细胞代谢增强外,骨髓、肝脏、胃肠道及生殖系统等也是细胞增殖较快的部位。

1. **环磷酰胺**　CTX 对骨髓造血细胞的直接作用呈剂量依赖性、多发生在用药后 2 周所有时间内。由于骨髓造血干细胞对 CTX 不敏感,因此,停药后骨髓造血功能可以自然恢复。白细胞计数维持在 3.5×10^9/L 以上时使用 CTX 比较安全,此时应注意调整药物剂量。

2. **硫唑嘌呤**　AZA 对粒细胞和血小板的抑制较为明显,与药物对骨髓造血细胞的直接作用相关,呈剂量依赖性及个体差异性;与敏感患者的肝药酶功能变异(如 GST-M1)相关。密切监测血象变化有助于减少 AZA 的副作用。

意大利学者将 AZA 的副作用分为剂量依赖型和非剂量依赖型两大类;并发现其副作用发生率为 32.4%,平均发生在用药后(14.5 ± 7.8)个月;76% 的剂量依赖型副作用发生在用药后 12~18 个月;剂量依赖型副作用依次为:白细胞减少、肝炎、胰腺炎、恶心、淋巴瘤、血小板减少、肾毒性;剂量非依赖型副作用依次为:白细胞减少、呕吐、胰腺炎、过敏反应、荨麻疹关节痛、结节红斑;减量后 20.4% 患者的副作用消失;79.6% 的患者因副作用而停药(42/78 为剂量依赖型、36/78 为非剂量依赖型);提示:药物副作用的早期监测,进而调整剂量,将可以预防绝大多数药物的严重副作用。

3. **甲氨蝶呤**　MTX 治疗 RA 的血液系统副作用包括:骨髓抑制、全血细胞减少、血小板减少、白细胞减少和巨幼红细胞贫血;有 25% 的患者因此而停药。血小板减少发生率为 3%~4%,尤其是与 NSAIDs 合用时;白细胞减少可以发生在 MTX 开始后 1~3 周,之后可以恢复。全血细胞减少可以突然发生而难以预防。

MTX 血液系统副作用的机制不清。有以下解释:①过度的细胞外 MTX 释放;② MTX 相关粒细胞减少与社会文化状态、认知功能及应激相关;③ MTX 相关血小板减少与 JNK 介导的血小板凋亡增加及线粒体损害相关;④另外,年龄、感染、叶酸缺乏、低白蛋白血症、伴随治疗亦与此相关。再之,肾功能不全(尤其是透析患者)是 MTX 血液毒性(全血细胞减少)的重要因素。因此,治疗前及治疗后每 2~4 周监测血常规十分重要。

4. **柳氮磺胺吡啶**　SSZ 相关的白细胞减少可以突然发生,即使定期监测亦难以预防。故开始服药前三个月应每 2~4 周监测血常规。

5. **来氟米特**　多呈轻度抑制。

6. **秋水仙碱**　骨髓移植副作用较强。

监测及预防:开始服药后的前三个月应定期复查血常规。血白细胞降到正常低限时应及时调整药物剂量或停药。

（四）代谢、内分泌、电解质的副作用及其预防（以糖皮质激素为代表）

应用糖皮质激素最常见和最需要及时处理的问题是低血钾、高血糖;应及时发现,并给予积极处理。

1. **血糖升高**　GC 导致的高血糖与激素的剂量相关,以午餐后血糖增高为主。实际上,多数 GC 使用后导致类固醇性糖尿病的患者可能已处于糖耐量低下的状态;如果血糖升高达到糖尿病诊断标准,即为类固醇性糖尿病。

CyA 及 TAC 这类药物的副作用之一亦为导致血糖增高,但目前机制不清。

2. **血脂异常**　GC 导致的血脂异常很常见,以甘油三酯、胆固醇增高为主;近年 SLE 的前三位死亡原因由原来的感染、狼疮脑病及狼疮肾病转化为心脑血管病、狼疮相关的脑及肾损害;研究发现:血脂异常除与激素副作用相关外,还与炎症、胆固醇及固有免疫之间关系密切。应更加重视长期高血脂相关的心血管病变的预防和控制。

3. **肾上腺功能抑制及生长迟缓**　较长时间使用 GC,对肾上腺分泌功能造成抑制,将使机体对外界刺激的应激反应迟钝;另外,生长激素分泌受到抑制而致(骨骼)成长延迟。

另外,内分泌紊乱所致的脂肪代谢紊乱还导致脂肪重新分布,而见"满月脸、库欣面容"等。

4. **肌肉改变及伤口愈合减缓**　由于抑制蛋白合成,激素及免疫抑制剂的使用可能会延缓伤口愈合。

激素相关肌病是最常见的药物诱导肌病,特点是:无痛性肌肉无力、肌肉萎缩及疲乏。可能的作用机制如下:①肌肉纤维的兴奋性改变;②粗肌纤维丢失;③抑制蛋白合成;④肌肉运动减少导致肌肉分解代谢增加。

5. **电解质紊乱**　主要表现为低血钾、低血钠,与药物或疾病对肾小管的钾排泌影响相关;严重低血钾可致心律失常及心脏停搏。

预防措施:加强宣教、合理饮食、适当运动;调整激素剂量及疗程;尽量短疗程、小剂量用药,如采取隔日服药疗法。少用含氟激素。发现易感人群(OGTT、餐后血糖、糖化血红蛋白筛查),定期监测血糖(尤其是餐后血糖)、血钾、血脂、血压(水钠潴留),及时给予降糖药物和 / 或予胰岛素治疗。

(五)骨骼改变(以糖皮质激素为代表)

1. **骨质疏松**　骨质疏松的定义为各种原因(疾病、药物等)造成的骨量丢失、骨强度减弱、骨折风险升高的疾病,为一种"静悄悄"(无症状)的疾病。骨质疏松对患者的危害是非暴力性骨折的风险增加,而骨折(尤其是髋部骨折和椎体骨折)将给患者及其家庭带来一系列负担(包括死亡在内的)。

与骨质疏松相关的症状都是(包括微骨折在内)骨折引起的,如疼痛、身高变矮、驼背等。

预防措施:①加强疾病及药品知识宣教;②发现易感人群(瘦弱的老年女性)及危险因素:骨折或骨质疏松(OP)家族史、服用某些药物或患某种疾病等;③在控制原发疾病的前提下,合理使用激素(最小)剂量及(最短)疗程;④无论激素剂量如何,均应给予预防 OP 的基础用药(钙和维生素 D)和使用抗 OP 药物;⑤每半年检测骨密度及腰椎 X 线片。少数患者还存在着对激素敏感性的差异。

激素诱导的骨质疏松(glucosteroid-induced osteroprosis,GIOP)与 GC 的剂量、疗程及总剂量相关;特点为:骨折多发生在(腰)椎体和股骨颈部位,以肋骨骨折最为典型。任何剂量的 GC 对骨骼的重塑均有负向影响而使其骨量丢失、发生骨质疏松。骨密度测定不能准确反映 GIOP 的骨丢失。

研究发现:对绝经期女性 OP 发挥促进及抑制作用的细胞因子平衡十分重要。炎症性疾病如 RA、SLE 本身具有较高的骨折率,有多种发病机制参与其中,如疾病的炎症、激素的使用、钙剂的胃肠吸收不佳等,而抗炎治疗对此具有正向作用。

2. **股骨头坏死**　股骨头坏死的病因中,激素相关占多数。激素引起的股骨头坏死(steroid-induced osteonecrosis of the femoral head,steroid-induced ONF)为无菌性、缺血性,机制不明。多发生在激素使用数月后。继续使用激素期间,坏死区域不扩大、不再次发生,缺血期患者无症状,症状出现在使用激素后数月或数年(股骨头塌陷之后)。基于股骨头部位的血液供应特点,尽管股骨头坏死的发生与激素不无关系,但局部血管炎病变即可导致股骨头缺血坏死。

(六) 肾脏副作用

1. **环孢素**　CyA 的副作用主要包括肾损害、胃肠道反应、高血压、肝损伤及皮疹等,与剂量和血药浓度有关。高血压是 CyA 最常见的副作用,CyA 相关的肾毒性多为功能性入球小动脉收缩所致;肾毒性和高血压是撤药的主要原因。舒张压>95mmHg 时需要治疗。如发现血肌酐上升超过 30%,应予减量。肌酐值继续上升和血压升高是停药的指征。该药还有肝损伤、胃肠道症状、牙龈增生、多毛等副作用。另外,一些患者服 CsA 后血糖增高,应多加检测。

2. **他克莫司**　CyA 与 TAC 均为钙调磷酸酶抑制剂,但化学结构不同,两者的作用相似,其副作用亦相似,尤其是难以区分两者相关的药物性肾损害的形态学改变,如肾小管损害、小动脉病变、肾小球及血管的溶血尿毒综合征(HUS)样改变。两者的肾损害发生率亦相似。而临床上的药物副作用发生率有所不同,如:TAC 的高血压、多毛症及牙龈增生较少;CyA 的高血糖较少。

3. **甲氨蝶呤**　90% 以上的 MTX 由肾排出。任何肾功能损害均可导致 MTX 排泄延迟及亚叶酸复活失效,进而增加其相关副作用。酸性环境下,MTX 的可溶性降低,因此,MTX 对肾小管的损伤可能与其肾毒性相关。

MTX 治疗 RA 时的肾毒性很常见。由于肾损害早期无症状,应检测 Cr 及 MTX 血药浓度、肾损伤标志物(kidney injury marker-1,KIM-1)和胱抑素 C(cystatin C,CysC),及时调整 MTX 血浆浓度对于治疗的成果很关键。一项研究建议:当 GFR 低于 30ml/min 时,MTX 应半量。当尿 pH 从 6.0 上到 7.0 时,MTX 的溶解度可以增加 5~8 倍;因此,碱化尿液可作为预防 MTX 肾毒性的措施之一。

4. **吗替麦考酚酸酯**　一项使用 MMF(121 例)及 TAC(80 例)作为二线药物治疗 201 例自身免疫性肝炎(AIH)中位疗程 62(6~190)个月的多中心研究显示:服用 MMF(8.3%)及 TAC(12.5%)各有 10 例出现副作用而停药。

5. 柳氮磺胺吡啶　磺胺类药物在尿少时容易在肾小管形成结晶。多饮水、碱化尿液为预防措施。

检测及预防：定期进行体格检查及血压监测。在必须服用抗风湿药物的前提下，轻度血压增高可以适当服用降压药；无效时则应调整药物剂量和/或停药；GC 相关的水钠潴留可以适当加用利尿剂。

（七）性腺损伤

1. 环磷酰胺　CTX 对女性性腺具有较强的抑制作用。化疗后的卵巢功能丧失为不可逆性。最重要的卵巢失功能因素为：①使用烷化剂，尤其是甲苄肼和二甲磺酸丁酯（白消安）；②与药物（累积）剂量相关；③与患者年龄（较大）相关。

CTX 使男性精子数量减少最受关注。长期使用免疫抑制剂的男性慢性炎症性疾病、自身免疫病、干细胞移植的患者（偶）可导致不育症。多数研究显示：长期服用激素的患者（治疗炎症疾病及器官移植、同时亦服用其他免疫抑制剂）较未服用激素者睾丸酮水平低。

CTX 通过引起氧化应激反应和改变不同发育阶段的精母细胞的基因表达来影响男性生育功能。而通过一些药物如抗氧化剂及作用于 CTX 代谢产物的生化物质即可恢复或防止 CTX 的生殖副作用。

285 例（国外）儿童 HC 研究显示：4.9% 的患者需要手术治疗。多变量分析显示：盆腔放疗及晚发性 HC 为独立因素。监测及预防：用药前应做好患者的知情同意，并及时检测及调整药物剂量或停药。

2014 年瑞士学者对 1984 年到 2011 年间 168 例使用 CTX 累积剂量 7.45g（0.5~205g）治疗系统性自身免疫病患者的近期及远期副作用的研究发现：胃肠道副作用 68 例、脱发 38 例、感染 44 例（其中 9 例为多重感染），1 例 CTX 相关感染导致死亡。女性患者 92 例，闭经 7 例，5 例为不可逆性；在可逆性闭经者预防性地使用了那法瑞林（Nafarelin）。提示：具有重要脏器损害需要使用 CTX 的患者，其严重的药物相关的副作用少见；药物副作用本身提示需要更换药物，但应注意恶性肿瘤的监测。

2. 吗替麦考酚酸酯　既往的研究显示：MMF 的副作用与 CTX 相似，但性腺抑制作用较少。

3. 柳氮磺胺吡啶　一些患者服药 2 个月内可出现精子数目减少，多为可逆性的，停药几周后可恢复正常。

4. 甲氨蝶呤　MTX 亦有性腺抑制作用；与其他药物可能作用雷同，但资料较少。

5. 来氟米特　LEF 不良反应率为 16.8%~19%，妊娠者应停药。用考来烯胺清除数个疗程，使该药的代谢产物血浓度达到 <0.02μg/ml 并维持 2 周以上方可妊娠。2010 年的研究发现：服用该药的女性患者在妊娠前经过考来烯胺治疗后的妊娠副作用并不增加。基于对鼠及兔的无胚胎毒性或致畸作用的研究结果，人血浓度 0.03μg/ml 认为是安全值。此值高于鼠兔血浓度 123~136 倍、高于 AUC 25~72 倍。

监测及预防：用药前应做好患者的知情同意，并及时检测、调整药物剂量或停药。

（八）眼睛副作用

诸多抗风湿药物具有眼部副作用,其中抗疟药的眼毒性研究较多,其次为激素相关眼副作用。其他抗风湿药物的眼部副作用报道较少,或许与未重视有关。

1. **羟氯喹** 奎宁类药物的视网膜毒性与其嗜色素作用相关,其在含色素细胞较多的组织如葡萄膜、脉络膜浓度很高。其眼毒性包括角膜病变、睫状体功能失调、晶状体不透明、外层视网膜病变和色素性视网膜病变。特征性的视网膜呈点状、斑状或团状的色素沉积,典型表现为"双侧牛眼样黄斑病变"。多数 HCQ 的眼毒性位于中央凹周围,亚洲人黄斑之外的眼毒性常见。角膜上皮细胞内螺旋样沉淀物(虹视现象),提示药物的滞留。

羟氯喹的眼部视网膜毒副作用明显少于氯喹。诸多因素与羟氯喹的视网膜病变相关,包括日剂量(每日大于 6.5mg/kg)、累积量(1 000g 以上)、用药疗程(5 年以上)、既往黄斑及视网膜病变、肾或肝病、肥胖(非药物聚集组织)及老年(肾功能代偿能力下降)等。其中日剂量对视网膜病变的发生最为重要。因此,在 HCQ 剂量小于每日 6.5mg/kg、累积量小于200g 时,毒性危险系数较小。AAO 推荐 HCQ 的最大日剂量为 ≤ 5.0mg/kg(实际体重);在推荐剂量下的眼毒性发生率:5 年时小于 1%、10 年时小于 2%、20 年时风险高达 20%。

2010 年西班牙学者系统回顾了 95 篇 HCQ 治疗 SLE 研究的副作用情况。总体而言,HCQ 的副作用不常见,程度较轻及多为可逆性;2014 年 1 项 2 361 例患者服用 HCQ 5 年后通过视野及 SD-OCT 进行评估发现视网膜病变的总发生率为 7.5%;提示:现代技术如多焦距视网膜电图可以较敏感地发现其早期病变。2018 年法国学者发现:65%(59/91)的患者报告有 HCQ 相关副作用,最常见的 HCQ 副作用为胃肠道刺激和皮肤改变。作者在应用以副作用发生率为基础的 HCQ 内在相关性评分(an HCQ intrinsic imputability score)再评价中发现:19 例患者的副作用与长期停用 HCQ 有关,其中 8 例与 HCQ 无关;仅有 3/8 的视网膜病变确认与 HCQ 相关;因此,针对 HCQ 相关副作用的再确认十分必要。60 岁以上患者使用 HCQ 危险系数高的证据有限。HCQ 毒性的发生与 *ABCA4* 基因突变相关。

在功能丧失的非常早期停用 HCQ,其眼毒性逆转是可能的;当发生双侧中心暗点附近或可见的"牛眼样"特异性黄斑改变时,临床恢复的可能性极小,并且会继续出现脱色素伴功能丧失。除了停药,没有确实有效的氯喹或羟氯喹眼毒性的治疗方法。

预防措施:美国眼科学会建议长期服用 HCQ 的患者应在服药的第一年内进行基线眼科检查,尤其是黄斑区、视野和频域 OCT(SD-OCT)的检查。5 年后,每半年检查一次眼睛。如果发现异常,应立即停药,并采取相应治疗。国内已有 HCQ 应用的专家共识。

2. **糖皮质激素** GC 导致的眼部副作用主要是继发性白内障及继发性开角型青光眼,主要发生于口服及眼局部使用激素的患者。

口服激素相关白内障的发生率为 6.4%~38.7%,与激素的剂量和使用时间(疗程)相关,但个体差异较大。尽管有口服激素每天 5mg 连续 2 个月即可发生白内障的报道,但 75% 接受每日 15mg 以上泼尼松、1 年以上的患者才能发现白内障。

典型的激素青光眼的眼压增高发生在激素使用后的 2~6 周内,停药后眼压可在数周到数月内逐渐降至正常。GC 相关的白内障为晶状体后囊部位的改变,具有特征性,但难以与其他原因(如糖尿病患者)的后囊下白内障区分。

激素导致的青光眼可有视野丧失、视盘和视神经萎缩,与个体差异(激素高反应性)有关、与给药途径无关。眼局部使用激素是引起眼前节和眼压副作用最重要的激素使用方式。小部分患者位于 1 号染色体编码小梁网蛋白的基因改变与开角型青光眼相关。

预防措施:目前仍然难以确定激素的安全剂量和疗程。应告知患者激素的眼部副作用,并应定期进行眼睛检查(包括裂隙灯),及时发现,采取相应治疗。

3. 甲氨蝶呤　MTX 的眼部副作用包括眶周水肿、眼痛、视力模糊、畏光、结膜炎、眼睑炎、泪液分泌反射降低和非小动脉性缺血性视神经病变,此种视神经病变与叶酸缺乏(营养性或遗传性)有关。一旦使用 MTX,应及时补充叶酸,以减少其副作用及视神经病变;一旦视神经病变发生,及时停用 MTX、补充叶酸,视神经病变可以逆转。

(九)神经系统

药物代谢的改变、多种药物的使用、多种疾病缠身及错误性自我医疗的事实均为老年人抗风湿药物副作用增加的因素。而发生在老年人的神经系统副作用容易被忽视。

1. 沙利度胺　TLD 具有外周神经炎、便秘、手抖、嗜睡、胎儿致畸及孕妇流产等副作用。利用 S.T.E.P.S. 方案(System for Thalidomide Education and Prescribing Safety_program),确保患者在服药期间不发生妊娠,即可成功地预防副作用。

2. 糖皮质激素　GC 的神经系统副作用较多,包括:情绪改变、抑郁、兴奋、情绪不稳、易激怒、静坐不能及焦虑;还可有认知改变如注意力难以集中及记忆减退;少数患者还可有精神错乱、痴呆、谵语。

GC 相关中枢神经系统的副作用需要与 SLE 等神经系受累的表现相鉴别,有时较难。

3. 甲氨蝶呤　相关神经系统副作用如头痛,可以使用茶碱药物治疗。

(十)心血管副作用

心脏的各个部分均可受到药物影响,尤其是心肌和心脏传导系统。

1. NSAIDs　目前对 NSAIDs 的心血管系统负面作用的观点不统一;NSAIDs 可以减轻炎症,而炎症是心血管疾病的独立危险因素。理论上讲,NSAIDs 可以减低心血管疾病的严重性。

2. 糖皮质激素　GC 的心血管系统(短期)副作用包括高血压(水钠潴留)及心功能不全以及(长期)导致血脂紊乱相关的冠心病、缺血性心脏病及猝死。

3. 钙调蛋白类药物　CyA 及 TAC 均有致血压增高的副作用,可能与肾损害相关的肾素 - 血管紧张素系统激活相关。

4. 羟氯喹　HCQ 导致的心律失常与其多心脏传导系统的作用机制相关。

5. 环磷酰胺　文献中有 CTX 导致心脏损害的个案报道。

6. 来氟米特　LEF 亦有使血压增高的作用,机制不清。

(十一)肺毒性

肺脏是风湿病易受累器官,也是感染性疾病的易发部位。在抗风湿治疗过程中出现肺部病变时应做好鉴别诊断。

甲氨蝶呤:约25%的患者服用 MTX 后可出现喘息、咳嗽、劳力性呼吸困难及其他症状。最早可于服药后4周出现。病理表现为肺纤维化、间质性肺炎及弥漫性肺泡损害。易感因素包括:RA 肺损害、年龄、糖尿病、低白蛋白血症和既往 DMARDs 应用史。伴有肺疾病的患者使用 MTX 应谨慎。

病理机制包括炎症性、感染性及淋巴细胞增生性;如 T 细胞、细胞因子参与的异质性免疫反应而不是剂量相关的肺毒性。基因改变、MTX 转运抑制、MTX 多聚谷氨酰盐及 P-糖蛋白与 MTX 的结合,尤其是 p38/MAPK 信号通路与肺的炎症反应相关。

应密切监视肺功能及肺部 CT,尤其是已有肺损害者。对可疑患者应及时停用 MTX;急性发作患者可用激素治疗;致命性肺损害者可以单独使用激素或联合使用 AZA 或 CTX;激素不敏感者可以试用乌司他丁(Ulinastatin)以减轻肺损害。

(十二)感染

各种激素、免疫抑制剂及生物制剂均可以导致感染概率增加。

然而,基于 RA 的发病机制为免疫紊乱,尚没有明确的提示 RA 的感染是否与抗风湿药物相关,但 MTX 的使用的确导致感染发生率及严重性均增加,MTX 使用的不同阶段可有不同的感染发生概率:用药后第一年及严重 RA 患者较易发生感染。其他免疫抑制剂均可使机体的免疫力降低而发生感染。

以细菌、疱疹病毒及机会感染较多见,如隐球菌、巨细胞病毒、单纯疱疹、诺卡氏菌及卡氏肺囊虫感染。此与各免疫抑制剂对免疫系统抑制的特点相关。因此,应慎重考虑 MTX 与其他 DMARDs 的联用。

CYA+GC 的细菌及真菌感染较 AZA+GC 少见,但病毒感染较多见。

尽管没有预测感染的定量方法,但总体来说,感染的概率与其益处相比是较低的。

在原发病病情稳定的前提下,除加强营养、适当锻炼、调整心理状态外,风湿病患者可以使用疫苗来预防感染。

(十三)皮肤、黏膜副作用

1. **皮肤** 风湿病患者的皮肤改变病因复杂。药物性皮肤损害应与皮肤病本身及风湿病皮肤损害相鉴别,尤其是需要区分过敏和感染表现。

糖皮质激素:激素相关的皮肤黏膜损害包括皮肤萎缩、瘀斑、条纹、紫癜、痤疮、溃烂、多毛症及脱发、易挫伤、伤口难愈合等;还有易感染;HCQ 可使色素沉着部位的色素增多。生物制剂如 TNFi 可以引起银屑病样、肉芽肿样及类似于结缔组织病样皮损。SSZ 的过敏多表现为固定红斑。LEF 及 TLD 亦可见过敏反应。

2. **黏膜** 风湿病的黏膜损害见于白塞病,但黏膜损害亦可由药物所致。过量使用 MTX 的黏膜副作用较明显。

(十四)致癌性

肿瘤的发生是一个复杂的过程,与基因因素、吸烟、相关组织坏死及病毒感染均有关。尽管既往有细胞毒药物(如 MTX、CTX)及 TNFi 与肿瘤(如淋巴瘤及假淋巴瘤)相关的担心,但目前大量的肿瘤研究仍未发现确凿的证据以确定细胞毒药物及 TNFi 的致癌作用

（carcinogenicity）。

　　癌症患者及风湿病患者均存在免疫功能的紊乱现象。基于：①研究发现 RA 的自身免疫特性亦部分与肿瘤的风险相关；②近年，肿瘤患者经靶向治疗后出现的"免疫检查点"现象使这一"肿瘤与风湿病"相互关系更加复杂化。

（王振刚）

第二十章
复发性多软骨炎合并症的处理

RP 疾病管理期间遇到的特殊情况（如感染、肿瘤、手术及妊娠及哺乳等）及伴发病类似但有别于一般风湿病，尤其是伴气道损害的患者。这些情况均不同程度地制约着 RP 患者的治疗依从性及这些特殊情况的处理效果。

第一节　伴结核分枝杆菌感染

结核分枝杆菌（mycobacterium tuberculosis, MTB）在细胞内繁殖，一方面引起呼吸道局部病变（如喉结核、支气管黏膜结核），另一方面可引起发热、关节肿痛等酷似风湿病的全身炎症，还可成为全身血源性播散的根源。机体对 MTB 产生反应以细胞免疫反应为主，属于Ⅳ型变态反应，有效的细胞免疫使机体处于结核潜伏感染（latent tuberculosis infection, LTBI），不属于活动性结核感染，但具有发展成为活动性感染的可能。激素及免疫抑制剂的使用可以破坏这一状态。

风湿病伴结核分枝杆菌感染的发生率高、误诊率高。以 SLE 伴结核病为例，临床特点有①发病率高：为 2.3%~19.6%，病死率达 15.6%；②临床表现不典型：常见临床表现依次是发热（95.2%）、体重下降（63.1%）、咳嗽咳痰（60.2%），发热为主要甚至唯一表现；③重症患者多：血行播散型肺结核占 35.0%，结核性脑膜炎占 15.1%；④肺外结核感染多：占 45.3%~52%；⑤疾病活动期（56%）多于病情稳定期（44%）；⑥可获得的确诊依据较少（痰涂片 16%~19.3%）、PPD 阳性率仅为 14.3%~19%、结核抗体阳性（41.8%），因此，误诊率高。研究认为：患者免疫力低下及激素和免疫抑制剂的使用使体内潜在结核病灶的复燃可能是主要原因。

目前尚缺乏 RP 伴结核病的流调资料。临床上，喉结核及支气管结核的临床表现可与 RP 表现相似而误诊的病例并不少见，需要认真鉴别诊断。

一、结核病的排查

1. **病史**　与开放性肺结核患者的接触病史很重要。由于多数患者的临床表现很不典型,很难提供明确接触史。

2. **影像学检查**　X线或CT检查是最基本的筛查手段,但结核病灶的表现多种多样,缺乏特异性。

3. **结核菌素试验**　影响皮试结果的因素较多,如机体免疫状态、免疫抑制剂应用、伴严重感染、老年人及变态反应前期可呈阴性,而阳性结果仅提示既往的感染(如卡介苗注射)。因此,判定阳性结果临床意义时需要综合考虑。

4. **结核分枝杆菌的涂片和培养检查**　涂片阳性为抗酸分枝杆菌存在的直接依据。MTB的培养需要4~8周方能获得结果,还需进行菌株鉴定及药敏试验。

5. **干扰素 - γ 释放试验**(interferon-gamma releasing assays,IGRAs)　ESAT-6和CFP-10为基因研究发现的结核分枝杆菌特异性抗原,均可强烈诱导致敏的T细胞分泌IFN-c,但不存在于BCG亚种及多数非结核分枝杆菌中,依此可以区分BCG接种和其他非结核分枝杆菌的感染。阳性结果提示既往感染病史或结核病患者;阴性结果可以排除结核病90%的可能性。

6. **病理检查**　结MTB感染病灶的组织病理表现为慢性炎症性肉芽肿,可伴有干酪样坏死及抗酸染色阳性。其临床意义亦需要依据临床资料来判定。

二、临床处理原则

①了解结核病易感人群(老年人、既往结核病史、服用激素、免疫抑制剂及生物制剂治疗的风湿病患者)的潜在风险。②对高危人群应遵循并实施必要的结核病排查原则及措施,并告知风险。③对高危人群不明原因的发热及炎症指标升高、无论是否伴有呼吸道症状,均应高度警惕结核感染。④在进行结核病筛查的同时及时与结核病防治专家协商。⑤临床高度怀疑但又未找到确诊依据时可进行预防性或诊断性治疗。试验性抗结核治疗有效是重要的诊断依据。⑥同时,应适当调整风湿病的治疗策略。

预防性抗结核治疗方案:异烟肼0.3g/d,利福平0.45g/d,连续治疗至少6个月;异烟肼0.6g,每周2次;利福喷丁0.6g,每周2次;连续治疗至少6个月;预防治疗开始4周后,再开始生物制剂的使用。

不推荐单一抗结核药物预防性治疗。

第二节　伴乙型肝炎病毒感染

慢性乙肝患者除可伴发自身免疫病外,还可以导致自身免疫损害。国外资料显示:多种自身免疫病如自身免疫性肝炎、SLE、恶性贫血、抗磷脂抗体综合征、结节性多动脉炎、类风湿关节炎、1型糖尿病、系统性硬化、甲状腺疾病及葡萄膜炎与HBV感染相关,致病机制包括机体对HBV免疫耐受反应减弱(分子模拟、免疫复合物、胞内抗原暴露)等。HBV再激活相关的肝损伤一般发生在免疫抑制剂减停过程中(与机体免疫应答功能部分恢复相关),表现为发热、肝脏受累、肾脏受累、血小板减少、巨细胞病毒感染者增多。国内一项研究显示:30例HBV无复制的风湿病患者接受免疫抑制剂治疗后12例出现HBV复制。

一、乙型肝炎病毒的排查

1. **HBV感染状态**　依据HBV相关检测结果,HBV感染可有以下几种情况:①慢性HBV感染,HBV感染6个月未被清除,HBsAg(+),HBcAb(+);②慢性乙型肝炎,HBsAG(+),HBV-DNA>10^5拷贝/ml,ALT>100U/L;③HBV携带者,HBsAG(+),HBV-DNA<$2×10^3$拷贝/ml,ALT正常;④既往HBV感染,HBsAG(-),HBcAb(+),HBsAb(+)。

2. **HBV的再激活**　目前以HBV-DNA水平作为HBV再激活的标志。与激素和免疫抑制剂相关的HBV再激活机制包括:①糖皮质激素的直接效应。②间接免疫抑制反应。HBV再激活不仅可以导致严重的肝损伤、肝衰竭,甚至死亡,还将极大地影响原发病或伴发病的治疗及预后。

HBV再激活的定义:(无症状的HBsAg阳性患者)在化疗或免疫抑制治疗过程中或紧随其后发生的HBV-DNA升高10倍以上或HBV-DNA绝对值10^9拷贝/ml(伴随其后的不同程度的肝细胞损伤——无症状、严重肝炎、肝衰竭和死亡)。还有学者提出了慢性HBV加重的概念,即化疗或免疫抑制治疗过程中出现HBV-DNA>2×Log10倍增高或原不能测出的HBV-DNA>100IU/ml或原来基线不清的HBV-DNA>100 000IU/ml(注:1IU/ml=5.6copy/ml)。

隐匿性HBV感染患者的HBV再激活也可以是低程度的。

二、临床处理原则

1. 事先检测HBV感染状态是关键。进行危险因素分层:

(1)对于HBsAg(+)患者而言,①高危因素包括激素联合免疫抑制剂如CD20单抗;处理措施:预防治疗;②中危因素包括单用小剂量激素、免疫抑制、TNFi;处理措施:预防治疗或抢先治疗;③低危因素包括短期使用激素(数天之内);处理措施:不预防。

(2)对于HBsAg(-)、HBcAb(+)患者而言,①高危因素:CD20单抗;处理措施:预防治疗;②中危因素:激素联合免疫抑制;处理措施:预防治疗或抢先治疗;③低危因素:TNFi、单用激素、免疫抑制剂;处理措施:不预防。

2. 预防性抗病毒治疗。拉米夫定可以降低HBV再激活的风险79%~100%。拉米夫定耐药率高(1年为14%~32%、5年为60%~70%),需长期预防者,建议使用恩替卡韦或阿德福韦酯(Tenofovir或Entecavir)。

(1)中高危患者在使用免疫抑制剂之前应进行预先治疗,在免疫抑制剂治疗过程中应定期检测肝功能及HBV-DNA。一旦发现HBV再激活及时给予强有力治疗。

(2)欧洲肝病研究协会建议:①所有患者在免疫抑制治疗之前均应进行HBV标志物的检测(循证等级Ⅰ,推荐等级1)。②所有HBsAg阳性患者应接受ETV、TDF或TAF作为治疗或预防(循证等级Ⅱ,推荐等级1)。③如果 HBsAg 阴性、抗 -HBc 阳性患者发生 HBV 再激活的风险较高,应该接受抗 HBV 预防治疗(循证等级Ⅱ,推荐等级1)。

(3)关于透析和肾移植患者的建议:①所有患者均应进行 HBV 标志物筛查(循证等级Ⅱ,推荐等级1)。②所有 HBsAg 阳性患者应该接受 ETV 或 TAF 治疗(循证等级Ⅱ,推荐等级1)。③ HBsAg 阴性、抗 -HBc 阳性患者进行肾移植后,应该接受 HBV 感染的监测(循证等级Ⅲ,推荐等级1)。

第三节　妊娠及哺乳

一些风湿免疫病,如 SLE 在育龄期女性患者中发病率明显高于男性,pSS 则好发于绝经前后女性,提示性激素在风湿免疫病发病中的作用。研究显示:通过免疫细胞上的同源雌激素受体 ERα 和 ERβ,雌激素可以调节固有免疫及适应性免疫。雌激素与 B 细胞结合后还可以激发自身免疫反应而产生高亲力的自身抗体及前炎症因子,称之为雌激素诱导的自身免疫。

一、妊娠对风湿病的影响

国内学者报道了 150 例风湿病患者的妊娠过程,发现 SLE、DM 和 SSc 患者妊娠后原发病加重,导致流产、早产及胎儿宫内发育迟缓,围产期新生儿死亡率明显上升,其中 12 例被迫终止妊娠。RA、血管炎、风湿热患者妊娠后观察无原发症状加重。RA 患者妊娠期间原发病病情减轻或缓解。

二、风湿病对妊娠的影响

以 SLE 为例,SLE 发病后不良妊娠发生率(如流产、早产、死产和胎儿宫内发育不良)高达 26.6%、妊娠期间病情复发率约为 50%,可发生在妊娠的任何阶段(多在疾病活动期),多为轻、中度复发,表现为发热、皮疹、关节炎及血象改变。抗磷脂抗体综合征、狼疮肾病、高血压、低补体血症及病情活动为妊娠的不利因素。

可能的机制为下丘脑 - 垂体 - 卵巢轴受到慢性炎症破坏,因为即使病情不严重,患者的卵巢储备功能亦减弱,提示卵巢直接受到疾病累及(自身免疫性卵巢炎)。另外,还有一些抗风湿药物(如环磷酰胺)也对女性生殖系统产生影响。

新生儿狼疮是需要关注的妊娠结局之一,主要见于 SSA(+)的母亲,表现为皮肤损害、血液系统损害、先天性心脏传导阻滞及肝损伤等。除心脏传导阻滞外,随着从母体而来的 SSA 抗体从婴儿体内逐渐消失(半年左右),其他症状亦可逐渐消退。

三、复发性多软骨炎患者的妊娠

关于 RP 妊娠的研究很少,但已有 RP 患者成功妊娠及生育报道。

1997 年法国学者为了解 RP 患者孕妇及胎儿的情况,回顾了 11/116 例 RP 患者的妊娠情况。11 例女性 RP 患者的 25 次妊娠发生在 RP 之后或同时;RP 发作年龄平均为 (25±5) 岁 (15~31 岁),18 例正常活婴出生;结论:妊娠不改变 RP 病程;RP 患者可以成功妊娠;未见新生儿 RP。

笔者治疗的 RP 患者中亦有十余例成功妊娠及生育者。因此,RP 患者病情稳定时可以正常妊娠及分娩。

四、复发性多软骨炎患者的备孕及病情监测

1. **RP 患者备孕的前提**　是病情控制良好。参照狼疮患者备孕条件:无重要器官受累;病情稳定在半年以上;肾功能稳定,血压正常,尿蛋白<0.5g/d;激素用量在 15mg/d 以下;停用除 HCQ 及钙调蛋白之外的免疫抑制剂半年以上。

RP 患者的妊娠应充分评估气道功能情况。

临床上,并不是必须全部满足上述指标后方可妊娠,也不是满足上述标准后妊娠就不存在风险,应根据患者的具体情况严密监测。

2. **药物使用**　2016 年欧洲抗风湿病联盟(EULAR)的推荐为①妊娠前需要停用:甲氨蝶呤、吗替麦考酚酸酯、环磷酰胺(以避免肯定的致畸作用);②妊娠前建议停用:来氟米特、托法替尼、阿巴西普、利妥昔单抗、贝利木单抗、妥珠单抗、优特克单抗、阿那白滞素;③妊娠中及哺乳期可以继续使用:抗疟药、柳氮磺胺吡啶、硫唑嘌呤、环孢素、他克莫司、秋水仙碱、糖皮质激素及静脉输入免疫球蛋白。

生物制剂(如 TNFi)不增加流产或先天畸形的风险,并且在妊娠前半程使用安全性较好。由于其胎盘通过率较低,可以在妊娠全过程使用,如恩利和赛妥珠单抗。

3. **病情监测**　成功妊娠和分娩需要风湿免疫科、妇产科医师及患者的共同配合。严密监测风湿病的疾病活动性非常重要。建议病情平稳的患者每 3 个月复查 1 次;病情活动的患者需要每 2~4 周随访 1 次。

五、哺乳

目前缺乏抗风湿药物在 RP 患者乳汁中的浓度及对其婴幼儿影响的资料。2014 年美国学者报道:非早产儿哺乳期可以使用短效 NSAIDs;应在服用泼尼松(剂量大于 20mg/d 时) 4 小时之后哺乳;HCQ、SSZ、环孢素、AZA 及 TNF-α 抑制剂可以用于哺乳女性;MTX 及 LEF 不适合用于哺乳期女性。

第四节　风湿病与肿瘤

大多数伴发肿瘤的风湿病临床表现多样,以皮疹、关节痛、肌肉痛、口腔溃疡、阴部溃疡等多见,缺乏特异性。副癌综合征(paraneoplastic syndrome)特指除肿瘤本身压迫、浸润和转移所

引起的其他全身性表现,部分患者以肌肉骨骼症状为主要表现、甚至首发症状,多为肿瘤本身代谢异常或癌组织对机体发生各种影响引起的内分泌或代谢方面的症候群。以风湿病表现为首发或突出时容易引起肿瘤性疾病的漏诊。较多见的伴肿瘤发生的风湿病是 DM、PM。

伴发肿瘤风湿病的治疗原则:

肿瘤患者拟化疗或手术时不需要进行抗风湿治疗。治疗肿瘤后风湿病症状可消失。化疗完成后,如果仍然存在风湿病的活动,需在患者及其家属的知情同意后,参照相应风湿病的诊治指南用药。如果风湿病症状再现,提示肿瘤复发。

有时副癌综合征(如高钙血症)对患者远较肿瘤本身更具危险性,需予以特殊的治疗。对于激素治疗一过性有效的患者应加强对肿瘤性疾病(如淋巴瘤)的排查。

部分伴有肿瘤的 RP 患者需要手术治疗时,应特别关注患者的气道病变对麻醉及插管后的影响,做到权衡利弊和知情同意。

(王振刚)

第二十一章
患者的护理

患者护理的主体在医院是护士，在家庭是家人；然而，归根到底在患者本人。护理的目的是正确保障医嘱执行、观察病情变化及药物副作用并反馈、相关的自我治疗调整。

第一节　风湿病患者的一般护理与疗养

在医院内的护理与在家庭的养护遵循整体护理原则，一般护理常规与内科疾病患者的护理相同，涵盖：心理护理、医疗护理、生活护理等方面，尤其需要兼顾（眼、耳、鼻、喉）患者的特殊护理等。还应关注患者的婚姻状况、家庭、职业环境、生活习惯、嗜好、工作性质等。

一、风湿病患者的整体护理

风湿免疫病具有多系统受累、病情迁延难愈、长期使用激素及免疫抑制剂、容易感染及并发症多的临床特点，因此，其护理亦兼有除内科护理之外的特殊性。

1. **护理计划**　一般按内科系统疾病的护理常规执行。应个体化：依据患者病情的变化及轻重制定相应的护理计划：通常住院期间患者的病情较重，主要以医疗护理为主，由医护人员协作完成。

2. **病情评估**　这是制定护理计划的基础，重点是与疾病受累器官相关的护理内容。

（1）了解患者生命体征和病情；尤其是患者对自己病情（主要病症）的认识、交流的理解能力、表达能力和自主生活能力。

（2）患者器官受累情况，如关节、肌肉、内脏、血液、神经、五官及软骨破坏范围及程度；重点了解患者的既往及目前用药情况及身体活动能力。

3. **专项措施**　有针对性的护理内容即为专项护理。如①关节肌肉疾病护理：维护关节肌肉的（主动及被动）功能锻炼、防止失用；②皮肤疾病护理：皮肤清洁、完整及预防感染；重点是预防（翻身）褥疮，伤口及皱褶之处的清洁；③黏膜疾病护理：（口腔、咽喉、会阴）溃疡、瘢痕等；④五官科护理等。

4. 护理要点

(1)心理护理(疏导)：①人文接待与环境：包括入院后护士的热情接待、文明用语及根据病情安排床位；病室保持清洁、整齐、安静、舒适，室内空气新鲜，光线充足，室温及湿度适当。②关心、安慰、鼓励患者，帮助患者建立正确对待疾病的态度和信心；了解患者心理需求，给予心理支持，做好耐心细致地解释工作，严格执行保护性医疗制度。③宣教疾病知识，医护配合，医患沟通、患患沟通、家庭支持、社会支持等。

(2)医疗护理：分为病情急性期护理及病情缓解期护理两部分。

1)急性期护理

①病情观察：按时巡视病房，观察患者生命体征及病情变化，防止窒息和猝死。

②生活护理：提供安静、舒适、和谐的治疗环境，满足患者生理需要，提供营养丰富的膳食。

③对症护理：针对耳廓、眼、鼻、关节等不同累及部位给予针对性护理。有条件的医院可以采用责任护士制度。

2)缓解期护理：按病情及等级护理要求，有针对性地进行健康指导。保持心情舒畅，适当活动、增加营养，保持呼吸道通畅，预防肺部感染，坚持服药，防止复发。协助并教会患者眼部、鼻部、耳部及全身用药。

(3)生活护理：劳逸结合、合理饮食、预防感染(尤其是呼吸道感染)、适当运动(锻炼和/或非锻炼)等。关照伴有器官功能受损者(如关节炎、多肌炎患者)的行动困难。恰当安排患者饮食。

5. 出院指导　患者出院前做好出院指导是疾病管理及家庭护理最重要的开端。

(1)护理指导：护理技术的传递为患者出院后或病情缓解后医疗的延续，主要以维持治疗及生活护理为主，此时，这一工作主要由患者本人及其家属完成。因此，患者本人及其家属应该学会必要的护理知识及操作。

(2)用药指导：讲解继续用药的必要性、药物副作用的观察及处理事项，以提高患者院外治疗的依从性。

(3)定期复诊：讲解定期随诊及药物调整的重要性；如有不适及时就诊，即使病情稳定，亦应定期复诊。

(4)康复指导：自主选择适合个人的任何运动形式，适量、渐进为原则，其活动量以"力所能及"为原则。关节、肌肉及心肺功能的锻炼，特别是气管套管的护理(包括套管的每日清洁与消毒)及堵管锻炼，应在专业人士的指导下进行。

(5)饮食指导：因人、因地而异，无刻意要求。应清淡易消化饮食为主，适时、适量；咽喉部疾病患者应减少辛辣食物摄入。

(6)预防感染：风湿性疾病药物治疗的特点是需要长期服用、副作用相对较多、免疫力受损(易感染)。预防感染是一个永恒的话题，包括呼吸道、胃肠道、泌尿生殖道、皮肤黏膜等部位的感染预防。

二、复发性多软骨炎患者的整体护理

基于 RP 的疾病特点,笔者团队将该病分为"六大类型",本文介绍针对不同类型的 RP 患者的护理计划。RP 患者的整体护理原则同内科护理与风湿病护理总原则。

(一) 复发性多软骨炎患者的整体化护理

1. 以耳部受累起病患者的护理　该类型患者最多见,且就诊较早,多就诊于耳科,易被误诊为耳廓软骨膜炎。受累的外耳廓护理:局部止痛、涂药、注射药物、清洁、防受压。

2. 以听力下降起病患者的护理　该类型患者较少见,受累的内耳听力(耳聋)护理主要是心理抚慰和疏导、树立信心、戴助听器。

3. 以鼻部受累起病患者的护理　该类型患者较少见,起病比较隐匿,初期感到鼻部痛者多未被重视,而已有鞍鼻畸形者,多被他人发现:受累鼻软骨的肿痛护理与耳廓受累相同;致畸的"鞍鼻畸形"影响患者美观(心理),需要抚慰和疏导。

4. 以气道受累起病患者的护理　该类型患者较多见,伴有气道受累患者仅半数有症状,且易被误诊为气管炎、咽喉炎及哮喘:喉部受累主要是气道狭窄,患者有濒死感,严重时可随时发生窒息。主气道受累者,主要是咳嗽、喘息和呼吸困难,活动耐力受限;应注意保持呼吸道的通畅;有气管切开者,应关注气管切开的护理。

5. 以眼部受累起病患者的护理　该类型患者亦较多见,患者就诊较早,多就诊于眼科,除一般炎症的痛苦外,主要具有对"失明"风险的畏惧。除了眼药水的正确使用,还要注意视力障碍带来的行动不便。

6. 头颈外器官受累(关节、皮肤、黏膜、神经、心血管、血液、肾脏等)的护理　同内科护理。

因此,除一般内科及风湿病常规护理外,RP 的护理还包括眼科护理、耳鼻喉科护理以及气管切开护理、排痰等五官科疾病护理的"多学科交叉、多学科协作"特殊性。

(二) 复发性多软骨炎患者的个体化护理

RP 患者的护理具有以下特点:

1. RP 属于少见病,累及器官多、相关护理知识缺乏(需要在实践中总结和完善)。

2. 患者器官功能残疾多,如眼睛(视力)、内耳(听力)、咽喉(言语)、气管(气短)等;因此,医患沟通受限、活动受限、生活自理能力差。

3. 患者心理问题多。患者需要鼓励、交流、安慰和增强信心。需要尽快改善临床症状,让患者尽可能了解认识疾病的发展过程、治疗目的及其预期的效果。

4. 患者的生活护理任务重、环境卫生要求高、安全隐患排查要求高。

5. 患者的出院指导中,加强随诊(复查)格外重要。

第二节　复发性多软骨炎患者眼部受累的专科护理

RP 患者的眼睛受累具有多部位、病情迁延难愈、反复发作、长期眼睛局部用药(包括激素及免疫抑制剂)、容易感染及并发症多的临床特点。眼部受累给患者带来的痛苦感受十分重要和特殊,需要关注。身体上的痛苦还会影响患者心理健康,导致心身疾病的发生,进一步影响患者的生活质量。

依据该病眼部受累及其用药的特点,专科护理应包括眼部疾病护理技巧和预防感染两部分。

依据眼睛受累部位,可以分为眼表疾病、眼底疾病(葡萄膜炎、视神经炎)及眼眶疾病(突眼、复视)的护理。

一、眼表疾病的评估及护理要点

RP 的眼表疾病多表现为结膜炎、巩膜炎及角膜炎。虽然虹膜睫状体炎不属于眼表疾病,但其位置表浅,易于肉眼观察。主要临床表现为:畏光、流泪,疼痛、视力下降等。

眼表疾病的护理共性为①位于眼表,易被发现;②暴露于空气、容易感染;③自主症状多;④治疗以外用眼药为主。

1. **一般状况评估**

2. **眼表疾病的评估**　了解医生对眼表疾病的诊断。观察眼睛受累的范围、程度(学会区分结膜充血及睫状充血的特点)、是否有疼痛、是否有视力下降、是否有眼部分泌物及其性质等。

3. **护理要点**

(1)遵医嘱正确使用滴眼药:遵医嘱用药、定期复查十分重要。

1)滴眼药的方法:①准备。滴眼药前要洗手。核对瓶标的保质期(开瓶后 1 个月);肉眼观察药物有无混浊、沉淀或絮状物。拧开瓶盖(将瓶盖口朝上放置)。将第一滴眼药水废弃。②姿势。滴眼药时,取仰卧或坐位,眼睛向上注视。③一手将下眼睑扒下成袋状(切勿将眼药水或膏与眼接触),另只手将眼药水 1~2 滴距离眼睛 3cm 处垂直向下滴入患眼穹窿内,松开下眼睑闭目休息 5min。不可眨眼,并用手指轻轻按压眼内角鼻泪管处,至少 2min,以减少药液经鼻吸收或外排。

2)滴眼药注意事项:①点药次数。急性期应 1~2 小时点眼 1 次,病情好转后,可减少滴眼次数。②剂型选择。白天点水剂,睡前宜使用药膏涂抹,以便更好地发挥治疗效果。③若患眼分泌物较多,可用生理盐水或 3% 硼酸溶液冲洗结膜囊,每日 1~2 次。冲洗时指导患者紧闭健眼,防止冲洗液溅入而感染。④多种药物同时使用时,应安排好点药的时间和顺序:一般两种药物间隔必须在 5min 以上,以保证药物的吸收。⑤点药顺序。应先点抗生素眼药水,再点散瞳、缩瞳或其他眼药水,最后涂抹药膏;从药物性质上分应先水溶、再悬浊性、最后油性。⑥在用药过程中观察药物疗效及副作用,以便及时调整用药。

(2)保持眼部清洁:及时清理眼部分泌物;分泌物较多时,可用生理盐水或 3% 硼酸溶液冲洗结膜囊,每日 1~2 次。冲洗前用消毒棉签擦净眼睑缘上的分泌物。冲洗的温度应接近室温。

(3)避免强光:应在光线较暗的房间休息,避免强光刺激引起的不适。若需外出,可戴墨镜遮光。

(4)避免交叉感染:眼的分泌物具有很强的接触传染性。患者用过的洗脸用具、手帕等物品要煮沸消毒;不与他人共用毛巾与脸盆。注意个人卫生,勤修剪指甲、勤洗头、勤洗手。眼部感染急性期不宜游泳。

(5)不宜戴眼罩:因为遮盖使眼分泌物不能及时排出,同时又增加眼局部的温度与湿度,有利于细菌或病毒的繁殖,加重病情;故伴有感染时不能局部用敷料、手巾等遮盖患眼。

(6)切勿用手揉搓眼睛:用手揉眼睛很容易使手中的病毒或细进入眼内而加重感染。

(7)对角膜炎患者,检查、治疗或护理操作应轻巧;避免挤压眼球,以防角膜穿孔。点药后不要用力闭眼及揉眼;保持大便通畅。避免用力打喷嚏、咳嗽、大笑、大喊等。

(8)对于眼干燥症患者,应关注患者腺体破坏及角膜受损害的严重程度;关注患者眼外症状如口干、皮肤干燥等。

(9)心理护理:眼表疾病如角膜炎及眼干燥症患者病程迁延、难愈合,患者大多情绪焦虑、抑郁。应耐心细致地向患者及家属介绍疾病的相关知识、治疗效果及配合方法。多给患者以安慰、鼓励,使患者树立战胜疾病的信心并积极配合治疗。

(10)健康教育内容指导:①保持良好的用眼习惯,包括姿势和距离;②避免长时间操作电脑;③最好不要戴隐形眼镜;④每日温毛巾湿敷眼部 15min;⑤口干的患者小量多次饮水,保持口腔卫生清洁,减少龋齿和口腔继发感染的发生;⑥指导患者不用碱性浴液,可适当使用润滑剂;⑦将室内湿度控制在 50%~60%,温度保持在 18~21℃;⑧局部用药及泪液补充和缓解症状。

二、眼底疾病的评估及护理要点

眼底疾病多为视网膜炎、视神经炎、眼底出血、视网膜脱落等,主要表现为视力下降、视物变形、眼前异物等。

眼底疾病的护理共性为①位于眼球内,不易被他人发现;②对视力影响明显,需要特殊仪器检查;③有时,自主症状与客观检查不一致;④治疗以点眼药及眼球旁注射为主,严重者需要全身用药。

1. **一般状况评估**

2. **眼底疾病的评估** 了解医生对眼底疾病的诊断,患者视力丧失程度、自我照顾/生活能力如何、是否有伴随症状、是否有心理和/或生活压力、是否有家人照料及其亲密性等。

3. 护理要点

（1）对于视力部分丧失者，护理要点同眼表疾病的护理。

（2）对于视力完全丧失者，应要求家属陪护并向家属讲解陪住的必要性；注意与患者交流的理解程度；关照患者心理健康；外出检查必须有专人陪伴，保证医疗安全。

（3）由于视力问题导致的生活能力下降的患者疾病初期心理问题较多，应加强心理护理与疏导，获得家人理解与支持最重要。

三、眼眶疾病的评估及护理要点

眼眶疾病多为眼肌炎、炎性假瘤、后巩膜炎、泪腺病变、眼睑疾病等，主要表现为眼球突出、复视、闭眼困难（角膜暴露）等。

眼眶疾病的护理共性为①位于眼眶内，不易被早期发现；②需要影像学及病理学检查；③自主症状多，以突眼及复视为主，对视力产生不同程度的影响；④治疗以眼睛旁药物注射及全身用药为主；⑤可同时伴有眼表疾病。

1. 一般状况评估

2. 眼眶疾病的评估　了解医生对眼眶疾病的诊断，患者视力丧失程度、自我照顾/生活能力如何、是否伴随眼外症状、是否有心理和/或生活压力、是否有家人照料及其亲密性等。

3. 护理要点

（1）对于视力部分丧失者（如复视），护理要点同眼表疾病护理。

（2）对于视力完全丧失者，应要求家属陪护并向家属讲解陪住的必要性；注意与患者交流的理解程度；关照患者心理健康；外出检查必须有专人陪伴，保证医疗安全。

（3）对于眼球突出明显、眼闭合不佳（角膜、结膜暴露）者应加强眼表疾病的护理，如关注角膜受损及感染情况，可根据病情给予人工泪液、甲基纤维素、抗生素滴眼液，并加强角膜保护；保持眼周围皮肤清洁干燥；也可戴湿房镜保护角膜，预防感染及暴露性角膜炎的发生。

（4）由于面容及疾病的痛苦问题，此类患者的疾病晚期心理问题较多，应加强心理护理与疏导，获得家人理解与支持最重要。

第三节　复发性多软骨炎耳鼻喉
受累的专科护理

RP 的耳鼻喉受累给患者带来痛苦感受十分重要和特殊，需要关注，具有多部位受累、病情迁延难愈、反复发作、长期局部用药、容易感染及并发症多的临床特点，这些身体上的痛苦会影响患者心理健康,导致心身疾病的发生,进而,进一步影响患者的生活质量。

依据该病 ENT 受累的特点,专科护理包括专科护理技巧和预防感染两部分。

依据不同受累部位,可以分为耳(外耳、中耳、内耳)、鼻(外鼻、内鼻)及喉(声门上、声门区、声门下)的护理。

一、耳部疾病的评估及护理要点

RP 耳部疾病多表现为外耳炎、中耳炎和内耳炎,主要表现为耳廓红肿、听力下降、耳溢、眩晕、耳鸣等。

1. 一般状况评估

2. 耳部疾病的评估　了解医生对耳部疾病的诊断。外耳廓红肿的范围、程度(耳廓增厚、耳廓畸形)、是否有耳垂受累、是否有外耳道受累(外耳道口红肿及狭窄)、有无听力下降及程度(参照 PTA 结果)、是否有耳溢液及其性质、是否有眩晕、耳鸣等。

3. 护理要点

(1)对于耳廓红肿患者,应注意观察患者耳廓红肿程度的变化、是否有局部皮肤破损;指导患者避免压迫红肿部位,避免抓挠致皮肤破损而引起感染。可以协助患者耳廓部位外敷药物。

(2)对于伴耳溢液患者,要观察患者耳溢液的量、色泽及气味;协助患者耳道清洁,可用棉签轻轻蘸取溢液;必要时遵医嘱协助患者应用滴耳药。

1)滴耳药使用方法:指导患者取侧卧位或坐位,头偏向健侧,患耳朝上,用棉签清洁耳道内分泌物后滴入药液 2~3 滴,轻压耳屏,使药液流入耳道并充分与耳道黏膜接触,将小棉球或棉块塞入外耳道口,让患者保持原体位 3~5min,以免药液流出,并可使药物充分吸收。

2)滴耳药注意事项:①准备。滴耳前应先检查外耳分泌物量。分泌物较多时,应先用3% 双氧水冲洗中耳及外耳分泌物,再用消毒干棉签擦干耳道,然后滴药。②在寒冷季节,滴药前最好使药水的温度接近于体温,以免引起迷路刺激反应而引起头晕、恶心等副作用。③在滴耳药治疗期间,注意患耳清洁卫生,勿用手或其他不洁之物挖耳,勿用力擤鼻,如有鼻部疾病应同时治疗。

(3)对于伴耳聋的患者,应注意与患者交流后患者的理解程度;适当提高声音,必要时用黑板或纸张写字交流,并遵医嘱。应留家属陪伴,向家属讲解陪住的必要性;外出检查必须有专人陪伴,保证医疗安全。

二、鼻部疾病的评估及护理要点

RP 的外鼻部疾病常表现为鼻梁红肿、疼痛;伴与不伴内鼻部常见疾病(如鼻炎、鼻窦炎等);表现为鼻塞、流涕等;可有头痛。

1. 一般状况评估

2. 鼻部疾病的评估　了解医生对鼻部疾病的诊断,是否有鼻梁红肿及压痛、鼻梁肿痛的范围、程度、是否有鼻畸形、是否有鼻腔分泌物及其性质、是否有鼻塞、头痛、鼻息肉、失嗅等。

3. 护理要点

(1)对于鼻塞、流涕患者,指导患者正确排出鼻腔内分泌物、勿用力擤鼻涕,以避免引起感染向鼻周器官扩散;擤鼻涕时应按住一侧鼻孔,单侧擤鼻涕;鼻塞严重时,可遵医嘱给予滴鼻剂或鼻腔冲洗治疗。

1)滴鼻剂使用方法:①准备。滴鼻时取仰卧头低位,肩下垫枕或头伸出床沿下垂;根据患者病情需要,也可取侧卧头下垂式,即患者侧卧,头偏向患侧并向肩部下垂。②先用棉签为患者清洁鼻腔,左手轻推患者鼻尖,充分暴露鼻腔,右手持滴鼻药物,在距患者鼻孔约 2cm处,滴入药液 2~3 滴,轻捏鼻翼两侧,使药液均匀分布于鼻腔和鼻窦黏膜,指导患者保持原位3~5min,使药液能充分吸收。③患者鼻部疾病干痂明显时,滴鼻剂治疗效果不佳,可以采用鼻腔冲洗。

2)鼻腔冲洗方法:①准备。指导患者擤鼻后,解开患者衣领;协助患者取坐位或站立位,头部位于盥洗池上方,低头,身体微向前倾。②打开鼻腔清洗器,确认鼻塞端口处于关闭位置;拔出清洗器上盖塞,协助患者一手握住瓶体凹陷处,并用示指堵住上盖进气孔,旋转鼻塞端口至合适的出水位置;指导患者将鼻腔清洗器的鼻塞端口严密堵住需冲洗的鼻孔,堵住气孔,握住清洗器瓶体的手同时挤压瓶体开始冲洗。③冲洗时,指导患者低头前倾 30°,张口缓慢平静呼吸,勿说话,勿做吞咽动作。在水流强度变弱时,指导患者将示指离开清洗器上盖进气孔换气,同时将握清洗器的手放松,瓶体依靠弹性重新回复原位后,再继续冲洗。用同样方法冲洗对侧鼻腔。清洗器内溶液使用完后,将上盖旋下,将补充液瓶内的溶液注入清洗器内继续使用。鼻腔冲洗完毕,指导患者清理面部,并平卧数分钟以利于药物吸收。

(2)如因鼻塞等鼻部症状引起患者疼痛,应评估患者疼痛的时间、程度及性质,可指导患者分散注意力,以缓解疼痛;在积极治疗鼻窦炎的同时,可遵医嘱服用止痛药物,并向患者讲解药物作用及副作用。

三、喉部疾病的评估及护理要点

RP 的喉部疾病多为咽炎(声门上)、喉炎(声门)、喉腔(声门下)狭窄,多表现为咽痒痛不适、咳嗽(有痰或无痰)、声音嘶哑、憋气、(喘鸣)呼吸困难等。

1. 一般状况评估

2. 评估患者喉部受累症状及程度 包括有无声音嘶哑、咳嗽、咳痰、喘憋等;如为气管切开患者,应观察患者气管切开处有无红肿及分泌物、气管插管是否固定妥善等。

3. 护理要点

(1)对于咳嗽、咳痰患者,应观察患者痰液颜色、性质及量,并应给予患者拍背,必要时遵医嘱给予药物雾化吸入治疗,以稀释痰液,利于痰液排出,缓解上述症状。

(2)对于喘憋患者,应关注患者的血气分析结果,观察患者面色、口唇有无发绀及患者耐受程度,遵医嘱可给予适当流量的吸氧,并指导患者保证患者用氧安全。

(3)对于气管切开患者,应注意伤口及套管清洁。每日生理盐水消毒,无菌换药 2 次,并清洗消毒气管套管 2 次;保持呼吸道通畅,必要时给予经气管切开处吸痰;观察痰色及量的变化,并及时反馈医生。

1)换管方法:①准备。协助患者取坐位或仰卧位,为患者吸净气管套管内分泌物,取下内套管,放入盛有多酶洗液的小罐内,将套管浸泡 10~15min,再用清水及毛刷将套管内外刷洗干净。②消毒。刷洗完毕后,将套管浸泡在消毒液中 10~15min;之后用生理盐水冲洗套管。③消毒完毕后,为患者正确佩戴套管。戴管时套管弧度向下,插入内套管后妥善固定。检查并调节套管系带松紧度,以伸进一指为宜。

2)吸痰注意事项:①密切观察病情,观察患者呼吸道是否通畅,以及面色、生命体征的变化等,如发现患者排痰不畅或喉头有痰鸣音,应及时吸痰;②吸痰前后,应增加氧气的吸入,且每次吸痰时间应小于 15s,以免因吸痰造成患者缺氧;③吸痰管的选择应粗细适宜,特别是为小儿吸痰;吸痰时负压调节应适宜,插管过程中,不可打开负压,且动作应轻柔,以免损伤呼吸道黏膜。

3)如为昏迷患者,可用压舌板或开口器先将口启开,再进行吸痰。

4)如为气管插管或气管切开患者,需经气管插管或套管内吸痰。

5)如经口腔吸痰有困难,可由鼻腔插入吸引。

6)严格执行无菌操作;吸痰所用物品应每天更换 1~2 次,吸痰导管应每次更换,并做好口腔护理。

7)如患者痰液黏稠,可协助患者变换体位,配合叩击、雾化吸入等方法,通过振动、稀释痰液,使之易于吸出;储液瓶内的吸出液应及时倾倒,一般不应超过瓶的 2/3,以免痰液倒吸、损坏机器。

以上所述仅是指 RP 治疗相关的护理与康复,临床上还包括生活中的护理与康复,比如起居、饮食、运动、自理、互助、心境、工作及融入社会等。

（李亭玉　刘丽红）

第二十二章
患者的慢病管理

第一节　慢性疾病的管理

一、定义

管理是指管理主体(如一个组织)通过计划、组织、指导、控制及创新等方法或手段,结合人力、物力、财力、信息、环境、时间等6个要素,高效地达到组织管理目标的过程。管理是由数个环节组成的循序过程。计划和组织是基础、人员和指导是核心、控制和创新是目的。

慢病管理(chronic disease management,CDM)的定义:医疗单位组织慢性病专业医生、护士、药师、康复科医师、精神科医师、营养师等作为一个医疗团队,通过计划、组织、指导、控制及创新等管理手段,合理使用"六大要素",为慢性病患者提供全面、连续、主动的管理,以期高效率地达到促进健康、延缓疾病进程和降低伤残率、降低医药费用的一种科学管理模式。与其他行业的管理不同之处是慢性疾病具有病程长、预后差、死亡率高、致残率高、社会负担重等特点。

1. **广义的慢病管理**　涉及国家层面的政策、资金、人员、设备、制度、立法及运行等。国内公立医院的管理多处于政策、效益及公益监控之下,国家亦有针对特种疾病(如传染病)的管理制度与措施,在此不做赘述。

2. **狭义的慢病管理**　狭义的慢病管理仅包括医院、医护及患者三方面。目前,国家对常见病、多发病如糖尿病、高血压患者的慢病管理取得了很大成绩,如病情控制、心血管事件降低、费用降低等。

在同属于慢性病的风湿病如复发性多软骨炎的管理还有很大差距的情况下,每一位风湿病患者也需要有慢病管理的理念,尤其是自我(主动)管理。比如管理自己的生活起居、心理情绪、工作学习和社交等。

基于对罕见病诊治持续探索的现实,提倡软骨炎患者积极参与慢病管理。以医患配合为基础,在有经验的医生指导下,尽力做到目标化治疗、严密控制病情、个体化用药及知情同意前提下的治疗方案制定,尽力避免"乱投医"和"误诊误治",才会获得较好的病情控制。

二、慢病管理的内容

(一)建立良好的医患关系

在疾病管理方面需要做的工作有很多。作者认为:医患关系是医学的核心,也是慢病管理的关键。每一个医学行动始终涉及到医师和患者两类当事人,二者在医疗过程中必然产生某种特定的医治关系,它是医疗人际关系中的关键。

健康的医患关系是真诚、平等、有界限! "医患关系"是处于医学核心地位的医生与患者之间人的关系——信托关系(信任与托付);基于管理学的"五大职能""六大要素"概念,RP 患者管理的内容中最重要的应该是"建立良好的医患关系"和"患者的主动参与"。

(二)开展疾病教育

疾病教育赋予了患者疾病管理的基础及公益性。主导者是医务工作者,对象是有一定文化和科技知识的患者人群。RP 的疾病教育内容除一般疾病常识外,还应该包括以下要点:

1. 尽管随着科技的发展,医学发展亦有了一定的进步,然而,关于生命的诸多问题仍然未知。

2. RP 属于风湿免疫病。风湿病是与人体自身免疫功能紊乱相关的一类疾病,它的病因尚不明;仍缺乏"治愈"的方法;目前的治疗手段主要以免疫抑制药物治疗为主。

3. 治疗的目的是减轻疾病痛苦、尽可能地减缓疾病的发展、最大限度地保持器官功能和延长寿命。

4. 由于个体差异的存在,药物治疗的效果存在一定的不确定性;并且可能具有一定的副作用。

5. 患者应该充分了解疾病的特性、治疗目的、治疗手段和医生推荐治疗方案的利弊,结合自己(包括经济基础在内)实际情况,选出相对最适合自己的。

6. 及时与医生沟通病情变化、定期随诊;及时反馈病情变化并适时进行治疗药物的调整;主动调节生活、饮食、工作,并适当锻炼也是重要方面。

7. 还应关注心理健康、主动进行心情调节,并逐渐达到和维持最佳心理状态。

复发性多软骨炎的初级疾病知识教育(包括医生和患者):详见本书各章节。

(三)建立健康档案

健康档案是疾病管理的主线,是患者疾病实情及其变化因果关系的说明载体。主导者是医辅人员,对象是可以做到定期随诊的患者人群,如社区、医院附近或能有通信联络保障和 / 或互联网利用者。

结合目前的医学发展,健康档案不仅是纵向的、个体的,更是横向的和群体的。

1. **纵向的医疗**　个体患者健康档案中应记载疾病的种类(诊断依据)、疾病的特征、预后相关因素(如伴发病)、病情及治疗方案(药物种类、剂量、疗程)的变迁等。

2. 横向的医疗　是大数据的、群体化的,也同样遵循着"自然"及"社会"的自然规律。观察、了解一群患者,从他(她)们有可能影响健康的方方面面,如自然地理环境、生活饮食起居、工作交友心情,尤其是医疗干预对疾病预后的影响,反映多因素对疾病发生发展的综合作用。

因此,利用群体资料,评估个体病情,是疾病管理一个重要方面。

（四）疾病管理规划

如果说,患者管理是一个战略问题的话,那么,疾病管理规划就是一个战术问题。制定规划的主体应该是有经验的专家(依据具体患者的病情制定),执行主体(最好)是患者及经治医生;总体上说,复发性多软骨炎的慢病管理遵循其他慢病管理的一般规律。

该病的管理规划应该是在一般诊治的基础上制定个性化的管理规划,包括:

1. 专业医生的疾病诊断与病情评价。

2. 疾病教育与医患沟通(包括患者的知情同意与选择)。

3. 治疗方案的选择、确定与实施。

4. 治疗效果的观察与治疗调整(细节)。

5. 药物副作用监测与预防(细节)。

6. 机体功能的康复与保存(客观的、现实的)。

7. 疾病复发的预测及预后评估(发展的)。

8. 同时进行 RP 慢病管理特点的探索。

（五）沟通机制与方式

与复发性多软骨炎患者的沟通应该是长期、有效、便捷的。良好的医患双方的信任和主动沟通是成功的关键。沟通的目的是让医务人员及时、准确掌握病情;让患者准确、及时反映病情变化的第一手资料;以便确保治疗的连续性、及时发现"疾病复燃"的早期迹象,并将其及时控制。

1. 已有不少疾病非药物治疗作用的研究及成功报道。包括:

1)认知行为疗法(由转变对疾病的认识途径继而改变患者的心理症状)。

2)人文护理疗法(对义务人员的支持和教育,患者会更积极地配合医治)。

3)治疗沟通法(重点是缓解患者或护理对象和医务人员之间的关系)。

4)教育疗法(常规教育与个性教育相结合,使患者改变不良生活习惯);有条件者,还可以使用音乐疗法、饮食护理法等。

2. 沟通应在政策支持下的平台进行,对象是所有医患人群。

方式:建立互动式的联系机构——病友会、微信群、热线电话等,并且定期进行。

沟通:需要一个战略性的政策机制、需要一个战术性的管理平台、更需要一个有意识的人群。

沟通的主要目的是加强患者随访,随访是实现患者自我病情监测及定期复查、患者生活自我管理培训与指导、逐步回归社会的重要手段。

3. 患者随访的形式

1)患者来诊。这一方式比较传统和有效,医患面对面,也是医生可以较详细地了解患者病情变化的有效手段。

门诊随诊。患者需要挂号、需要亲自前来、需要既往的病情记载资料及目前的相关资料。由于一些必要的资料复查不能当天获得,因此需要患者往返。因此,主要适合于本市、本地区、病情较轻、活动方便的患者,以及可以较清楚叙述病情及其变化的患者。

住院随诊。患者需要住院。适合于病情较重、病情复杂、活动不利的患者。医务人员可以利用电子病案系统做到系统回顾和比较病情演变,进而做出治疗调整。

2) 电话随诊。这一方式比较简单、便捷。医生可以通过电话了解患者的病情变化、回复患者的咨询,但由于医生不能面诊患者、缺少辅助诊断资料,会影响医生判断的准确性。

3) 病友会和 / 或患者群。医方主办的病友会多用于患者宣教,有医患互动,并且有利于患者之间的交流,可集中回答问题,效率较高;适合于居住在医院附近及病情较轻的患者。

4) 网络平台。可以"一对一"在线咨询,保留既往信息,可以用于病情回顾等。

微信群或 QQ 群。此种形式比较简单、方便,可用以文字形式的宣教和有针对性地回答问题;但会漏掉一些问题或不够全面、及时。

以上形式各有利弊。具体选择需要因人而异、因病情而异。

(六) 管理平台或协作网络

管理应该是互动的,疾病管理需要大数据,而大数据的获得依赖于平台。有研究发现:通过网络平台进行患者或疾病管理可以节约六分之五的综合费用(包括交通费、住宿费等在内)。此外,参加管理的患者的病情总体好于未参加管理者。可应用的管理平台有:

医院平台:RP 确诊——疾病教育——疾病评估——治疗方案——药物调整——定期随诊。

网络平台:疾病教育——管理平台——医患互动、患患互动——心理健康——增强依从性——功能保持。

复发性多软骨炎患者的疾病管理开始得越早,患者获益越大。

第二节　复查及注意事项

一、明确就诊的目的

1. 初次就诊后,对患者进行疾病相关宣教,使患者了解本病的基本常识;复诊时准备好(携带齐全)既往病历资料,如病历、处方、检查结果及 X 线或 CT 照片;如有可能,建议将一些症状或体征用手机拍照、留存,以备医生查看。

2. 要有充分的病情整理。尤其是病史较长的患者,应准确叙述病情、尽力做到有条理是关键,以便使医生尽快了解疾病的全貌。病情整理内容包括①发病情况:如时间、诱因、症状。②就医过程：就诊医院、检查及其结果、诊断、用药情况（包括药名及剂量）、是否有效。③治疗前后的病情变化、药物调整情况。如果前期有效，是否继续用药、药量变化、是否停药、是否有药物相关副作用；如果疾病复发：应详细说明用药情况及复发情况，如停药等。

3. 可疑 RP 患者初次就诊时的临床评价推荐

(1)基本资料：年龄、性别；首发症状（首个与 RP 受累器官相关的症状）；病程（自首发症状出现到确诊 RP 之间的时间）。起病类型（急性、隐匿）及临床类型（受累器官）。是否经过激素及免疫抑制剂的治疗。

(2)耳：外耳及外耳道的受累范围及程度；听力检查、鼓室图、OAE 及前庭功能；颞骨 CT。

(3)鼻：鼻受累范围及程度；检查包括鼻窦及鼻旁窦 CT。

(4)喉及气管：喉及肺 CT、关注气道壁增厚、钙化（局限或广泛）及其范围（气管、支气管）。有指征者，可做 MRI 或 PET/CT 检查；推荐检查肺功能，肺功能的改变多发生在疾病进展的早期，关注通气气流环；喉镜：关注会厌软骨、声门下及气管环的改变；气管镜：评价黏膜炎症的程度和潜在的器官塌陷，气道狭窄严重者不推荐此项检查。

(5)眼：多是原因不明的炎症性眼部炎症表现。需要进行眼超声、眼眶 MRI、FFA、OCT、VEP 等检查；需要眼科除外感染、肿瘤性疾病。

(6)头颈外器官：以关节肌肉、皮肤黏膜、血液及血清学检查最重要，还应关注心血管、神经系统、肝肾功能检测。

(7)伴发病的检测：血常规、ESR、CRP、尿 RT、肝肾功能；RF、ANA、ANCA、IgG4、ACL、β_2-GP1、LA、ACQ-4 等自身抗体检测；全身其他疾病如 HBP、DM、TB 筛查、病毒感染筛查。

(8)炎症指标的检测：ESR 及 CRP，尽管阳性率不高，但通常可作为疾病活动及治疗反应的观察指标。

(9)组织学检查：受累部位的软骨活检仅限于高度怀疑 RP 的患者。有时需要病理复诊。

(10)肿瘤及感染性疾病的相关检查。

二、注意事项

1. 在进一步检查资料齐全之后，医生会向患者解释疾病的诊断、治疗方案、注意事项及随诊方案。此时，一定要学会认真聆听。重点聆听的内容包括：医生认为最可能的疾病、疾病的基本知识、如何治疗、治疗原则、用药及用法、注意事项、复诊时间等。

(1)应注意和学会聆听：有经验和有责任心的医生会依据患者的理解能力将疾病的概况进行讲解，应注意学会聆听。

(2)知晓疾病的基本知识。

(3)知晓如何用药：如何用药是聆听的重点之一。

如果患者对医学不甚了解时，建议有家人陪同，或与家人商量后再决定。

2. 定期复诊　对于复发性多软骨炎患者，定期复诊很重要。

(1)要了解复诊时间：非激素类抗风湿药物的治疗效果需要 1~2 个月才会逐渐出现。治疗第一阶段的目的除了观察疗效，还要观察药物的副作用。因此，应知晓患者自我观察指标是什么。

(2)做好复诊准备:复诊前,应依据要求做好准备,如用药记录、是否有与服药相关的不适及其规律? 完善医嘱化验和复查,如血常规、肝肾功能、治疗前的检查异常项目等。

(3)建议加入慢病管理。

3. **生活注意事项** 病情稳定的患者可以进行熟悉的日常生活。提倡全营养饮食,没有特别的食物禁忌。

最需要强调的是预防感染,可能有效的预防感染措施包括:①积极乐观,心情舒畅;②适当的生活起居、营养和运动;③良好的疾病控制及维持;④尽可能少的抗风湿药剂量及种类;⑤良好控制伴发病如糖尿病等;⑥积极参与慢病管理;⑦对于易感人群可以注射疫苗,如流感疫苗、肺炎疫苗等。

（王振刚）

复发性多软骨炎的知识要点

1. RP 是一个少见的多系统性疾病(3.5/100 万),其发病机制与自身免疫功能紊乱有关。

2. 目前还没有一个前瞻、大样本、RCT 研究;没有专家共识;没有治疗推荐、没有预后监测。

3. RP 主要累及软骨及含软骨成分的组织和器官,其中以耳、鼻、喉气管受累最多见,其次为眼、心血管、关节、皮肤等。

4. RP 该病的延误诊断十分突出,由此所导致的五官残疾危害十分严重。

5. RP 可以急性进展,也可迁延数十年,其所导致的受累器官的损害及残疾为永久性的,甚至危及生命。

6. RP 的耳廓软骨炎,常反复发作,最终导致菜花耳及外耳道受累,为较特异的表现,应予重视。

7. RP 可以累及中耳,而表现为各种分泌性中耳炎的表现。

8. RP 的内耳损害表现为耳聋、耳鸣及眩晕,具有重要的辅助诊断价值;即使没有耳聋主诉,亦应完善各项内耳相关电生理检查。

9. RP 的鼻部表现较为隐匿,甚至无症状;应主动检查鞍鼻畸形;因此,应重视鼻梁痛的临床意义。

10. RP 的喉气管受累表现为声嘶、干咳、气短,应及时进行喉镜及喉气管 CT 检查,必要时行气管镜检查。

11. RP 所致的喉气管狭窄患者容易漏诊、误诊,对于不明原因的呼吸困难、声音嘶哑者,应及时进行喉镜及喉气管 CT 检查。

12. RP 的眼睛受累可以累及眼睛的各个部位,甚至导致失明。

13. RP 没有特异的实验室检查;排除其他原因的 ESR、CRP 增高提示病情活动;各种疾病(包括自身抗体)的筛查有助于区分 RP 的伴发疾病。

14. 影像学检查对 RP 具有重要的辅助诊断价值,如 CT、MR、PET/CT、核素等。

15. 对于难以取得软骨病理标本的患者,软骨活检则为非必需。

16. 应关注 RP 相关症状的鉴别诊断。

17. 应重视单一软骨器官受累的诊断价值,如肋软骨、耳廓、喉气管受累。

18. 应进行该病早期诊断及疾病分型的研究;对有原因不明的 2 个以上五官器官受累患者应做 RP 筛查。

19. 风湿科与受累器官相关科室的密切合作是本病早期诊断、合理治疗的关键。

20. 风湿科是 RP 治疗的主体。

21. 应尽早进行疾病教育及心理疏导。

22. 应注意对该病的病情评估(RP-DAI)与分层治疗研究。

23. 激素和免疫抑制剂是本病的主要治疗药物;生物制剂可以作为备选药物。

24. 治疗的目的是:控制症状、防止复发、保存器官功能、延缓残疾及死亡。

25. 对喉狭窄(喉腔直径<0.5cm)、听力损害(轻中度、且病程<3 个月)、眼部受累(病程:眼底病变<1 个月、视神经病变<2 周)者应积极治疗,以避免残疾发生。

26. 外科治疗是必要的补充措施(如气管扩张、气管切开、喉部 T 形管、气管支架、喉重建手术)。

27. 应关注长期药物治疗的副作用预防。

28. 应有足够长时间的维持缓解治疗。

29. 应有 RP 患者个体化管理计划,如定期随诊、药物调整、受累器官相应科室随诊等。

30. 应加强针对 RP 的前瞻性、多学科协作的临床研究。

31. 应加强针对 RP 的基础研究。

（王振刚）

参考文献

1. Jaksch-Wartenhorst R. polychondropathis. Wien arch inn Med, 1923, 6: 93-100.

2. Pearson C M, Line H M, newcomer V D. Relapsing polychondritis. N ENgl J Med, 1960, 263 (2): 51-58.

3. Hazra N, Dregan A, Charlton J, et al. Incidence and mortality of relapsing polychondritis in the UK: a population-based cohort study. Rheumatology (Oxford), 2015, 54 (12): 2181-2187.

4. Ludvigsson J F, van Vollenhoven R. Prevalence and comorbidity of relapsing polychondritis. Clin Epidemiol, 2016, 8: 361-362.

5. Horváth A, Páll N, Molnár K, et al. A nationwide study of the epidemiology of relapsing polychondritis. Clin Epidemiol, 2016, 8: 211-230.

6. Kent P D, Michet C J Jr, Luthra H S. Relapsing polychondritis. Curr Opin Rheumatol, 2004, 16 (1): 56-61.

7. Mathew S D, Battafarano D F, Morris M J. Relapsing polychondritis in the Department of Defense population and review of the literature. Semin Arthritis Rheum, 2012, 42 (1): 70-83.

8. 王振刚, 陈楠, 崔莉, 等. 复发性多软骨炎216例中隐匿性气道损伤的临床研究. 中华风湿病学杂志, 2018, 22 (7): 452-458.

9. Rothstein J, Adams G L, Galliani C A, et al. Relapsing polychondritis in a 30-month-old child. Otolaryngol Head Neck Surg, 1985, 93 (5): 680-683.

10. Zhang H, Wang L, Yan L, et al. Clinical characteristics of patients with relapsing polychodritis. Zhonghua Yi Xue Za Zhi, 2015, 95 (29): 2375-2378.

11. Berezin A, Guy-Grand D. Chronic atrophic polychondritis in a child. Apropos of a case. Ann Otolaryngol Chir Cervicofac, 1968, 85 (8): 795-800.

12. 王振刚, 崔莉, 高圆, 等. 儿童期发病的复发性多软骨炎11例临床分析. 中华风湿病学杂志, 2014, 18 (10): 682-685.

13. Haavard A, Sæverud F, Borchsenius H, et al. The obstructive siblings: Relapsing polychondritis without chondritis?. Respir Med Case Rep, 2013, 10: 4-6.

14. Lin D F, Yang W Q, Zhang P P, et al. Clinical and prognostic characteristics of 158 cases of relapsing polychondritis in China and review of the literature. Rheumatol Int, 2016, 36 (7): 1003-1009.

15. McAdam L P, O'Hanlan M A, Bluestone R, et al. Relapsing polychondritis: prospective study of 23 patients and a review of the literature. Medicine (Baltimore), 1976, 55 (3): 193-215.

16. Trentham D E, Le C H. Relapsing polychondritis. Ann Intern Med, 1998, 129: 114-122.

17. 李予鲁, 高志强, 倪道凤. 复发性多软骨炎. 中国耳鼻咽喉头颈外科, 2005, 12: 327-239.

18. Gera C, Kumar N. Otolaryngologic manifestations of Rheumatic Diseases: Awareness and Practice Among

Otolaryngologists. Indian J Otolaryngol Head Neck Surg, 2015, 67 (4): 366-369.

19. Damiani J M, Levine H L. Relapsing polychondritis report of ten cases. Laryngoscope, 1979, 89 (6 Pt 1): 929-946.

20. Michet C J Jr, McKenna C H, Luthra H S, et al. Relapsing polychondritis. Survival and predictive role of early disease manifestations. Ann Intern Med, 1986, 104 (1): 74-78.

21. Rose T, Schneider U, Bertolo M, et al. Observational study and brief analysis of diagnostic criteria in relapsing polychondritis. Rheumatol Int, 2018, 38 (11): 2095-2101.

22. Arnaud L, Devilliers H, Peng SL, et al. The Relapsing Polychondritis Disease Activity Index: development of a disease activity score for relapsing polychondritis. Autoimmun Rev, 2012, 12 (2): 204-209.

23. Letko E, Zafirakis P, Baltatzis S, et al. Relapsing polychondritis: a clinical review. Semin Arthritis Rheum, 2002, 31 (6): 384-395.

24. Mertz P, Belot A, Cervera R, et al. The Relapsing Polychondritis Damage Index (RPDAM): development of a disease-specific damage score for relapsing polychondritis. Joint Bone Spine, 2018, 86 (3): 363-368.

25. Arnaud L, Mathian A, Haroche J, et al. Pathogenesis of relapsing polychondritis: A 2013 update. Autoimmunity Reviews, 2014, 13 (2): 90-95.

26. Krishnan Y, Grodzinsky A J. Cartilage diseases. Matrix Biol, 2018, 71-72: 51-69.

27. 陈楠, 王振刚. 复发性多软骨炎病理及发病机制的研究进展. 中华风湿病学杂志, 2019, 23 (3): 207-211.

28. Longo L, Greco A, Rea A, et al. Relapsing polychondritis: A clinical update. Autoimmun Rev, 2016, 15 (6): 539-543.

29. Arnaud L, Mathian A, Faivre B, et al. Whole transcriptome analysis in relapsing polychondritis: a single-center analysis of 35 patients. Arthritis Rheum, 2012, 64 (Supp 10): 2532.

30. Zugel U, Kaufmann S H. Role of heat shock proteins in protection fromand pathogenesis of infectious diseases. Clin Microbiol Rev, 1999, 12 (1): 19-39.

31. Herman J H, Dennis M V. Immunopathologic studies in relapsing polychondritis. J Clin Invest, 1973, 52 (3): 549-558.

32. Rajapakse D A, Bywaters E G. Cell-mediated immunity to cartilage proteoglycan in relapsing polychondritis. Clin Exp Immunol, 1974, 16 (3): 497-502.

33. Barna B P, Hughes G B. Autoimmunity and otologic disease: clinical and experimental aspects. Clin Lab Med, 1988, 8 (2): 385-398.

34. Chen R, Schwander M, Barbe M F, et al. Ossicular Bone Damage and Hearing Loss in Rheumatoid Arthritis: A Correlated Functional and High Resolution Morphometric Study in Collagen-Induced Arthritic Mice. PLoS One, 2016, 11 (9): e0164078.

35. Amor-Dorado J C, Barreira-Fernandez M P, Pina T, et al. Investigations into audiovestibular manifestations in patients with psoriatic arthritis. J Rheumatol, 2014, 41 (10): 2018-2026.

36. 王振刚. 系统性血管炎相关内耳损害的研究进展. 中华风湿病学杂志, 2019, 23 (10): 711-715.

37. Ciorba A, Corazzi V, Bianchini C, et al. Autoimmune inner ear disease (AIED): A diagnostic challenge. Int J Immunopathol Pharmacol, 2018, 32: 2058738418808680.

38. Aggarwal V, Etinger V, Orjuela A F. Sensorineural hearing loss in Kawasaki disease. Ann Pediatr Cardiol, 2016, 9 (1): 87-89.

39. Kim K Y, Kim K H, Park Y A, et al. Kawasaki Disease and Labyrinthitis: An Underdiagnosed Complication. J Audiol Otol, 2017, 21 (1): 53-56.

40. Thanooja C V, Augustine A M, Lepcha A, et al. Audiological Profile in Primary Sjögren's Syndrome in a Tertiary Care Setting and its Clinical Implications. Indian J Otolaryngol Head Neck Surg, 2018, 70 (1): 59-65.

41. Harabuchi Y, Kishibe K, Tateyama K, et al. Clinical features and treatment outcomes of otitis media with antineutrophil cytoplasmic antibody (ANCA)-associated vasculitis (OMAAV): A retrospective analysis of 235 patients from a nationwide survey in Japan. Mod Rheumatol, 2017, 27 (1): 87-94.

42. 王振刚, 陈楠, 高圆, 等. 年龄 ≤ 60 岁复发性多软骨炎患者全耳受累情况分析. 中华风湿病学杂志, 2018, 22 (12): 809-814.

43. Arora A, Aldaghlawi F, Salloum E, et al. Relapsing polychondritis presenting as recurrent otitis externa. Br J Hosp Med (Lond), 2015, 76 (11): 667.

44. Merchant S N, Adams J C, Nadol J B Jr. Pathology and pathophysiology of idiopathic sudden sensorineural hearing loss. Otol Neurotol, 2005, 26 (2): 151-160.

45. Kato M, Katayama N, Naganawa S, et al. Three-dimensional fluid-attenuated inversion recovery magnetic resonance imaging findings in a patient with relapsing polychondritis. J Laryngol Otol, 2014, 128 (2): 192-194.

46. Petersen H, Götz P, Both M, et al. Manifestation of eosinophilic granulomatosis with polyangiitis in head and neck. Rhinology, 2015, 53 (3): 277-285.

47. Aloulah M, Manes R P, Ng Y H, et al. Sinonasal manifestations of sarcoidosis: a single institution experience with 38 cases. Int Forum Allergy Rhinol, 2013, 3 (7): 567-572.

48. Deshpande V. IgG4 related disease of the head and neck. Head Neck Pathol, 2015, 9 (1): 24-31.

49. Sennes L, Koishi H, Cahali R, et al. Rosai-Dorfman disease with extranodal manifestation in the head. Ear Nose Throat J, 2004, 83 (12): 844-847.

50. Hong G, Kim H. Clinical characteristics and treatment outcomes of patients with relapsing polychondritis with airway involvement. Clin Rheumatol, 2013, 32 (9): 1329-1335.

51. Desai S C, Allen C, Chernock R, et al. Pathology quiz case 1. primary diffuse large B-cell lymphoma of the larynx. Arch Otolaryngol Head Neck Surg, 2011, 137: 526, 528.

52. Guardiani E, Moghaddas H S, Lesser J, et al. Multilevel airway stenosis in patients with granulomatosis with polyangiitis (Wegener's). Am J Otolaryngol, 2015, 36 (3): 361-363.

53. Taşlı H, Birkent H, Gerek M. Three Cases of Relapsing Polycondritis with Isolated Laryngotracheal Stenosis. Turk Arch Otorhinolaryngol, 2017, 55 (2): 77-82.

54. Barnes D, Gutiérrez Chacoff J. Central airway pathology: clinic features, CT findings with pathologic and virtual endoscopy correlation. Insights Imaging, 2017, 8 (2): 255-270.

55. Gorospe Sarasúa L, Barrios-Barreto D, Said-Criado I, et al. Diagnosis of relapsing polychondritis in a patient with chronic cough and without nasal or auricular chondritis. Reumatol Clin, 2019, 15 (5): e51-e52.

56. Wu S, Sagawa M, Suzuki S, et al. Pulmonary fibrosis with intractable pneumothorax: new pulmonary manifestation of relapsing polychondritis. Tohoku J Exp Med, 2001, 194 (3): 191-195.

57. Davis S D, Berkmen Y M, King T. Peripheral bronchial involvement in relapsing polychondritis: demonstration by thin-section CT. Am J Roentgenol, 1989, 153: 953-954.

58. Akpek E K, Thorne J E, Qazi F A, et al. Evaluation of patients with scleritis for systemic disease. Ophthalmology, 2004, 111: 501-506.

59. Sainz-de-la-Maza M, Molina N, Gonzalez-Gonzalez L A, et al. Clinical characteristics of a large cohort of patients with scleritis and episcleritis. Ophthalmology, 2012, 119: 43-50.

60. 王振刚. 应重视风湿病眼部受累的临床研究. 中华风湿病学杂志, 2016, 20 (9): 643-645.

61. Herbort C P, Cimino L, Abu E, et al. Ocular vasculitis: a multidisciplinary approach. Curr Opin Rheumatol, 2005, 17: 25-33.

62. Akpek E K, Mathews P, Hahn S, et al. Ocular and systemic morbidity in a longitudinal cohort of Sjögren's syndrome. Ophthalmology, 2015, 122: 56-61.

63. Herbort C P, Rao N A, Mochizuki M. International criteria for the diagnosis of ocular sarcoidosis: results of the first International Workshop On Ocular Sarcoidosis (IWOS). Ocul Immunol Inflamm, 2009, 17: 160-169.

64. Zhu W, Wu Y, Xu M, et al. Antiphospholipid Antibody and Risk of Retinal Vein Occlusion: A Systematic Review and Meta-Analysis. PLoS One, 2015, 10: e0122814. 18.

65. Gomes Bde A, Santhiago M R, Magalhães P, et al. Ocular findings in patients with systemic sclerosis. Clinics (Sao Paulo), 2011, 66: 379-385.

66. 高圆, 王振刚. 13 例硬皮病眼部表现临床分析. 眼科, 2015, 24: 317-360.

67. Matsuo T, Ichimura K, Sato Y, et al. Immunoglobulin G4 (IgG4)-positive or-negative ocular adnexal benign lymphoid lesions in relation to systemic involvement. J Clin Exp Hematop, 2010, 50: 129-142.

68. Vodopivec I, Lobo A M, Prasad S. Ocular inflammation in neurorheumatic disease. Semin Neurol, 2014, 34 (4): 444-457.

69. Yoo J H, Chodosh J, Dana R. Relapsing polychondritis: systemic and ocular manifestations, differential diagnosis, management, and prognosis. Semin Ophthalmol, 2011, 26 (4-5): 261-269.

70. Sainz-de-la-Maza M, Molina N, Gonzalez-Gonzalez L A, et al. Scleritis associated with relapsing polychondritis. Br J Ophthalmol, 2016, 100 (9): 1290-1294.

71. Hoang-Xaun T, Foster C S, Rice B A. Scleritis in relapsing polychondritis. Response to therapy. Ophthalmology, 1990, 97 (7): 892-898.

72. Günaydin I, Daikeler T, Jacki S, et al. Articular involvement in patients with relapsing polychondritis. Rheumatol Int, 1998, 18 (3): 93-96.

73. Francès C, el Rassi R, Laporte J L, et al. Dermatologic manifestations of relapsing polychondritis. A study of 200 cases at a single center. Medicine (Baltimore), 2001, 80: 173-179.

74. Shimizu J, Oka H, Yamano Y, et al. Cutaneous manifestations of patients with relapsing polychondritis: an association with extracutaneous complications. Clin Rheumatol, 2016, 35 (3): 781-783.

75. Smylie A, Malhotra N, Brassard A. Relapsing Polychondritis: A Review and Guide for the Dermatologist. Am J Clin Dermatol, 2017, 18 (1): 77-86.

76. Shimizu J, Oka H, Yamano Y, et al. Cardiac involvement in relapsing polychondritis in Japan. Rheumatology (Oxford), 2016, 55 (3): 583-584.

77. Dib C, Moustafa S E, Mookadam M, et al. Surgical treatment of the cardiac manifestations of relapsing polychondritis: overview of 33 patients identified through literature review and the Mayo Clinic records. Mayo Clin Proc, 2006, 81 (6): 772-776.

78. Del Rosso A, Petix N R, Pratesi M, et al. Cardiovascular involvement in relapsing polychondritis. Semin Arthritis Rheum, 1997, 26 (6): 840-844.

79. Pallo P, Levy-Neto M, Pereira R, et al. Relapsing polychondritis: prevalence of cardiovascular diseases and its risk factors, and general disease features according to gender. Rev Bras Reumatol Enhl Ed, 2017, 57 (4): 338-345.

80. Buckley L M, Ades P A. Progressive aortic valve inflammation occurring despite apparent remission of relapsing polychondritis. Arthritis Rheum, 1992, 35 (7): 812-814.

81. Chang-Miller A, Okamura M, Torres V E, et al. Renal involvement in relapsing polychondritis. Medicine (Baltimore), 1987, 66 (3): 202-217.

82. Al Araji A, Kidd D P. Neuro-Behcet's disease: epidemiology, clinical charac-teristics, and management. Lancet Neurol, 2009, 8: 192-204.

83. Kent P D, Michet Jr C J, Luthra H S. Relapsing polychondritis. Curr Opin Rheumatol, 2004, 16 (1): 56-61.

84. Zeuner M, Straub R H, Rauh G, et al. Relapsingpolychondritis: clinical and immunogenetic analysis of 62

patients. J Rheumatol, 1997, 24: 96-101.

85. Nara M, Komatsuda A, Togashi M, et al. Relapsing polychondritis with encephalitis: a case report and literature review. Intern Med, 2015, 54 (2): 231-234.

86. Hodge W T. Vascular involvement in relapsing polychondritis. Can Med Assoc J, 1977, 117 (2): 127, 129.

87. Lin Z Q, Xu J R, Chen J J, et al. Pulmonary CT findings in relapsing polychondritis. Acta Radiol, 2010, 51 (5): 522-526.

88. Behar J V, Choi Y W, Hartman T A, et al. Relapsing polychondritis affecting the lower respiratory tract. AJR Am J Roentgenol, 2002, 178: 173-177.

89. Im J G, Chung J W, Han S K, et al. CT manifestations of tracheobronchial involvement in relapsing polychondritis. J Comput Assist Tomogr, 1988, 12: 792-793.

90. Yamashita H, Takahashi H, Kubota K, et al. Utility of fluorodeoxyglucose positron emission tomography/computed tomography for early diagnosis and evaluation of disease activity of relapsing polychondritis: a case series and literature review. Rheumatology (Oxford), 2014, 53 (8): 1482-1490.

91. Lei W, Zeng H, Zeng D X, et al.(18) F-FDG PET-CT: a powerful tool for the diagnosis and treatment of relapsing polychondritis. Br J Radiol, 2016, 89 (1057): 20150695.

92. Heman-Ackkah Y D, Remley K B, Goding G S Jr. A new role for magnetic resonance imaging in the diagnosis of laryngeal relapsing polychondritis. Head Neck, 1999, 21: 484-489.

93. Thaiss WM, Nikolaou K, Spengler W, et al. Imaging diagnosis in relapsing polychondritis and correlation with clinical and serological data. Skeletal Radiol, 2016,(3): 339-346.

94. Mohsenifar Z, Tashkin D P, Carson S A, et al. Pulmonary function in patients with relapsing polychondritis. Chest, 1982, 81 (6): 711-717.

95. Sieper J, van der Heijde D. Review: Nonradiographic axial spondyloarthritis: new definition of an old disease?. Arthritis Rheum, 2013, 65 (3): 543-551.

96. Aletaha D, Neogi T, Silman A J, et al. 2010 Rheumatoid arthritis classification criteria: an American College of Rheumatology/European League Against Rheumatism collaborative initiative. Arthritis Rheum, 2010, 62 (9): 2569-2581.

97. Sharma A, Gnanapandithan K, Sharma K, et al. Relapsing polychondritis: a review. Clin Rheumatol, 2013, 32 (11): 1575-1583.

98. Nashef L, Doherty M, Dieppe P. Relapsing polychondritis: a primary or secondary autoimmune disease?. Br J Rheumatol, 1986, 25 (1): 85-86.

99. Dion J, Costedoat-Chalumeau N, Sène D, et al. Relapsing Polychondritis Can Be Characterized by Three Different Clinical Phenotypes: Analysis of a Recent Series of 142 Patients. Arthritis Rheumatol, 2016, 68 (12): 2992-3001.

100. Shimizu J, Yamano Y, Kawahata K, et al. Relapsing polychondritis patients were divided into three subgroups: patients with respiratoryinvolvement (R subgroup), patients with auricular involvement (A subgroup), and overlappingpatients with both involvements (O subgroup), and each group had distinctive clinicalcharacteristics. Medicine (Baltimore), 2018, 97 (42): e12837.

101. Mitchell K L, Pisetsky D S. Early rheumatoid arthritis. Curr Opin Rheumatol, 2007, 19 (3): 278-283.

102. Kudlow P A, Cha D S, McIntyre R S. Predicting treatment response in major depressive disorder: the impact of early symptomatic improvement. Can J Psychiatry, 2012, 57 (12): 782-788.

103. Kyburz D, Gabay C, Michel B A, et al. The long-term impact of early treatment of rheumatoid arthritis on radiographic progression: a population-based cohort study. Rheumatology (Oxford), 2011, 50 (6): 1106-1110.

104. Seemüller F, Schennach-Wolff R, Obermeier M, et al. Does early improvement in major depression protect against treatment emergent suicidal ideation?. J Affect Disord, 2010, 124 (1-2): 183-186.

105. Fortney J C, Pyne J M, Edlund M J, et al. Reasons for antidepressant nonadherence among veterans treated in primary care clinics. J Clin Psychiatry, 2011, 72 (6): 827-834.

106. Habert J, Katzman M A, Oluboka O J, et al. Functional Recovery in Major Depressive Disorder: Focus on Early Optimized Treatment. Prim Care Companion CNS Disord, 2016, 18 (5): e1-e11.

107. Hong G, Kim H. Clinical characteristics and treatment outcomes of patients with relapsing polychondritis with airway involvement. Clin Rheumatol, 2013, 32 (9): 1329-1335.

108. Ferrada M, Rimland C A, Quinn K, et al. Defining Clinical Subgroups in Relapsing Polychondritis: A Prospective Observational Cohort Study. Arthritis Rheumatol, 2020, 72 (8): 1396-1402.

109. Kemta Lekpa F, Kraus V B, Chevalier X. Biologics in relapsing polychondritis: a literature review. Semin Arthritis Rheum, 2012, 41 (5): 712-719.

110. Moulis G, Pugnet G, Costedoat-Chalumeau N, etal. Efficacy and safety of biologics in relapsing polychondritis: a French national multicentre study. Ann Rheum Dis, 2018, 77 (8): 1172-1178.

111. 中国系统性红斑狼疮研究协作组专家组. 糖皮质激素在系统性红斑狼疮患者合理应用的专家共识. 中华内科杂志, 53 (6): 502-504.

112. 王冬雪, 马丽. 我国系统性红斑狼疮伴发结核感染的文献综述分析. 中华风湿病学杂志, 2009, 13 (9): 599-602.

113. 翟志芳, 钟华, 郝飞. 系统性红斑狼疮与结核. 中华风湿病学杂志, 2014, 18 (3): 209-211.

114. Chan J C, So S Y, Lam W K, et al. High incidence of pulmonary tuberculosis in the non-HIV infected immuno-compromised patients in Hong Kong. Chest, 1989, 96: 835-839.

115. Shouval D, Shibolet O. Immunosuppression and HBV reactivation. Semin Liver Dis, 2013, 33 (2): 167-177.

116. Hwang J P, Lok A S. Management of patients with hepatitis B who require immunosuppressive therapy. Nat Rev Gastroenterol Hepatol, 2014, 11 (4): 209-219.

117. 汤善宏, 译. 2014 年美国胃肠病学会指南: 免疫抑制剂治疗过程中 HBV 再激活的预防及治疗. 临床肝胆病杂志, 2015, 31: 483-485.

118. Förger F. Treatment with biologics during pregnancy in patients with rheumatic diseases. Reumatologia, 2017, 55 (2): 57-58.

119. de Jong P H, Dolhain R J. Fertility, Pregnancy, and Lactation in Rheumatoid Arthritis. Rheum Dis Clin North Am, 2017, 43 (2): 227-237.

120. Papo T, Wechsler B, Bletry O, et al. Pregnancy in relapsing polychondritis: twenty-five pregnancies in eleven patients. Arthritis Rheum, 1997, 40 (7): 1245-1249.

121. Wen J, Ouyang H, Yang R, et al. Malignancy dominated with rheumatic manifestations: A retrospective single-center analysis. Sci Rep, 2018, 8 (1): 1786.

122. 孟想, 杜浩然, 邹延峰. 系统性红斑狼疮合并心理症状的非药物治疗研究进展. 中华风湿病学杂志, 2017, 21 (10): 700.

123. 杨航, 赵毅, 刘毅. 风湿免疫病慢病管理, 你准备好了吗?. 中华内科杂志, 2017, 56 (9): 633.

缩写词表

英文缩写	中文全称	英文全称
β2-GP1	抗 β2- 糖蛋白 1	anti-β2-glucoprotein 1
AAV	ANCA 相关性血管炎	ANCA-associated vasculitis
ACL	抗心磷脂抗体	anti-cardiolipin antibody
AI	鼓室图	tympanogram
AIED	免疫性内耳病	autoimmune-induced inner-ear disease
ANA	抗核抗体	anti-nuclear antibody
ANCA	抗中性粒细胞胞质抗体	anti-nutrophil cytoplasmic antibody
APS	磷脂综合征	antiphospholipid syndrome
BD	白塞病	Behçet's disease
CCP	抗环瓜氨酸多肽抗体	anti-cyclocitrulline polypeptide
CHL	传导性耳聋	conductive hearing loss
CRP	C 反应蛋白	C-reactive protein
CS	柯跟综合征	Cogan syndrome
EGPA	嗜酸细胞性肉芽肿性多动脉炎	eosinophilic granulomatosis with polyangiitis
ESR	血沉	erythrocyte sedimentation rate
GCA	巨细胞动脉炎	giant cell arteritis
GPA	肉芽肿性多动脉炎	granulomatosis with polyangiitis
IBD	炎性肠病	inflammatory bowel diseases
IgG4-RD	IgG4 相关病	IgG4 related disease
KD	手足口综合征	Kawasaki disease
LA	狼疮抗凝物	lupus anti-coagulant
NMO	视神经脊髓炎	neuromyelitis optica
OAE	耳声畸变	acoustic distortion

续表

英文缩写	中文全称	英文全称
OME	分泌性中耳炎	otitis media exudative
PAN	结节性多动脉炎	polyarteritis nodosa
PsA	银屑病关节炎	psoriatic arthritis
pSS	原发性干燥综合征	primary Sjögren's syndrome
PTA	纯音测听	pure tone audiometry
RA	类风湿关节炎	rheumatoid arthritis
ReA	反应性关节炎	reactive arthritis
RF	类风湿因子	rheumatoid factor
Rosai Dorfman	罗道病	Rosai-dorfman disease
RP	复发性多软骨炎	relapsing polychondritis
SLE	系统性红斑狼疮	systemic lupus erythematosus
SNHL	感音神经性聋	sensor-neuro hearing loss
SpA	脊柱关节炎	spondyloarthritis
SSc	硬皮病	systemic sclerosis
TA	大动脉炎	Takayasu arteritis

后记并致谢

——我的患者们、我的老伙伴儿们及我的家人

什么是医学、什么是医者？

医学是医者用医病的方式来揭示自然和社会给人类个体及群体所带来的影响,并试图干预它。

医者需要永远学习和实践！

学习与请教不是一件丢脸的事情！学习之初是一种模仿,然后是一种持续的自我提高。

不同的人在不同的时代,都有可能将新时代的元素融入其中,这就是发展！这就是提高！

人类对其周边环境的认识是一个循序渐进的过程,有时需要回头看一看、想一想……

如果有机会能让我将原来做过的事情再重新做一遍,那么,我一定会有更新的"价值体验"！

三人行,必有我师！

我生命的成长,是遵循了大自然的规律。

我业务的成长,都是他人教给我的,包括我的上级医师和我的患者;当然,也有我自己的努力。

我人生的成长,其实很简单:保留了父母的优良基因,延续了追求真理的真挚欲望,保持了待人为善的基本准则。

"滴水之恩,涌泉相报"的初心一直没有忘！

感谢我的父母:不仅是他们生育、养育了我,更是他们劳作致病的经历驱使我进入医学领域。为医治身患多种疾病的父母,我作为改革开放后的第一批大学生考入了中山医学院学本领。

感谢我的妻子和女儿:是她们的身心健康、勤劳持家、支持和理解,使我能够专心投入,去关心患者,专心在实践中学习。

感谢我的医学前辈:北京医院的老专家,是他们帮我打好了临床医学基础;北京协和医院的老前辈,是他们带领我在风湿病专业上发展;首都医科大学附属北京同仁医院的专家和

领导,是他们给了我平台和机会。

　　感谢我的风湿眼耳鼻喉团队:团队的坚韧和坚持精神使我们在学习中前进,首创的"风湿五官"特色得到了同行及患者称赞。

　　感谢我的患者朋友:他们的信任和支持,奠定了我持续研究的基础;他们对疾病症状和转归的持续分享,给予了我不断前行的动力。

　　抱歉的是:这本书里一定未能包含足够多的致谢,这本书里一定也包含不少遗憾,它一定还没有能够赶上时代的发展,一定还需要更多知识的更新,还有一些遗憾,但希望它能起到抛砖引玉的作用,激发更多学者研究复发性多软骨炎的兴趣。

有感于收笔之时

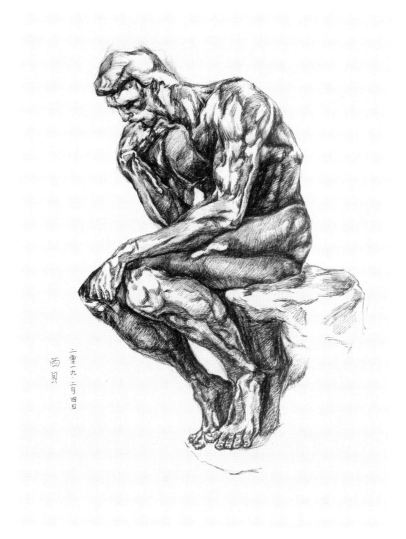